Lehrbuch Altenpflege:
Ganzheitliche Grund- und Behandlungspflege

Lehrbuch Altenpflege

Ganzheitliche Grund- und Behandlungspflege

Zweite überarbeitete und erweiterte Auflage

Hannes Sieber / Bernhard Weh

Curt R. Vincentz Verlag
Hannover

CIP-Titelaufnahme der Deutschen Bibliothek
Lehrbuch Altenpflege. – Hannover: Vincentz
Früher u. d. T.: Lehrbuch der Altenpflege
Ganzheitliche Grund- und Behandlungspflege / Hannes Sieber;
Bernhard Weh. – 2., überarb. Aufl. – 1991
ISBN 3-87870-275-2
NE: Sieber, Hannes

Gesamtherstellung: poppdruck, 3012 Langenhagen
ISBN 3-87870-275-2

Vorwort zur 1. Auflage

In diesem Buch haben wir die Pflege älterer Menschen beschrieben und sind dabei so praxisnah und verständlich wie nur möglich vorgegangen. Es ging uns nicht nur um die Beschreibung medizinisch pflegerischer Maßnahmen im Sinn von Techniken, sondern auch um den sozialpflegerischen Aspekt jeder Altenpflege. Eine humane und ganzheitliche Altenpflege wird sich immer in erster Linie an den Bedürfnissen und Wünschen des älteren Menschen orientieren müssen.

Aus diesem Grund steht auch der ältere Mensch mit seinen Chancen, Möglichkeiten und Veränderungen im körperlichen, seelischen und geistigen Bereich am Anfang.

Physiologische und pathologische Regelkreise beeinflussen den Menschen in seiner Ganzheit. Diese Regelkreise besser zu verstehen und damit gezielt Pflegemaßnahmen zur Befriedigung der menschlichen Grundbedürfnisse durchführen zu können, ist der Sinn des ersten Abschnitts über die Grundpflege.

Eine aktivierende, den älteren Menschen mit seinen Möglichkeiten fördernde Altenpflege wird nur dann durchführbar sein, wenn die Mitarbeiter den älteren Menschen sachlich und einfühlend beobachten, den Betroffenen bei der Festlegung der Pflegeziele und bei der Pflegeplanung mit einbeziehen und die Pflege in einem partnerschaftlichen Miteinander erfolgt.

Die Grund- und Behandlungspflege, Prophylaxen, therapeutische Maßnahmen und die Pflege in besonderen Situationen sind ausführlich und praxisnah beschrieben.

Unsere Absicht war weiter, die Altenpflege mit Ihrer Bedeutung und Vernetzung in der Gesellschaft ausführlich darzustellen, um damit auch den Rahmen, in dem Altenpflege stattfindet, stärker als bisher zu beleuchten. Dies hätte jedoch den Umfang des Buches erheblich erweitert, und wir mußten uns auf einen kurzen Abriß beschränken. Eine ausführliche Darstellung dazu soll in einem Buch zur Berufskunde dieser Reihe erfolgen. (Inzwischen ist dieses Buch erschienen, Titel: „Altenpflege als Beruf".)

Ein großer Teil dieses Buches entstand aus den Erfahrungen, die wir in der Praxis der Altenpflege, aber auch in der Ausbildung und der Weiterbildung von Altenpflegern und Altenpflegerinnen sammeln konnten.

Das Buch kann Fachschülern als Lehr- und Lernbuch und schon länger in der Altenpflege tätigen Mitarbeitern als Nachschlagewerk dienen. Es kann in der ambulanten und stationären Pflege als Handbuch verwendet werden.

Unser besonderer Dank gilt Frau Elisabeth Eisenblätter, die uns vor allem bei medizinischen Fragen unterstützt hat.

Wir hoffen, mit diesem Buch einen Beitrag zu einer verbesserten und menschlicheren Pflege älterer Menschen geleistet zu haben.

Eurishofen/Lindenberg – im November 1986

Hannes Sieber
Bernhard Weh

Vorwort zur 2. Auflage

Mit Freude konnten wir feststellen, daß dieses Buch inzwischen in vielen Schulen bei der Ausbildung von Altenpflegefachkräften verwendet wird. Auch unsere weitere Absicht, mit diesem Buch Angehörigen und anderen pflegenden Menschen hilfreiche Informationen und Wissen für die Betreuung und Pflege zu geben, scheint erreicht zu sein. Allerdings wollen wir hier nochmals darauf hinweisen, daß das Lesen dieses Buches alleine noch nicht für eine qualifizierte Pflege ausreichend ist. Dazu ist die Anleitung einer erfahrenen Fachkraft und die strukturierte und gezielte Hinführung zur Praxis durch ausgebildete Lehrkräfte erforderlich.

Durch die vielen Anregungen und Rückmeldungen von Lesern, Altenpflegerinnen und Altenpflegern, aber auch von Laien haben wir nun diese zweite Auflage in vielen Abschnitten verändert, und wie wir hoffen, auch verbessert. Doch auch in dieser zweiten Auflage haben wir es bewußt vermieden, die immer noch gewünschten, aber in der Praxis unmöglichen „Patentrezepte“ und „immer funktionierenden Tips“ zu beschreiben. Die Betreuung und Pflege von alten Menschen kann nicht dahingehend vereinheitlicht werden, daß eine Maßnahme, die bei einem Bewohner hilfreich und nützlich ist, auch bei einem anderen Patienten genauso hilfreich sein muß! Eine menschliche und erfolgreiche Altenpflege wird immer eine höchst individuelle Arbeit sein, in der alleine der betroffene alte Mensch darüber entscheidet, was für ihn gut und hilfreich ist!

In diesem Sinn kann und soll dieses Buch Anlaß für Diskussionen und Gespräche, für individuelle Pflegeziele und Pflegeplanung in der täglichen Praxis sein. Wir hoffen, damit ein weiteres Stück zur Entwicklung einer humanen Altenpflege beizutragen.

Eurishofen/Lindenberg — im Februar 1991

Hannes Sieber
Bernhard Weh

Inhaltsverzeichnis

Einleitung

Semantik

Wir verwenden im Lehrbuch Altenpflege die Begriffe:

▷ Altenpfleger, Altenpflegerin
▷ Altenpflegehelferin, Altenpflegehelfer
▷ Pfleger, Pflegerin
▷ Helfer, Helfende
▷ Betreuer, Pflegekraft

für alle jene, die mit alten Menschen zusammenarbeiten und die für alte Menschen tätig sind. Im Einzelfall sind damit auch Familienangehörige gemeint.

Bei speziellen Tätigkeiten unterscheiden wir absichtlich den qualifizierten *Altenpfleger*, die qualifizierte *Altenpflegerin*, denen bestimmte Tätigkeiten vorbehalten sind, von den nur teilweise oder gar nicht ausgebildeten *Helfern.*

Wir unterscheiden ferner zwischen *Patienten,* als alte Menschen, die medizinische und pflegerische Hilfe vorrangig benötigen, und den *Bewohnern, alten Menschen, Klienten,* die medizinische Versorgung und Pflege nicht vorrangig benötigen.

Die weibliche oder männliche Geschlechtsform bei der Berufsbezeichnung verwenden wir abwechselnd, ohne jede Wertung.

Um das bessere Verständnis zu erleichtern, schreiben wir dort, wo es uns sinnvoll erscheint, bei medizinischen Fachausdrücken als erstes den deutschen Begriff und als zweites in Klammern den Fachausdruck.

Die detaillierte Beschreibung einzelner Krankheitsbilder in diesem Lehrbuch soll dem Benutzer dabei helfen, ein tieferes Verständnis für die Situation des Patienten zu entwickeln, darf jedoch keinesfalls dazu dienen, daß Altenpflegekräfte Diagnosen stellen, nach denen die weitere Therapie bestimmt wird (z. B. Medikamente).

Ist, in einem Satz mit fachlicher Aussage bedeutet, daß wir von einer Sache fest überzeugt sind. Der Begriff *scheint zu sein* bedeutet, daß noch weitere Untersuchungen erbracht werden müssen, um zu einer eindeutigen Aussage zu gelangen.

Geschichte der Altenpflege

Antike

Bereits in der Antike befaßten sich große griechische, später römische Denker mit Krankheit und Alterung – insbesondere auch damit, wie diesen Erscheinungen vorzubeugen sei. So formulierte *Hippokrates:* „Alle Teile des Körpers, die zu einer Funktion bestimmt sind, bleiben gesund, wachsen und haben ein gutes Alter, wenn sie mit Maß gebraucht werden und in den Arbeiten, an die jeder Teil gewöhnt ist, geübt werden. Wenn man sie aber nicht braucht, neigen sie eher zu Krankheiten, nehmen nicht zu und altern vorzeitig."

Später, ca. 100–50 v. Chr., kamen *Plato* und *Cicero* zu der Aussage, daß Fähigkeiten, die während des ganzen Lebens geübt werden, im Alter zunehmen können. So folgerte Cicero vor etwa 2000 Jahren: Ständiges Üben in Allem!

Zu dieser Zeit wurde das Alter als Höhepunkt der menschlichen Entwicklung angesehen. Den Alten wurde Weisheit, Würde, Verstand, Vernunft, Klugheit, Einsicht und Urteilsfähigkeit zugesprochen. Die durchschnittliche Lebenserwartung betrug damals etwa 22 Jahre.

Dies bedeutet aber nicht, daß es keine alten Menschen gab. Die niedrige Durchschnittszahl ergibt sich auch aus der hohen Kindersterblichkeit sowie der hohen allgemeinen Sterblichkeitsrate.

So erreichten folgende Personen damals schon ein hohes Lebensalter:

Sokrates	71 Jahre
Platon	80 Jahre
Aristoteles	62 Jahre
Tacitus	65 Jahre
Caesar	56 Jahre
Claudius	64 Jahre

Mittelalter

Im Mittelalter fand Altenpflege mehr beiläufig unter dem Begriff Armenpflege und Almosengabe statt. Es waren vor allem kirchliche und bürgerliche Spitäler, die sich neben anderen Gruppen von Hilfsbedürftigen, armer und kranker alter Menschen annahmen. Alte Menschen erhielten Unterkunft und Verpflegung, außerdem Pflege bei Krankheit und Siechtum. Entweder wurde aus eigenen persönlichen Mitteln durch Pfründeeinkauf ein Spitalplatz erworben oder durch Almosen und Spenden an die Träger dieser Einrichtungen bezahlt. Besonders Nonnen und Mönche in den Klöstern befaßten sich neben den Fragen des Glaubens intensiv mit der Heilkunst. Die Betreiber der Klöster wurden ja schließlich selber auch krank oder alt und mußten versorgt werden. Das Wissen und die Erkenntnisse um die Pflege alter Menschen blieb jedoch meist hinter den Klostermauern verborgen.

Etwa im siebten Jahrhundert gründeten Nonnen und Mönche die ersten Hospitäler auf deutschem Gebiet. Krankheit wurde als vom Glauben beeinflußbar betrachtet. Bisher dachte man auch gar nicht daran, die Ursachen für Armut, Alter und Gebrechen zu erforschen und zu beheben.

Erst viel später im sechzehnten bis siebzehnten Jahrhundert erschienen Werke, die sich dieser Frage annahmen: z. B. von *Johann Vives*, „de subventione pauperum“, in dem er vorschlug, alle Armen, Alten, Kranken und Gebrechlichen sollten durch Arbeit zu einem brauchbaren Leben erzogen werden. Als Folge davon entstand in England 1533 das erste sogenannte Arbeitshaus. Man machte die Hilfebedürftigen selbst verantwortlich für ihre Situation.

Der Begriff *asozial* entstand in dieser Zeit. Die durchschnittliche Lebenserwartung betrug um 1600 ungefähr 33 Jahre.

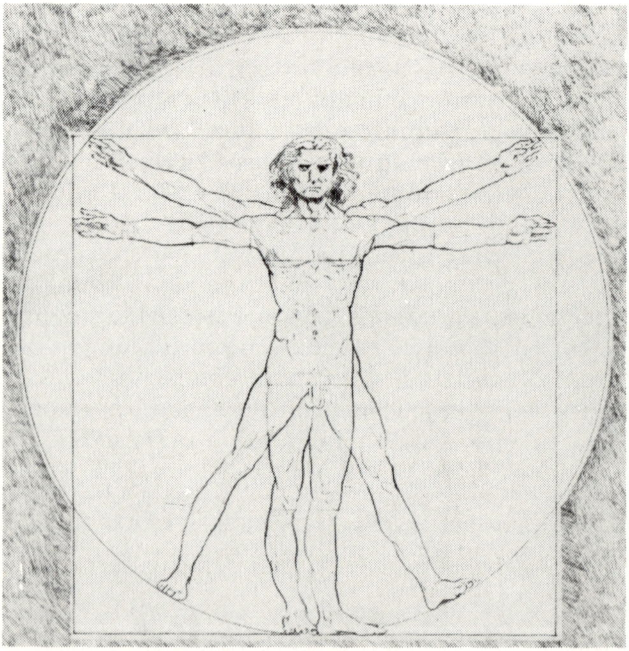

Abb. 1: Aus den anatomischen Zeichnungen des *Leonardo da Vinci* (1452–1519)

18./19. und frühes 20. Jahrhundert

Zu Beginn des 18. Jahrhunderts begann man damit, Krankheit und Alter zu erforschen. Man suchte nach Ursachen und Zusammenhängen auf der

Erde. Krankheit wurde nicht mehr mystisch erklärt. Wissenschaftliche Arbeit beruhte jetzt auf belegbaren Erkenntnissen. Es wurden erste exakte Zeichnungen und Abbildungen des menschlichen Körpers erstellt. Anfang des 19. Jahrhunderts wurde die Medizin als Wissenschaft anerkannt. Schon Mitte des 19. Jahrhunderts wurden die ersten Schritte der psychologischen Alternsforschung gemacht.

Es gab damals private und kirchliche Einrichtungen, die neben anderen Menschen auch alte versorgten, also wohltätig wirkten. 1848 gründete *J. H. Wichern* die Innere Mission. Das Personal in diesen Häusern bestand teilweise noch aus Strafgefangenen, die ihren Strafdienst dort verrichteten. **1848**

1889 wurde unter *Bismarck* die Alten- und Invalidenversicherung eingeführt. Bisher mußte eine Familie selber für ihre Alten aufkommen, nun entfiel diese Verpflichtung teilweise. An die Stelle von freiwilligen Wohltaten trat die öffentliche Fürsorge als Aufgabe der Gesellschaft. Es entstand ein Recht auf öffentliche Hilfe. **1889**

1895 wurde der deutsche Caritasverband gegründet. **1895**

1899 entstand die Centrale für private Fürsorge. **1899**

Mit dem Anwachsen der wissenschaftlichen, medizinischen Erkenntnisse wuchs auch die Einsicht, daß man geschultes Personal benötigt. So entstand zu dieser Zeit die erste geregelte Ausbildung.

Um 1900 erfolgte die Gründung einer Berufsorganisation für Krankenpflegerinnen. **Um 1900**

Die durchschnittliche Lebenserwartung um 1900 betrug etwa 45 Jahre.

Mit der industriellen Entwicklung kommt auch ein sozialer Wandel. Alte Leute, die im Arbeitsprozeß nicht mehr eingesetzt werden können, werden nicht mehr gebraucht. Ihr Wert für die Gesellschaft sinkt und damit auch ihr Status. Das Alter wird nicht mehr als Lebenshöhepunkt gesehen, sondern mit negativen Attributen belegt (vgl. heute).

Die leistungsfähigen Arbeitskräfte ziehen zu den Produktionsstätten, wo oft die Mieten schneller wachsen als die Löhne. Es gibt keinen Platz mehr für die Alten. Die Großfamilie bricht auseinander, die Kleinfamilie (Eltern, Kinder) entsteht.

Die Bedingungen industrieller Produktion und deren Auswirkungen auf das allgemeine Leben machen es notwendig, behütende und betreuende Wohnplätze für alte Menschen zu schaffen.

1917

1917 wurde der Deutsche Verein für öffentliche und private Fürsorge gegründet.

1922

Die Alternsforschung wurde nun systematischer betrieben. 1922 veröffentlichte *Stanley Hall* das Buch „Senescene, the last half of life“. Es war die erste von der Psychologie her initiierte Studie zur Alternsforschung.

1928

1928 wurde an der Stanford Universität das erste größere Institut gegründet, das speziell zur Erforschung der Probleme des Alterns bestimmt war. Etwa zu dieser Zeit weist *Pawlow* in der Sowjetunion bei der Konditionierung nach, daß ältere Hunde langsamer bedingte Reflexe bilden, also langsamer lernen als die Jüngeren. (Sicherlich darf man diese Ergebnisse nicht einfach auf Menschen übertragen; die allgemeine Alternsforschung profitierte aber von diesen Ergebnissen.)

1939

1939 wurde in Deutschland die erste Zeitschrift für Gerontologie gegründet.

1947

Die durchschnittliche Lebenserwartung 1947 betrug etwa 63 Jahre.

Zweite Hälfte des 20. Jahrhunderts

Man erkannte im Laufe der Zeit, daß das Pflegepersonal, welches für die Pflege von Kranken ausgebildet und geschult war, der speziellen Versorgung von alten Menschen zu Hause oder in Alteneinrichtungen nicht gerecht werden konnte. Zur Pflege kam vermehrt Betreuung, altersgerechte Anleitung, angemessene Mobilisation, persönliche Beratung, altersgemäße Unterstützung und Förderung, schließlich die Gestaltung einer Beziehung zu den alten Menschen bis zu ihrem Tode hin.

Es entwickelte sich das Berufsbild des Altenpflegers. Zunächst tauchte der Begriff ungeschützt, also ohne Ausbildungsrichtlinien, auf. Später wird eine fachbezogene Ausbildung einschließlich einer Prüfung unter staatlicher Aufsicht für die Berufsbezeichnung staatlich anerkannte Altenpflegerin verlangt.

Einzelne Wissenschaften wie Medizin, Psychologie, Soziologie, Biologie und Ökonomie beschäftigten sich immer mehr mit dem Alter und dem Altern. So beispielsweise 1961 der Soziologe *Tartler* in seinem Buch: „Das Alter in der modernen Gesellschaft“. **1961**

Erst ab dem Jahr 1967, in dem sich die Deutsche Gesellschaft für Alternsforschung in Westdeutschland neu organisierte, wurde eine Zusammenarbeit der einzelnen wissenschaftlichen Disziplinen möglich. **1967**

Jetzt konnten Grundlagen erarbeitet werden, die für die Entwicklung notwendiger Hilfen für alte Menschen erforderlich waren. An diesen Erkenntnissen orientierte sich die sogenannte moderne Altenpflege.

Das bedeutete für die qualifizierten Altenpflegekräfte, daß sie eine naturwissenschaftliche und sozialwissenschaftlich orientierte Ausbildung durchlaufen mußten.

Der Altenpfleger wurde zur sozialpflegerischen Fachkraft.

Am 1. 12. 1974

Am 1. 12. 1974 konstituierte sich ein Berufsverband für Altenpflegekräfte, um gemeinsam Interessen zu vertreten.

Am 1. 1. 1975

Am 1. 1. 1975 trat das Gesetz über Altenheime, Altenwohnheime und Pflegeheime für Volljährige in Kraft. Im Juli 1985 wurde eine Rahmenvereinbarung der zuständigen Fachminister der einzelnen Bundesländer geschlossen, um ein einheitliches Berufsbild für die Altenpflege zu ermöglichen.

Am 1. 1. 1989

Am 1. 1. 1989 tritt das neue Gesundheitsreformgesetz in Kraft, durch welches der ambulanten Versorgung älterer Menschen der Vorzug vor einer stationären Pflege gegeben werden soll.

1. 8. 1989

Ab 1. 8. 1989 gilt ein neuer, zäh ausgehandelter Tarifvertrag im Bereich des öffentlichen Dienstes, in dem zum ersten Mal die Altenpflegekräfte miteinbezogen wurden und in der Bezahlung dem Krankenpflegepersonal gleichgestellt sind.

1. 8. 1990

Ab 1. 8. 1990 gilt eine novellierte Fassung des Heimgesetzes.

Situation der Altenpflege

In der Bundesrepublik Deutschland existieren für die Ausbildung von Altenpflegefachkräften verschiedene Systeme mit Vollzeit- oder berufsbegleitendem Unterricht. Die Ausbildung unterliegt der jeweiligen Ausbildungsordnung der einzelnen Bundesländer. Darin sind Umfang und Lerninhalte leider immer noch nicht einheitlich festgelegt. Lediglich Mindestanforderungen sind beschrieben. Die Bundesländer erkennen aber gegenseitig die Abschlußzeugnisse an, so daß die staatliche Anerkennung bundesweit Gültigkeit besitzt. Bestrebungen seitens der Bundesregierung, eine einheitliche Ausbildung auf dreijähriger Berufsfachschulbasis, analog der Krankenpflege, zu installieren, sind im Gange.

Einige Bundesländer haben bereits begonnen, obwohl die Fachkräfteausbildung noch nicht geklärt ist, Altenpflegehelfer auszubilden. Diese kurze Ausbildung wird allerdings in Fachkreisen teilweise heftig kritisiert und als Rückschritt der Entwicklung betrachtet.

Berufsbild

Die Entwicklung des Berufsbildes Altenpfleger/in ist noch zu jung, deshalb kann eine Bestimmung, was Altenpflege will oder soll, nicht unbedingt vom derzeitigen Berufsbild abgeleitet werden. Selbst die Wohlfahrtsverbände als größter Arbeitgeber für Altenpflegekräfte schätzen die Aufgaben und Tätigkeitsmerkmale sehr unterschiedlich ein. Dies zeigt sich besonders bei der Besetzung von Funktionsstellen wie Stationsleitung, Pflegedienstleitung durch Altenpflegerinnen und deren Einstufung, also Bezahlung.

Die enge Bindung an das soziale Netz, welches in den letzten Jahren untragbare Kürzungen hinnehmen mußte, also die Abhängigkeit von politischen Entscheidungen, macht eine Einschätzung des Gewichtes der sozialen Arbeit überhaupt schwierig.

Die Altenpflege deckt Teile des Krankenpflegeberufes sowie der Sozialarbeit ab und muß auch dazwischen angesiedelt werden. Die Träger der Ausbildung sind sich hier bei der Formulierung von Schwerpunkten noch nicht einig. Die einen konzentrieren sich vorwiegend darauf, sich mit körperlichen Bedingungen auseinanderzusetzen und an deren Behebung zu arbeiten, im Sinne eines medizinischen Assistenzberufes. Die anderen sehen es als wesentliche Aufgabe der Altenpflegekräfte, an der Gestaltung des Umfeldes, am Kontext des Alterns zu arbeiten. Das Berufsbild scheint sich auf sozialpflegerisches Handeln auszurichten. Das bedeutet 50 % soziale und 50 % medizinisch pflegerische Aufgaben für Altenpflegefachkräfte.

Die Bedeutung und das Ansehen der Altenpflege befinden sich im Aufschwung. Auch das Interesse der Gesellschaft für die Fragen und Bedingungen des Alterns nimmt zu. Es ist jedoch nicht abzusehen, welche Richtung die weitere Entwicklung nehmen wird. Zudem werden derzeit noch die anstehenden Fragen zu sehr als Problem gesehen und zum Teil mit kurzfristigen Lösungsansätzen bedacht. In den nächsten Jahren wird es eine wesentliche Aufgabe für alle in der Altenpflege Beschäftigten sein, sich für eine einheitliche Definition für die Qualifikation von Altenpflegern/innen einzusetzen.

Bei Drucklegung dieses Buches war die Entwicklung im Zuge der Wiedervereinigung bezogen auf die Altenhilfe völlig ungeklärt. Es besteht Ratlosigkeit darüber, was wieviel kostet und inwiefern dies alles Auswirkungen auf die Altenhilfe der ehemaligen Bundesrepublik hat.

So sehen wir also die Möglichkeit, Aufgaben der Altenpflege darzustellen, im Vergleich mit – bzw. in Abgrenzung zu – einem sehr viel älteren und definierten Berufsbild, dem der Krankenpflege. Dies erscheint uns deshalb angebracht, weil sich die Altenpflege aus der Krankenpflege als eine Art Spezialisierung für die Bedürfnisse älterer Menschen entwickelt hat. Diese Einschätzung herrscht auch innerhalb unserer Gesellschaft vor. Die meisten Leute hatten ja in ihrem Leben Kontakt mit der Krankenpflege und können sich daher gut vorstellen, was Krankenpflege bedeutet.

Beispiel •

Ein erkrankter Mensch wird ins Krankenhaus eingewiesen, eine Operation steht bevor. Die Verweildauer ist in diesem Fall absehbar. Maßgebend für die dort Beschäftigten ist die Behebung des Defektes, um den Kranken möglichst bald wieder in die gewohnte Umgebung entlassen zu können. Es stehen also krankheitsbedingte Aspekte, meist körperlicher Art — die psychosozialen sind schwerer erfaßbar — im Vordergrund.

Beziehung zwischen dem älteren Menschen und dem Pflegenden

In der Altenpflege dagegen ist die Dauer der Beziehung zwischen dem älteren Menschen und dem Pflegenden meist nicht bestimmbar. Diese Beziehung endet sehr oft mit einem einschneidenden Erlebnis für alle Beteiligten, mit dem Tod des alten Menschen. In jedem Fall sollte ein Altenpfleger die Voraussetzung dafür schaffen, daß dieser Kontakt bis zum Tod eines alten Menschen andauert und gut verlaufen kann. Hieraus ergeben sich Notwendigkeiten und Folgerungen für die Altenpflege, die wir in den folgenden Kapiteln ansprechen wollen. Bedingt durch das Arbeitsverhältnis entstehen Verbindungen zwischen Pflegepersonal und dem zu Pflegenden, die 15 Jahre, in einzelnen Fällen noch länger anhalten können.

Die Altenpflege beschäftigt sich im Gegensatz zur Krankenpflege nur mit Erwachsenen. Daraus ergibt sich zwingend, daß sie keine Erziehungsaufgaben zu bewältigen hat! Denken Sie an die Praxis: „Frau X lassen Sie das!", „nun essen Sie mal schön", „heute waren alle brav". Die älteren Menschen sind alt genug, um zu wissen was sie tun. Wir Altenpfleger/innen sollten sie möglichst in ihrem Tun und bei eigenen Entscheidungen unterstützen und dort, wo es nötig ist, Hilfe gewähren. Das bedeutet, die Altenpflegerin sollte Partner bei der eigenen Lebensgestaltung eines alten Menschen sein! Für diese Dienstleistung wird sie ja auch direkt oder indirekt von den alten Menschen bezahlt.

Dienstleistung

Gesundheit

Der in der Altenpflege Tätige hat mit (nicht für!) dem alten Menschen für dessen Gesundheit zu

WHO

sorgen und Erkrankungen vorzubeugen. Unter Gesundheit versteht die WHO (Weltgesundheitsorganisation) körperliches, geistiges und soziales Wohlbefinden, wobei die einzelnen Bestandteile in ihrer Wertigkeit gleich stark sind. (Man denke an psychosomatische Erkrankungen.)

Beispiele •

▷ Eine Pflegestation mit steriler Atmosphäre.
▷ In der ambulanten Pflege wird es nicht allein damit getan sein, einen verwahrlosten alten Menschen zu waschen und ihm seine Wohnung zu ordnen.
▷ In manchen Heimen finden täglich zwei Gottesdienste statt, aber um Kontakte der Bewohner untereinander kümmert sich niemand.
▷ Sie unterhalten sich mit einem Betreuten in seiner Wohnung bestens, er erzählt Ihnen sehr schöne Begebenheiten aus seiner Vergangenheit, aber Sie übersehen, daß er nicht in der Lage ist, die nächste Miete zu bezahlen.

Diese Beispiele sollen verdeutlichen, daß nur eine ganzheitliche, umfassende Versorgung erfolgversprechend und sinnvoll ist. Modernere Einrichtungen der Altenhilfe haben dies auch erkannt und versuchen mit Erfolg die Verwirklichung in ihrer Arbeit. Leider steht in manchen überholten Institutionen der Altenpflege immer noch nur das körperliche, nicht auch das geistige Wohlbefinden im Vordergrund.

Verantwortung

In der Krankenpflege ist in vielen Fällen sofort ein Arzt greifbar, der eine Maßnahme entweder anordnet oder selber durchführt. Das heißt, er übernimmt die Verantwortung. In Bereichen der Altenpflege ist dies nicht immer so. Eine Reihe von Erkenntnissen, Beobachtungen oder Entscheidungen hat der Altenpfleger, nach Absprache mit einem Arzt, eigenständig mit dem Betroffenen, selbstverantwortlich zu treffen. Dies setzt eine umfassende Ausbildung voraus. Mit einer längeren Lernzeit – nämlich von drei Jahren – sollte dieser Tatsache endlich Rechnung getragen werden.

Vorbeugende Maßnahmen

In der Krankenpflege werden unter anderem auch vorbeugende Maßnahmen durchgeführt. Oft werden sie allerdings auch im Hinblick auf das Alter eines Patienten unterlassen. Sie nehmen also keinen großen Stellenwert ein. Hingegen muß in der Altenpflege dieser Bereich sehr ernst genommen werden. Es ist enorm, was an menschlichem Leid, aber auch an Kosten verhindert werden könnte, wenn die Pflege diesem Gedanken der präventiven Pflege Rechnung tragen würde. Kurz sei hier auch noch der Stellenschlüssel 1 : 5 erwähnt, der an der Grenze zur gefährdenden Pflege angesiedelt werden kann.

Der vorangegangene Vergleich erhebt nicht den Anspruch der Vollständigkeit, vielmehr sollten nur einige Unterscheidungsmerkmale verdeutlicht werden. Es gibt noch andere gewichtige Aspekte, welche wir bei der Behandlung der nachfolgenden Kapitel hervorheben werden.

Zukunft der Altenpflege

Laut Statistiken und Prognosen der Demographen (Bevölkerungsstatistiker) werden in den nächsten Jahren immer mehr Menschen ein höheres Alter erreichen. Demzufolge wird auch das Angebot an Einrichtungen der Altenhilfe weiterausgebaut werden. Der 1960 begonnene Trend zu mehr ambulanten Diensten und der 1980 begonnene zu den teilstationären Diensten wird sich sicher fortsetzen, zumal diese Form der Hilfe eindeutig auch durch das 1989 in Kraft getretene Gesundheitsreformgesetz bevorzugt wird. Einerseits ermöglicht diese Dienstleistung frei Haus mehr Unabhängigkeit bei der Lebensgestaltung für die Betroffenen. Andererseits ist es die kostengünstigere, wirtschaftlichere Möglichkeit für die Gesellschaft insgesamt, die Versorgung alter Menschen sicherzustellen. Dies ist aber nur so, weil gerade im ambulanten Bereich die meiste Arbeit von Angehörigen, ehrenamtlichen und sonstigen Helfern für wenig Geld geleistet wird.

Ein Vergleich der Kosten bei Pflege durch Fachkräfte aus dem Jahr 1987 von Axel Jenke und Fritz Beske veröffentlicht vom KDA, ergab, daß eine ambulante Pflege nur bei leichter Hilfsbedürftigkeit und einem Betreuungsaufwand bis zu einer Stunde die kostengünstigere Form der Versorgung ist. Bei Mehraufwand ist die stationäre Pflege (durch Fachkräfte!) billiger.

In der Bundesrepublik entstehen neue Einrichtungen für Tagespflege, Kurzzeitpflege, Betreutes Wohnen, auch wird über Rehabilitation, zwischen Krankenhaus und häuslicher Pflege angesiedelt, verstärkt diskutiert. Daneben häufen sich Alternativen wie Wohngemeinschaften Älterer auch mit Jungen, Stadtteilhilfen, Nachbarschaftshilfen usw.

Dennoch wird es auch künftig einer großen Zahl an stationären Plätzen in Heimen, Anstalten oder geriatrischen Krankenhäusern bedürfen. Derzeit leben etwa 350 000 Menschen, das entspricht etwa 4–5% der über 65jährigen Menschen der BRD in solchen Einrichtungen, wobei sich diese Zahlen mit zunehmendem Alter wesentlich verändern. (Siehe dazu die Abb. Seite 15)

Die Form des Altenwohnheimes scheint immer mehr als überholt. Ein großer Teil der potentiellen Bewohner kann jetzt möglichst lange in den eigenen vier Wänden wohnen bleiben. Viele ältere Menschen zögern den Einzug in ein Heim so lange hinaus, bis es gar nicht mehr anders geht. Die Folge davon ist erhöhte Pflegebedürftigkeit der alten Menschen beim Einzug in das Heim. Viele Träger von Einrichtungen haben aus diesem Grund in den letzten Jahren vermehrt Wohnplätze in Pflegeplätze umgewandelt. Natürlich hat diese Veränderung auch Auswirkungen auf das Personal. Seine Hauptaufgaben im stationären Bereich werden damit die Versorgung von Sterbenden sowie die

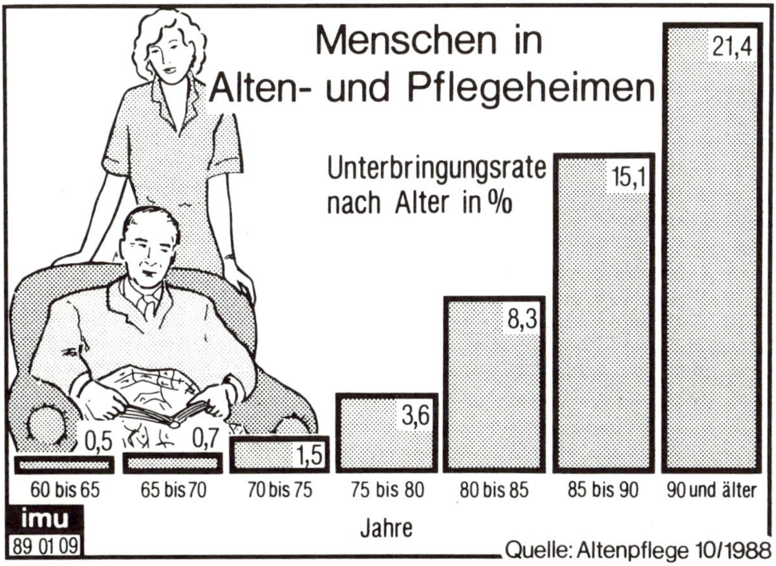

Abb. 2: 95% der über 65jährigen leben in ihren Wohnungen. 17% werden von ihren Angehörigen zum Teil unter Ausnützung ambulanter Dienste versorgt. Die Kapazität der stationären Einrichtungen scheint somit als bedarfsdeckend.

Versorgung und Betreuung von psychisch kranken alten Menschen. Sind in den letzten Jahren vereinzelt schon leichte Verbesserungen des Personalschlüssels erfolgt, so wird dies durch die jetzt schwerere Aufgabe, nämlich die zunehmende Versorgung von Schwerstpflegebedürftigen, wieder auf den alten Personalnotstand zurückgedreht.

Den größten Schub für die Belange der älteren Generation erwarten die Fachleute aufgrund gesellschaftlicher Veränderungen. Die heutigen und vor allem künftigen Alten sind aktiver und bewältigen ihren Lebensabschnitt mit mehr sozialer Kompetenz als je zuvor. Erst die letzten Jahre vor dem Tod sind durch stärkere Abhängigkeit gekennzeichnet. Diese Alten werden verstärkt an der Gestaltung der Gesellschaft mitwirken. Dies deutet sich bereits in den USA an. Zumal werden künftig die über 65jährigen ein entscheidendes Wählerpotential stellen. Mitte des Jahres 1989 hat die Vorsitzende der Grauen Panther, eine neue Bundespartei, „Die Grauen“, gegründet.

Gerontologen errechnen bei einer Lebenserwartung von 90 Jahren: das Leben besteht aus einer kurzen Kindheit, 26 Prozent Ausbildung, 28 Prozent Berufsleben und aus 39 Prozent Alter.

Diesem großen Lebensabschnitt hat sich die Altenpflege künftig zu widmen!!!

Finanzierbarkeit

Die große Frage der Finanzierbarkeit der Hilfen ist noch ungeklärt. Erwähnt seien hier die Diskussionen um die Rentenfinanzierung und das persönliche Pflegerisiko sowie die Überlegungen, die Regelarbeitszeit von derzeit 63 Jahren für Männer, 60 Jahre für Frauen, auf einheitlich 65 Jahre anzuheben und danach freiwillige Arbeit zu ermöglichen. Hier werden politisch die Weichen für die Qualität der künftigen Altenpflege gestellt. So auch wenn es darum geht, neue Arbeitsplätze im Dienstleistungssektor als Ersatz für immer weniger Arbeitsplätze in der Produktion zu schaffen. Ein festgelegter Mindestpersonalschlüssel geistert noch als Wunsch durch viele Einrichtungen, ist bis heute aber nicht verabschiedet. Hoffentlich werden unsere Politiker daran erinnert, daß bis zum Jahr 2030 das Wählerpotential an älteren Menschen stark zunimmt.

Die Aufgabe der in der Altenpflege Tätigen wird es sein, die älteren Menschen bei ihren berechtigten Forderungen zu unterstützen, um somit auch eine Verbesserung ihrer eigenen Situation zu erreichen. Auch im Bereich Öffentlichkeitsarbeit ist noch viel zu tun.

Ihre Berechtigung hat die Altenpflege mittlerweile nachgewiesen. Nun geht es darum, die Bedeutung noch klarer herauszustellen. Durch gut qualifizierte Mitarbeiter in der Altenpflege läßt sich hier auch ein Beitrag leisten. Eine abgeschlossene Ausbildung an einer staatlich anerkannten Fachschule für Altenpflege muß weiterhin der Grundstock für Mitarbeiter in der Altenpflege sein. Schulen und andere Ausbildungsstätten, die nur betrieben werden, um an den Teilnehmern zu verdienen, sollten bei strengerer staatlicher Kontrolle verhindert oder geschlossen werden. Ein gleichmäßiges Ausbildungsniveau muß endlich formuliert und von jedem Betreiber einer Ausbildungsstätte verlangt werden. Außerdem gehört das Schulgeld abgeschafft. (Genaueres zur Ausbildung und zum Beruf im Band „Altenpflege als Beruf“ in derselben Reihe „Lehrbuch Altenpflege“.)

Ausbildung

Nach abgeschlossener Ausbildung ist es erforderlich, die Bildung fortwährend auszubauen. Niemand sollte denken, daß er mit erlangter staatlicher Anerkennung bereits ausgelernt hat. Schon während der ersten Ausbildungszeit muß hier bei den Schülern Interesse und Einsicht zur notwendigen Fortbildung geweckt werden. Sollten die vielerorts angebotenen Fort- und Weiterbildungsangebote noch besser genutzt werden, stellen sie eine große Chance dar, daß sich die Altenpflege an den wissenschaftlichen Erkenntnissen mit- und weiterentwickelt. Einige Träger von Einrichtungen haben diese Bedeutung schon erkannt und übernehmen die Kosten von Fortbildungen ihrer Mitarbeiter.

Fort- und Weiterbildung

Die Anforderungen an Grundkenntnisse, Fertigkeiten sowie an die Qualität im Umgang mit anderen Menschen, steigen ständig weiter an. Diesem Umstand muß künftig mit einer längeren, also dreijährigen Ausbildungszeit Rechnung getragen werden.

Sozialpflegerische Tätigkeit

Die Altenpflege wird mit Sicherheit ihre besonderen Merkmale einer sozialpflegerischen Tätigkeit behalten, vielleicht sogar noch besser zur Geltung bringen. Diese Arbeit bietet die Möglichkeit, auch mehr über sich selber zu erfahren, auch sich selber einbringen zu können. Diese Tatsache und viele andere mehr werden für viele weiterhin ein Anreiz sein, sich der Herausforderung zu stellen, den alten Menschen bei ihrer Lebensgestaltung behilflich zu sein!

Der alte Mensch

Der alte Mensch, derjenige, der gealtert ist, wird im Mittelpunkt aller Überlegungen und Ausführungen zur Praxis der Altenpflege stehen.

Altenpflege ist für den alten Menschen und seine Bedürfnisse zuständig.

Alle Tätigkeiten und Maßnahmen der Altenpflege müssen eine patientenorientierte und umfassende Körper, Psyche und Seele gleichermaßen beratende, versorgende und pflegende Betreuung zum Ziel haben.

Altenpflege ist die Beratung, Betreuung, Versorgung und Pflege älterer Menschen, die nur noch teilweise für sich und ihre Bedürfnisse selbst sorgen können.

Die Hilfe und Pflege, die der ältere Mensch wünscht und benötigt, muß durch die Altenpflege angeboten und ausgeführt werden.

Jede Maßnahme und Tätigkeit, die nicht unmittelbar oder mittelbar das Wohlbefinden und die Gesundheit des älteren Menschen zum Ziel hat, ist von Fachkräften der Altenpflege kritisch zu betrachten und nach genauer Abwägung auch zu unterlassen.

Wichtig •

Oberstes Ziel der Altenpflege sollte immer sein, dem älteren Menschen ein weitgehend selbstbestimmtes und selbstverantwortliches Leben im Rahmen seiner Fähigkeiten zu ermöglichen.

Diagnose der Hilfsbedürftigkeit

Um wirksame und tatsächlich benötigte Hilfe leisten zu können, ist es wichtig, den Umfang und die Art der Hilfe oder Unterstützung, die benötigt wird, genau kennenzulernen.

Für eine zutreffende Feststellung der Hilfsbedürftigkeit eines alten Menschen sind verschiedene Faktoren von Bedeutung. Entscheidend ist vor allem die Fähigkeit, Hilfsbedürftigkeit sachlich und möglichst realistisch zu erkennen. Wenn der Altenpfleger, die Helferin, durch die eigene Einstellung zum Alter, durch bestimmte (Vor-)Urteile in seiner Wahrnehmung des anderen eingeschränkt ist, dann wird die Hilfe meist unwirksam, aufgedrängt sein und unter Umständen das Gegenteil dessen bewirken, was erreicht werden soll.

Wenn ich z. B. nicht erkenne, daß ein alter Mensch aus gesundheitlichen Gründen nicht mehr in der Lage ist, für sich selbst zu kochen, dann wird ihm finanzielle Hilfe wie Wohngeld auch nicht weiterhelfen. Wenn ich jedoch zuviel an Hilfe anbiete, aufdränge, werde ich die Selbständigkeit des Betroffenen noch weiter beschneiden, sein Selbstbild noch mehr im Sinne von „ich bin nichts mehr wert" beeinträchtigen und ihm dadurch noch mehr Impulse geben, sich noch hilfsbedürftiger zu fühlen. Ein Teufelskreis ohne Ende.

Wichtig •

Wer in der Altenpflege arbeitet, sollte sich immer wieder vor Augen führen, daß niemand absolut hilflos ist, der nicht bewußtlos ist.

Zur Feststellung der Hilfsbedürftigkeit eines alten Menschen ist es also notwendig, alle Sinne einzusetzen, genau hinzusehen, hinzuhören und auch das eigene Gefühl und die eigene Intuition zu fragen sowie sich immer wieder selbst zu prüfen: ist das, was ich tue, was ich vorhabe, wirklich sinnvoll und nützlich für den alten Menschen, ist es das, was er braucht, hat er danach gefragt, will er das haben oder tue ich es, weil ich meinen eigenen Helfer-Antrieben genügen will?

Neben diesem wichtigen Kriterium, das in der Person des Helfers, des Altenpflegers liegt, gibt es weitere Anhaltspunkte, die Hilfsbedürftigkeit des alten Menschen zu erkennen und realistisch einzuschätzen.

Hierzu gehört die Fähigkeit oder Unfähigkeit eines Menschen, für seine existentiellen Grundbedürfnisse zu sorgen. Hier ist oft schnelle Hilfe erforderlich, um Folgeschäden zu vermeiden. Wenn der alte Mensch bestimmte Grundbedürfnisse nicht mehr selbst und ohne Hilfe befriedigen kann, muß die nötige Hilfe dort ansetzen. Erst wenn für diese Grundbedürfnisse gesorgt ist und notwendige Hilfsmaßnahmen eingeleitet wurden, werden wir für die weiteren Hilfen sorgen können.

Leichter ist die Frage nach einer möglichen Hilfsbedürftigkeit zu beantworten, wenn der alte Mensch selbst nach Hilfe fragt. In diesem Fall können wir mit dem alten Menschen zusammen überprüfen, ob und gegebenenfalls welche Hilfe für ihn nötig und sinnvoll ist.

Schwierigkeiten können entstehen, wenn der alte Mensch nicht selbst um Hilfe und Hilfsmöglichkeiten fragt, weil er seine Hilfsbedürftigkeit nicht erkennt oder sie sich selbst und anderen nicht eingestehen will. Diese Einstellung des alten Menschen, soweit als möglich von Hilfe unabhängig zu bleiben, sollten wir respektieren. Wenn jedoch die leibliche oder geistige Gesundheit unter diesem Verhalten leidet, muß fachgerechte Hilfe einsetzen. Meist werden also die Familie, die Nachbarn oder die Altenpflegerin die Hilfsbedürftigkeit erkennen und versuchen, geeignete Maßnahmen einzuleiten.

Es bedarf eines ausgeprägten Fingerspitzengefühls und der Möglichkeit der Reflexion der eigenen Arbeit in einem Team, um in diesen Fällen Hilfe so zu leisten, daß sie der alte Mensch auch annimmt. Immer wichtiger wird in diesem Zusammenhang, daß die davon betroffenen Altenpflegerinnen und Helferinnen die Möglichkeit haben, ihre Vorgehensweise in einer qualifizierten Praxisanleitung und Praxisberatung (Supervision) zu überprüfen und zu klären. Der erste Schritt muß wieder sein, die tatsächliche Situation genau zu prüfen, um sich selbst ein möglichst realistisches Bild machen zu können. Dann wird man den Betroffenen soweit wie möglich aktiv in die Überlegungen einbeziehen, um gemeinsam mit ihm mögliche Hilfe anzufordern. Eine Hilfe, die ohne Zustimmung oder ohne Information des Betroffenen angewendet wird, ist in den meisten Fällen eher schädlich als nützlich. (Zwangs-)Einweisungen in stationäre Einrichtungen, überzogene Reinigungsaktionen, im Essen versteckte Medikamente und andere manipulative Maßnahmen zerstören jeden Ansatz zu einer vertrauensvollen Beziehung, „zwingen“ den alten Menschen zum offenen oder verdeckten Widerstand oder zu Resignation und Regression, außerdem stellen sie möglicherweise eine Verletzung der Rechte des älteren Menschen dar!

Die Maßnahme, von der wir denken, sie sei eine Hilfe für den Betroffenen, wird erst dann sinnvoll sein, wenn der alte Mensch, der Pflegebedürftige sie annimmt, mit ihr einverstanden ist und erkennen kann, daß sie eine wirkliche Hilfe und von Vorteil für ihn sein kann oder ist.

Die beste Hilfe, die wir dem alten Menschen anbieten können, ist, daß wir seine vorhandenen Möglichkeiten und Ressourcen sehen und anerkennen und daß wir ihn und seine Fähigkeiten nicht abwerten und übergehen!

Wichtig •

Der Altenpfleger sollte den Mut aufbringen, nicht immer alles zu tun, von dem er oder andere denken, daß es getan werden könnte oder müßte. Mittelpunkt aller Hilfen sollten der alte Mensch und seine Bedürfnisse sein, und wir müssen damit leben können, daß er auch gutgemeinte und wohlwollende Hilfe ablehnen kann.

Chancen des Alters

Wenn in den nächsten zwei Abschnitten die Alternsvorgänge in einen körperlichen und psychischen Teil getrennt sind, so geschieht dies der Übersicht halber, denn eine Unterscheidung in körperliche und seelische Altersprozesse läßt sich in der täglichen Arbeit kaum durchführen.

Dort, wo körperliche Symptome im Vordergrund stehen, darf die psychische Befindlichkeit nicht übersehen werden, und überwiegend psychische Erscheinungen dürfen den Blick für körperliche Grundstörungen nicht beeinträchtigen.

Unter den Chancen des Alters verstehen wir die Möglichkeiten, die zu einem selbstbestimmten und lebenswerten Leben im Alter nötig und meist auch vorhanden sind. (Die vorhandenen Fähigkeiten und Kräfte nennt man Ressourcen.)

Selbstheilungskräfte

Neben all den Beeinträchtigungen und Störungen, die im fortgeschrittenen Alter durchaus auftreten können und die die Angehörigen und die Altenpflegerin besonders beeindrucken können, darf jedoch nicht übersehen werden, welche Selbstheilungskräfte und Energien beim alten Menschen vorhanden sind.

Diese Selbstheilungskräfte zu erkennen und sie zum Wohl des alten Menschen einzusetzen, also Hilfe zur Selbsthilfe zu leisten, muß die Aufgabe des Altenpflegers in Zusammenarbeit mit dem alten Menschen sein.

Körperliche Fähigkeiten

Wenn von den körperlichen Fähigkeiten im Alter gesprochen wird, und wir die körperlichen Fähigkeiten älterer Menschen sehen und verstehen wollen, müssen wir uns von dem Denkschema des Defizitmodells (zur Bedeutung des Defizitmodells siehe Seite 34) freimachen.

Das Altern im körperlichen Bereich ist ein physiologischer Vorgang, der genauso normal ist wie geboren werden und jung sein. Es kommt auf den Standpunkt an, von dem aus das Alter und seine körperlichen Möglichkeiten betrachtet werden.

Wenn wir das Alter mit den körperlichen Fähigkeiten eines jungen Leistungssportlers messen, dann wird natürlich das Alter als etwas Nachlassendes, Defizitäres angesehen. Von entscheidender Bedeutung ist die Feststellung, was in welchem Lebensalter als gesund und leistungsfähig, als körperlich normal betrachtet wird.

Daß in der Gegenwart die Überbetonung der Jugend, des Jungseins zu einer Abwertung der körperlichen Leistungsfähigkeit im Alter geführt hat, ist zwar nachvollziehbar, aber keineswegs richtig.

Die körperlichen Möglichkeiten im Alter müssen von einem veränderten Standpunkt aus gesehen werden, wenn wir kein verzerrtes und unzutreffendes Bild erhalten wollen.

Betrachten wir die körperlichen Möglichkeiten im Alter von einem Standpunkt aus, der Veränderungen des Körpers und seiner Organe im Alter als etwas Physiologisches und Natürliches ansieht, so merken wir, daß das Alter seine Chancen auch im körperlichen Bereich hat.

Das Problem ist nicht das Alter als solches, sondern unsere einseitige Sichtweise, mit der wir die Fähigkeiten und Möglichkeiten des alten Menschen abwerten. Diese Abwertung des alternden Körpers wird dann auch vom alten Menschen übernommen und kaum einmal hinterfragt.

Wichtig •

Der menschliche Organismus hat eine Fülle von Regulationsmechanismen zur Verfügung, die er zur Erreichung eines dynamischen Gleichgewichtes (der Homöostase) einsetzt. Die verschiedenen Funktionen des Organismus zur Herstellung der Homöostase verändern sich im Alter; das Ziel, die Homöostase selbst, kann aber auch im Alter erreicht werden. Wir können also davon ausgehen, daß auch im Alter die körperlichen Möglichkeiten erhalten bleiben, sie haben jedoch eine andere Qualität als in jungen Jahren.

Wird der alternde Mensch und sein Körper mit den ihm entsprechenden Maßstäben gemessen, kommt man zu der Erkenntnis, daß der Körper des Menschen auch im Alter den Anforderungen, die an ihn gestellt werden, gerecht wird.

Daß dies möglicherweise langsamer und anders als in der Jugend geschieht, darf nicht dazu verleiten, die körperlichen Möglichkeiten und Fähigkeiten des Alten zu mißachten.

Von großer Bedeutung für die Erhaltung der körperlichen Leistungsfähigkeit im Alter ist die Fähigkeit des Menschen, seinen Körper zu trainieren. Funktionen des Körpers und einzelne Organe können durch frühzeitiges Training ihre Leistungsfähigkeit behalten und in ihrer Effizienz gesteigert werden.

So kann ein körperlich trainierter alter Mensch einem untrainierten jungen Menschen in der Ausdauer und Kraft überlegen sein.

Neben einer realistischen, dem Alter entsprechenden Einschätzung und Beurteilung der körperlichen Fähigkeiten, ist das Training der körperlichen Funktionen maßgebend für die körperlichen Voraussetzungen im Alter.

Psychische Fähigkeiten

Wissenschaftliche Untersuchungen haben nachgewiesen, daß es keinen nur altersbedingten Abbau der psychischen Leistungsfähigkeit gibt.

Nur in manchen Bereichen der Intelligenz zeigt sich mit zunehmendem Alter eine Minderleistung, z. B. wenn es darum geht, schnell eine Situation aufzufassen oder gewisse Fakten schnell zu kombinieren.

Psychische Leistungsfähigkeit

In anderen Bereichen der psychischen Leistungsfähigkeit fand man jedoch bis in das hohe Alter eine Konstanz bzw. eine Zunahme der geistigen Fähigkeiten. Vor allem wenn man dem älteren Menschen Zeit läßt, kann er manche Probleme, bei denen es auf eine gewisse Übersicht und Erfahrung und einen umfangreichen Wissensschatz ankommt, genauso gut oder besser lösen als der junge Mensch. Das Verhalten während des ganzen Lebens entscheidet so über die Veränderung der psychischen Leistungsfähigkeit im Alter mit. Jene Menschen, die im Berufsalltag vor vielseitige Anforderungen gestellt waren, die sich auf wechselnde Probleme und verschiedene Menschen stets neu einstellen mußten, behielten auch im Alter ihre geistige Beweglichkeit und Leistungsfähigkeit. Menschen, die während ihres Lebens einer eintönigen Beschäftigung nachgingen und wenig geistige Interessen hatten, behielten ihre psychische Leistungsfähigkeit in weit geringerem Ausmaß.

Viele Untersuchungen (u. a. *Jokl,* 1954; *Steinbach,* 1970, 1971) bestätigen die Annahme (Hypothese), daß die Fähigkeiten und Funktionen, die nicht oder nur wenig gebraucht werden, verkümmern. Wie Biologie und Medizin von einem Gewebeschwund durch fehlende Inanspruchnahme (Inaktivitätsatrophie) sprechen und den Wert körperlichen Trainings und der Aktivierung körperlicher Kräfte hervorheben, so ist auch im seelisch-geistigen Bereich ein dauerndes Training dieser Fähigkeiten angebracht. Psychische Leistungsfähigkeit ist also nicht primär eine Frage des Alters, sondern das Ergebnis einer lebenslangen geistigen Aktivität.

Reiz und Stimulation

Neben dem Training der psychischen Fähigkeiten kommt dem Anregungsgrad (Stimulationsgrad) der Umgebung des Menschen eine große Bedeutung zu. Die Bedeutung von Reizen und Stimulationen für den Menschen und seine Gesundheit ist so groß, daß manche Richtungen der Psychologie von einem Reizhunger des Menschen sprechen. Welche ungünstige Wirkung das Ausbleiben von Reizen und Stimulationen für die Gesundheit des Menschen hat, wurde bereits in vielen Untersuchungen beschrieben.

Menschen, die durch ihre Umgebung, durch ihre berufliche Tätigkeit und ihr familiäres Umfeld wenig Anregung erfahren, die sich in einer eintönigen und abwechslungsarmen Umwelt aufhalten, zeigen einen schnelleren Abbau geistiger Fähigkeiten als jene, die sehr viel Bewußtseinsanregung (sensorische Stimulation) erhalten.

So sind Bewohner von Einrichtungen der Altenpflege, die Anregung in Form von Veranstaltungen, Vorträgen, Betätigungsmöglichkeiten und anderen Angeboten bieten, mehr gefordert und zeigen meist größere psychische Beweglichkeit und Leistungsfähigkeit als Bewohner von Einrichtungen, die in wohlmeinender Absicht ihre Bewohner überfürsorglich betreuen und wenig Stimulation und Anregung bieten. Durch diese Art der reizarmen und überbetreuenden Art der Altenpflege wird den Bewohnern oft Schaden zugefügt, der sich in einem schnellen Abbau der geistigen Leistungsfähigkeit äußert. Von diesen und ähnlichen Erkenntnissen ausgehend, muß man feststellen, daß es im Alter nicht automatisch zu einem Abbau der intellektuellen Fähigkeiten und Möglichkeiten kommt.

Selbst wenn sich bereits Abbauerscheinungen der geistigen Kapazität eingestellt haben, sind diese in vielen Fällen durch spezielles Training und wohldosierte Reizangebote aufzuhalten. Sehr wichtig ist in diesem Zusammenhang die Bereitschaft der

Pflegekräfte, die vorhandenen Fähigkeiten des älteren Menschen anzuerkennen und sie nach Möglichkeit zu fördern.
Eine weitere wichtige Erkenntnis der neueren Persönlichkeitsforschung ist das Konzept des „Selbst" und des „Selbstbildes", d. h. die Art und Weise, in der sich der Mensch selbst innerhalb eines sozialen Bezugssystems (z. B. Familie, Nachbarschaft, Gesellschaft) wahrnimmt. Auch hier ist eine altersbedingte Veränderung des Selbstbildes und der Selbstwahrnehmung nicht empirisch nachweisbar und zum Teil widerlegt worden. Die Ergebnisse dieser Untersuchungen (u. a. *Bergler,* 1986; *Theissen,* 1970) stellen eine direkte Altersabhängigkeit des Selbstbildes in Frage und weisen auf situationsspezifische Momente hin. Es ergaben sich bemerkenswerte Zusammenhänge zwischen Selbstbild und Gesundheit sowie auch zwischen Selbstbild und sozialer Interaktion.

Selbstbild

Dabei zeigte sich immer wieder, daß die Einstellung der Umgebung zum älteren Menschen, die Art und Weise wie sie ihm entgegentritt, weitgehend dessen Selbsteinschätzung bestimmen kann und oftmals bestimmt.

Wie der Einfluß der Umwelt auf das Selbstbild des älteren Menschen nachgewiesen wurde, so konnte andererseits auch gezeigt werden, daß die Selbsteinschätzung des älteren Menschen seine Einstellung und sein Verhalten anderen Menschen gegenüber bestimmt. Wir haben es also mit einem komplexen Regelkreissystem zu tun, in dem es keine alleinigen Ursachen (Monokausalität) gibt. Zur Verdeutlichung: begegnet die Gesellschaft dem älteren Menschen mit Hochachtung und Wertschätzung, begünstigt und verstärkt dies die Selbsteinschätzung und das Selbstbild des älteren Menschen. Er wird nun seinerseits positiv auf die Umwelt reagieren, was wiederum die Wertschätzung des alten Menschen durch die Gesellschaft verstärkt.

Jene älteren Menschen, die in ihrer Umgebung auf Ablehnung und Mißachtung ihrer Persönlichkeit und Würde stoßen, werden auf Dauer auch sich selbst und ihr Selbstbild negativ sehen. Dieses Selbstbild bewirkt, daß die älteren Menschen nun ihrerseits mit Skepsis und Mißtrauen auf ihre Umgebung reagieren, was diese oft zu verstärkter Mißachtung und Abwertung des älteren Menschen bewegt.

Eine Bewegung, die sich selbst verstärkt und je nach Vorbedingung positiv oder negativ für den älteren Menschen und seine Umwelt sein kann.

Zusammenfassend kann gesagt werden, daß es keine biologische und altersbedingte Einbuße der geistigen und psychischen Gesundheit im Alter geben muß, wenn wir von einer geringen Intelligenzminderung unter Zeitdruck absehen.

Die geistige und psychische Leistungsfähigkeit des älteren Menschen ist wie auch beim jüngeren Menschen abhängig von einer Vielzahl von Faktoren wie Training seiner Leistungsfähigkeit, dem Ausmaß der Belastung und Beanspruchung seiner psychischen Qualitäten, Menge und Art der angebotenen Reize und dem Selbstbild, das der ältere Mensch von sich selbst hat.

Die geistige und psychische Gesundheit kann also bis zum Lebensende erhalten bleiben, und es gibt keinen gesicherten Anhaltspunkt für ein Nachlassen der psychischen Leistungsfähigkeit im Alter. In der neuen Alternsforschung wird der Begriff *Kompetenz* verwendet. Damit sind all die Fähigkeiten und Fertigkeiten sowie auch die sozialen Bezüge (z. B. Kontakt zu Freunden) gemeint, die zur Aufrechterhaltung der Selbstverantwortung notwendig sind. Durch diese Herangehensweise kann vermieden werden, Alterung als Abfolge von Verlusten darzustellen und zu sehen.

Wie bereits oben beschrieben, gibt es jedoch Einflußmöglichkeiten, die zu einem Nachlassen wie auch zu einer Förderung der psychischen Fähigkeiten führen können. Diese Einflußmöglichkeiten positiv zu nutzen und sie zum Wohl und zur Gesundheit des älteren Menschen anzuwenden, muß zu einem wichtigen Arbeitsbereich der Altenpflege werden.

Wichtig •

Die psychische Gesundheit des älteren Menschen hängt also zu einem gewissen Teil von der Art und Weise ab, wie die Umwelt, andere Menschen und damit auch der Altenpfleger, die Helferin mit ihm umgehen, sich in Beziehung zu ihm verhalten und auf ihn reagieren. Dieser Verantwortung muß sich der in der Altenpflege Tätige bewußt sein und positiv damit umgehen.

Veränderungen im Alter

Veränderungen körperlicher oder psychischer Fähigkeiten im Alter sind in den meisten Fällen physiologisch begründet und müssen nicht unbedingt eine Einbuße an Lebensqualität für den alten Menschen bedeuten.

Erst wenn die Beeinträchtigungen soweit gehen, daß die Fähigkeit des Organismus zur Herstellung eines dynamischen Gleichgewichts (Homöostase) gefährdet ist und der Betroffene unter den Beeinträchtigungen leidet, muß von Krankheiten gesprochen werden.

Körperliche Veränderungen

Körperliche Alterskriterien

Man kann heute davon ausgehen, daß es keine verbindlichen körperlichen Alterskriterien gibt, d. h. es ist nicht möglich, aufgrund organischer Veränderungen auf das Alter zu schließen. Genauso wie es umgekehrt für ein bestimmtes Lebensalter keine notwendigen biologischen Veränderungen geben muß. Es gibt jedoch Veränderungen des Körpers, die bevorzugt im Alter auftreten. Bedingt durch die Komplexität der Altersprozesse können aber einzelne der nachfolgend beschriebenen Veränderungen nicht als Symptome des Alters gewertet werden. Aus der Vielzahl von Veränderungen, die im Alter auftreten können, sollen bestimmte Symptome und Erkrankungen herausgegriffen werden.

Herz- und Gefäßsystem

Im Bereich des Herz- und Gefäßsystems treten verengende (stenosierende) Veränderungen der Herzkranzgefäße (Koronargefäße) auf. Der systolische Blutdruck steigt an und das Schlagvolumen des Herzens geht zurück. Es kommt zum Elastizitätsverlust der Arterien und zu einer erhöhten Brüchigkeit der Haargefäße (Kapillargefäße). Als Krankheiten treten Herzschwäche (Herzinsuffizienz), Thrombosen, Lungenembolien, hoher oder niedriger Blutdruck (Hyper- oder Hypotonie), sklerotische Veränderungen und Infarkte auf.

Atemsystem

Das Atemsystem (Respirationssystem) wird durch folgende Erscheinungen beeinträchtigt: Erweiterung und Erstarrung des Brustkorbs (Thorax), Veränderung der Atmung und Atemtiefe, Verminderung der Vitalkapazität, Nachlassen von Leistungsreserven der Lunge und ein Schwund von Alveolarsepten. An Krankheiten treten Lungenemphysem, chronische Bronchitis und Bronchopneumonien auf.

Nieren- und Harnwege

Veränderungen der Nieren- und Harnwege sind vor allem Funktionsminderung der Nieren, vermehrte Anfälligkeit für Harnwegsinfektionen und Steinerkrankungen. Beim Mann kann es zu Veränderungen der Prostata mit Restharnbildung und Harnverhalten kommen. Auch die Blasenkontrolle kann beeinträchtigt sein.

Verdauungstrakt

Im Verdauungstrakt erschlafft die glatte Muskulatur der Verdauungswege, die Kaufähigkeit des Gebisses ist eingeschränkt. Es kann zu Magengeschwüren, Darmtaschen (Darmdivertikeln) und Brüchen (Hernien) kommen. Gallensteine, Gallenwegsentzündungen und Leberzirrhosen kommen vor. Die Nahrungsverwertung kann vermindert sein und möglicherweise läßt der Appetit nach.

Knochensystem

Am Knochensystem (Skelettsystem) treten folgende Veränderungen auf: Die Körpergröße nimmt ab, ein geringer Muskelschwund ist festzustellen, degenerative Gelenkveränderungen und Bandscheibenschäden sind zu erkennen. Die Knochenbrüchigkeit nimmt zu, Muskelfasern werden durch Bindegewebe ersetzt und die fettfreie Körpermasse nimmt ab. Es kann zu Schwund der harten Knochensubstanz (Osteoporose), zu deformierenden Gelenkleiden (Arthrosen) und zur chronischen Entzündung mehrerer Gelenke (Polyarthritis) kommen.

Stoffwechselstörungen

Als Stoffwechselstörungen können der Alters-Diabetes und Fettstoffwechselstörungen auftreten.

Sinnesorgane

Es kommt zu einem langsamen Verlust der Leistungsfähigkeit der Sinnesorgane, zum sogenannten Greisenbogen im Auge, zur Erhöhung des Augeninnendrucks und zu Linsentrübungen (Katarakt). Die Dunkelanpassung (Dunkeladaption) des Auges geht zurück. Die Hörfähigkeit für hohe Frequenzen läßt nach und unter Belastung kann es zu Störungen des Gleichgewichtssinnes kommen.

Zentrales Nervensystem

Auch im zentralen Nervensystem treten Veränderungen auf. Hirnvolumen und Hirngewicht gehen um 10–15 % zurück, unter Belastung ist die Anpassungsfähigkeit des Gehirns vermindert, Nervenleitung und zentrale Informationsverarbeitung können gestört sein. An Erkrankungen finden wir Hirnschwund (Hirnatrophie), Herderkrankungen, hirnorganisch bedingte Störungen und körperlich begründbare Psychosen. An neurologischen Störungen treten der Parkinsonismus und das Alterszittern (Alterstremor) auf.

Auch Tumore können im Alter verstärkt auftreten, sowohl in Form von gutartigen wie auch bösartigen Neubildungen.

Als weitere Veränderungen des Körpers fällt folgendes auf: das Ergrauen der Haare, die Wachstumsgeschwindigkeit der Finger- und Zehennägel nimmt ab, sie verlieren Glanz und Durchsichtigkeit und sie werden brüchiger. Die Schweißabsonderung nimmt ab und es tritt eine vermehrte Trokkenheit der Haut auf. Die Haut wird rauh und es treten Falten und Runzeln auf. Bei einigen Menschen zeigen sich sogenannte Alterswarzen.

Das Gewebe erschlafft und verliert seine Elastizität. Fettpolster und Unterhautgewebe schwinden.

Die Wärmeleitfähigkeit der Haut ist beeinträchtigt und reflektorische Mechanismen der Temperaturkontrolle werden weniger effektiv.

Diese körperlichen Veränderungen beeinträchtigen den alten Menschen in unterschiedlicher Weise, jedoch kann man davon ausgehen, daß sich oftmals mehrere Krankheiten (Multimorbidität) häufen. Diese Multimorbidität gestaltet dann auch die Behandlung (Therapie) beim älteren Menschen schwieriger als beim jüngeren.

Psychische Veränderungen

Diese nur bei einigen alten Menschen auftretenden Veränderungen sind beim einzelnen sehr unterschiedlich ausgeprägt, sie sind abhängig vom körperlichen Gesundheitszustand, von der Einstellung zur Umwelt und zu sich selbst, von der beruflichen und familiären Situation und von den Anforderungen der Gesellschaft. Diese Veränderungen müssen nicht immer negative Auswirkungen haben, sondern können für den Betroffenen und seine Umgebung auch positiv wirken.

Intelligenz

Defizitmodell

In Untersuchungen (u. a. *Wechsler*, 1944; *Jones* und *Conrad*, 1933) wurde festgestellt, daß die Intelligenz teilweise schon ab dem dritten Lebensjahrzehnt etwas nachlassen kann. Dieses Nachlassen der Intelligenz trug früher zur Entstehung des Defizitmodells bei, d. h. das Alter wurde als eine Entwicklung angesehen, die zu einem Nachlassen der geistigen Leistungsfähigkeit führen muß. Diese Auffassung des Alters als eine defizitäre Entwicklung ist heute überholt.

Folgende Veränderungen der psychischen Fähigkeiten im Alter können auftreten: die Koordinations- und Umstellungsfähigkeit nimmt etwas ab, die intellektuelle Leistung kann, vor allem unter Zeitdruck, vermindert sein – jedoch weniger, wenn die Ausgangsintelligenz hoch war. Das Frisch- oder Neuzeitgedächtnis kann nachlassen. Koordinierte Bewegungen werden langsamer und erscheinen unbeholfener. Gefühle werden im Alter häufig nicht mehr so oft und intensiv erlebt. Es kann zur Unausgeglichenheit (Affektlabilität) kommen. Der ältere Mensch beschränkt sich mehr auf die Familie und sich selbst, ein Rückzug, der oft als mangelnde Kontaktfähigkeit erscheinen kann. Es entsteht oftmals das Gefühl der Einsamkeit, das aber nicht in der Realität begründet sein muß. Der ältere Mensch hat oft Schwierigkeiten, neue und intensive Beziehungen zu anderen einzugehen und das Interesse für andere erlahmt. Ein Nachlassen der Phantasie und Kreativität kann manchmal festgestellt werden.

Diese Veränderungen, vor allem wenn sie nur in geringer Intensität auftreten, sind normal. Das Alter ist also kein Grund für pathologische Veränderungen der psychischen Gesundheit.

Veränderungen der Psyche und der Persönlichkeit

Es können jedoch im höheren Lebensalter Veränderungen der Psyche und der Persönlichkeit auftreten, die als psychopathologisch (Psychopathologie = Lehre von den seelischen Funktionsstörungen) bezeichnet werden können. Diese Veränderungen fallen als starke Störungen des Gefühlslebens, des Verhaltens und unter Umständen der Gesamtpersönlichkeit auf.

Psychische und psychiatrische Krankheitsbilder, die erst im Alter auftreten, sind sehr selten. In den meisten Fällen sind bestimmte Charakterstrukturen bereits in frühester Kindheit angelegt, die dann durch die besondere soziale und persönliche Belastung im Alter krankhafte und behandlungsbedürftige Züge annehmen können. Psychische und psychiatrische Erkrankungen im Alter sind also meist reaktive Entwicklungen, häufig bedingt durch eine Veränderung der familiären oder sozialen Struktur.

Neurotische Störungen

Neurotische Störungen, unter denen der Mensch Zeit seines Lebens gelitten hat, können sich im Alter verstärken und damit für den alten Menschen und seine Umwelt Anlaß für Schwierigkeiten sein. Aber auch eine umgekehrte Entwicklung ist möglich. Die neurotische Störung flacht ab, wird weniger belastend empfunden, und der alte Mensch wird ruhiger und ausgeglichener. Neurotische Störungen können auch noch im Alter erfolgreich therapeutisch angegangen und bearbeitet werden.

Wichtig •

Was den Altenpflegekräften fremd und unverständlich erscheinen mag, kann für den alten Menschen und seine Umgebung ein Leben lang sinnvoll und verständlich gewesen sein! Einfühlungsvermögen und Zuhören-können hilft dabei, Fehleinschätzungen des alten Menschen und seines Verhaltens zu vermeiden.

Persönlichkeitsveränderungen können auf dem Boden einer neurotischen Störung entstehen, aber auch Anzeichen einer hirnorganischen Erkrankung sein. Hier ist eine sorgfältige Unterscheidung ähnlicher Krankheitsbilder (Differentialdiagnose) unumgänglich, will man nicht degenerative Hirnprozesse übersehen. Auch ist nicht jeder ausgeprägte Charakterzug eines alten Menschen als Persönlichkeitsstörung anzusehen.

Keinesfalls sollte man das Verhalten eines alten Menschen, sei es noch so unverständlich, irgendwie moralisch werten. Das Problem dabei ist jedoch, daß jeder Mensch, jede Altenpflegerin, jede Helferin ein bestimmtes „Modell", also eine Vorstellung über die Ursachen des verwirrten, unverständlichen Verhaltens hat. Notwendig ist daher, nicht zu versuchen, das Verhalten des älteren Menschen den eigenen Vorstellungen anzupassen, sondern die eigenen Vorstellungen zu überprüfen und zu verändern!

Bestimmte Charaktereigenschaften können im Alter verstärkt hervortreten, ohne zur Belastung für den alten Menschen und seine Umgebung zu werden.

Auffälliges, unverständliches oder verwirrtes Verhalten im Alter ist häufig Ausdruck einer hirnorganischen Erkrankung, medikamentöser Nebenwirkungen oder einer hirnorganischen Veränderung, seltener Symptom einer Psyche.

Im Alter treten häufig depressive Zustände und Verstimmungen auf, die bei ausreichendem Verständnis und Einfühlungsvermögen nachvollziehbar und erklärbar sind. Meist sind tragische Vorfälle in der Familie oder ein negatives Selbstbild, z. B.: „ich bin ja nichts mehr wert", Anlaß für depressive Verstimmungen. Zuwendung und verstehendes Verhalten von seiten des Pflegepersonals kann ein Abgleiten in eine Depression oder den Einsatz von Psychopharmaka verhindern bzw. begrenzen. Im Rahmen eines depressiven Krankheitsbildes können im Alter auch Selbsttötungen (Suizid) und suizidales Verhalten auftreten. Dies muß immer ernst genommen werden; die Patienten müssen dem Facharzt oder einer Klinik zugeführt werden. Nicht ernst nehmen oder nicht beachten kann in diesen Fällen tödlich sein!

Bei manchen Menschen treten im Alter Spätschizophrenien auf, die ebenfalls behandelt werden müssen. Meist ist bei diesen Menschen bereits eine schizoide Persönlichkeitsstruktur vorhanden und kann durch das Fachpersonal erkannt und beobachtet werden. Es gibt jedoch auch hirnorganische Veränderungen, die eine Schizophrenie durch entsprechendes Verhalten vortäuschen können.

Hirnorganische Erkrankungen

Häufigste Ursache für psychische Veränderungen im Alter sind hirnorganische Erkrankungen. Eine Erkrankung dieses Formenkreises ist der vorzeitige Altersschwachsinn (präsenile Demenz), der um das 45. Lebensjahr beginnt und rasch verläuft. Die Aussicht auf Heilung ist sehr ungünstig.

Senile Demenz

Anders zu beurteilen ist die senile Demenz. Sie verläuft meist langsam und kann zum einen verschiedene hirnorganische Prozesse zur Ursache haben. Bei einem anderen Teil derjenigen alten Menschen, die als dement bezeichnet werden, liegt die Ursache für die Demenz in körperlichen Funktionsstörungen.

Insofern unterscheidet man hier zwischen primärer und sekundärer Demenz. Bei der sekundären Demenz liegen die Ursachen der Erkrankung außerhalb des Gehirns (beispielsweise Unterzuckerung, Bluthochdruck). Bei der primären Demenz liegen die Ursachen in krankhaften Prozessen im Gehirn; es wird hier unterschieden zwischen der Demenz vom Alzheimer-Typ („Alzheimersche Krankheit“ oder: SDAT) und der Multi-Infarkt-Demenz (MID). Genauere Informationen dazu sollten der entsprechenden Fachliteratur entnommen werden. Die Diagnose senile Demenz ist sehr schwierig zu stellen. Es hat sich leider die Unsitte, jede intellektuelle Schwäche als Demenz zu bezeichnen, bei uns breitgemacht. Nur aufgrund von Veränderungen der Intelligenz, des Verhaltens, Desorientiertheit und Gefühlslabilität von einer senilen Demenz zu sprechen, ist unmöglich. Nur die genaue fachärztliche Untersuchung kann Klarheit ergeben.

Weiter treten psychische Veränderungen und die dazugehörigen Symptome bei Durchblutungsstörungen des Gehirns und der zuführenden Blutwege auf. Aber auch andere organische Erkrankungen, z. B., Herzerkrankungen, können zu psychischen Veränderungen führen. Organische und hirnorganische Psychosyndrome stellen bei vielen älteren Menschen, die sich in stationären Einrichtungen befinden, aber auch bei Menschen, die ambulant versorgt werden, ein großes Problem dar. Allerdings können durch eine gezielte Diagnostik und verbesserte Behandlungsmöglichkeiten die schlimmsten Störungen gemildert und durch einen veränderten Umgang mit diesen Menschen auch eine gewisse Stabilität, wenn nicht sogar eine teilweise Besserung der Symptome erreicht werden. Verschiedene Untersuchungen haben ermutigende Ergebnisse gebracht. (*Moses*, 1985)

Durch Verständnis, Einfühlungsvermögen und durch positive Zuwendung können Angehörige und Altenpfleger viel dazu beitragen, die psychische Gesundheit und das Wohlbefinden des älteren Menschen zu erhalten und zu fördern.

Von Bedeutung für den Altenpfleger im Umgang mit dementen älteren Menschen ist eine umfassende Aus- und Weiterbildung in Psychiatrie und Gerontopsychiatrie sowie die Möglichkeit, seine Arbeit in regelmäßiger Supervision überprüfen und verändern zu können.

Wichtig •

Einen guten und hilfreichen Umgang mit dementen älteren Menschen lernt man nicht „von selbst" – jeder Altenpfleger kann und muß selbst etwas dazu tun!

Hilfen für den alten Menschen

Alt sein muß nicht notwendigerweise bedeuten, auf Hilfe angewiesen zu sein. Alt sein kann ein selbständiges und selbstbestimmtes Leben für den Menschen bedeuten.

Dennoch kann für den einen oder anderen alten Menschen geeignete Hilfe von Mitmenschen, Angehörigen, Einrichtungen der Altenhilfe und Altenpflege und öffentlichen Institutionen notwendig werden. Sei es um das Leben zu erleichtern, sei es um ein würdiges Leben zu ermöglichen.

Durchschnittlich 15% der über 65jährigen benötigen solche Hilfen.

Die einzelnen Hilfsangebote sind in ihrer Art und in ihren Möglichkeiten, auch von Ort zu Ort – oft verschieden. Eine genaue Kenntnis der einzelnen Möglichkeiten hilft dabei, sachgerechte und wirksame Hilfe anbieten und leisten zu können.

Familie und Angehörige

An erster Stelle möglicher und sinnvoller Hilfen für den alten Menschen stehen seine Familie und seine Angehörigen. Jahrhundertelang wäre Altenpflege ohne Einbeziehung des alten Menschen in der Familie und seine Betreuung durch die Familie und das soziale Umfeld nicht möglich gewesen. Aber auch heute werden etwa 80% der alten Menschen zu Hause, bzw. von den Angehörigen versorgt und gepflegt.

Die Familie und die Angehörigen eines alten Menschen sind diejenigen, die in den meisten Fällen

Probleme der Hauspflege

Hilfe leisten, die sich um das altgewordene Familienmitglied kümmern – häufig unbemerkt und in aller Stille. Allerdings sieht sich diese Altenpflege durch Angehörige immer größeren Problemen gegenüber. Vor allem die Frage des Wohnraumes ist eine oft unüberwindliche Hürde, den alten Menschen in der Familie zu betreuen. Ähnliche Schwierigkeiten entstehen durch die ganztägige Berufsausübung der Familienmitglieder. Dennoch sind aber die meisten Familien, je nach ihren Möglichkeiten, bereit, die nötigen Hilfsmaßnahmen und Pflege für den alten Menschen zu leisten.

Dieses große Potential an Hilfsmöglichkeiten darf von den professionellen Altenhelfern nicht übersehen werden!

Bevor sonstige Hilfsmaßnahmen in die Wege geleitet werden, ist also in jedem Fall zu prüfen, ob und wenn ja, welche Hilfe durch Familienmitglieder und Angehörige des Hilfesuchenden erbracht werden kann.

Hier kann durch Gespräche mit dem Betroffenen und seinen Angehörigen eine tragfähige Beziehung entstehen, die nötig ist, um das Bedürfnis nach Hilfe zu erkennen und fachgerecht zu leisten. Es muß nach dem direkten Gespräch mit dem alten Menschen ein Gespräch mit der Familie folgen, um diese in geplante Maßnahmen einzubeziehen.

Für das Wohlbefinden des alten Menschen ist es in den meisten Fällen von Vorteil, wenn er in seiner gewohnten Umgebung bleiben kann. Er kennt die, die ihn betreuen und pflegen, er hat gelernt mit ihnen umzugehen und wird sich so sicherer fühlen als in der unbekannten Umgebung eines Heimes.

Es kann jedoch auch vorkommen, daß der alte Mensch die Hilfe und Betreuung durch Familienangehörige ablehnt, daß er es als unzumutbar empfindet, seinen Angehörigen „zur Last“ zu fallen. In diesem Fall muß der Wunsch des Betroffenen anerkannt werden. Wir wissen in den meisten Fällen nicht, welche Spannungen in der Familie vorhanden waren oder noch sind. Wir wissen meist nicht genau, weshalb der alte Mensch die Hilfe durch Verwandte ablehnt. Ein Gespräch mit den Angehörigen kann vielleicht größere Klarheit bringen, aber wir sollten auch bedenken, daß keine Familie gerne ihre inneren Angelegenheiten mit Außenstehenden bespricht.

Wenn also Hilfe durch die Familie oder durch Angehörige nicht möglich ist, sei es weil der Betroffene nicht will, sei es weil die Familie nicht will oder kann, werden andere Hilfen benötigt.

Hilfe zur Hilfe

Wenn jedoch Hilfe durch die Familie möglich und erwünscht ist, dann muß man den Familienangehörigen Hilfe zur Hilfe anbieten. Das kann Beratung über öffentliche Hilfe, Beratung und Anleitung zur praktischen Pflege, Information über Pflegehilfsmittel usw. sein. Sinnvoll können auch Seminarangebote für häusliche Altenpflege sein. Diese werden an einigen Orten von Verbänden und Volkshochschulen angeboten.

Auch sollte bedacht werden, daß die Angehörigen rund um die Uhr für den alten Menschen da sind, oftmals neben der beruflichen Tätigkeit. Diese große Belastung kann durch gezielte Angebote wie Pflege auf Zeit in Heimen, Sozialstationen, Erholungsmaßnahmen usw. gemildert werden. In letzter Zeit werden auch vermehrt sogenannte „Angehörigen-Gruppen“ angeboten, die den Familienmitgliedern Möglichkeiten zum Gedankenaustausch, für Anregungen und Hilfe bringen sollen.

Angehörigenmitwirkung in der ambulanten Pflege

In der ambulanten Altenpflege durch Sozialstationen ist die Mithilfe durch Angehörige nicht mehr wegzudenken. Gerade in diesem Bereich ist eine vertrauensvolle Zusammenarbeit der professionellen Helfer mit der Familie eine Voraussetzung für erfolgreiche Pflege. Auch hier ist Beratung und

Anleitung der Angehörigen unumgänglich. Die Altenpflegerin wird Tätigkeiten durchführen, die eine spezielle Ausbildung voraussetzen, z. B. bestimmte Injektionen. Andere Pflegemaßnahmen können der Familie gezeigt und dann auch ihr überlassen werden.

Angehörigenmitwirkung in der stationären Pflege

In der stationären Altenpflege werden die Zusammenarbeit und die Möglichkeiten der Hilfe durch Angehörige oftmals übersehen oder abgewertet, manchmal sogar mit Mißtrauen betrachtet.

Auch wenn Familienmitglieder nicht fachlich ausgebildet sind, haben sie doch für das Wohlbefinden des älteren Menschen in der Regel einen großen Wert. Besuche der Angehörigen, Besuche des alten Menschen zu Hause und bei der Familie können ihm ein größeres Zusammengehörigkeitsgefühl geben, das für seine psychische Gesundheit wichtig ist. Angehörige bringen Nachrichten von der Welt draußen, informieren den alten Menschen und beziehen ihn immer wieder in die Familie mit ein.

Umgang mit Angehörigen

Regelmäßige Gespräche mit Angehörigen sollten selbstverständlich sein. Dadurch bekommen wir Informationen, die für den Pflegealltag wichtig sein können, wenn sie der alte Mensch selbst nicht mitteilen kann. In keinem Fall sollte man die Familie und Angehörige von der Mitbetreuung des alten Menschen durch rigide Heimvorschriften (z. B. Besuchszeiten-Regelung), ausschließen.

Bei der Einbeziehung der Familie sollten wir jedoch auf jeden Fall vermeiden, in irgendeiner Weise in die innerfamiliären Spannungen oder Probleme einzugreifen oder sie zu bewerten. Nehmen wir Anteil an dem, was uns über und von der Familie erzählt wird, aber hüten wir uns davor, in wohlmeinender Absicht vielleicht, Einfluß in die Familienstruktur zu nehmen.

Die Auswirkungen und Probleme, die wir damit, absichtlich oder unabsichtlich in Gang setzen können, sind für eine Altenpflegerin nicht zu übersehen und wohl auch nicht ihr Aufgabengebiet!

Finanzielle Hilfen

Obwohl das Alter kein Grund für finanzielle Armut in unserem Industriestaat sein sollte, ist es doch für viele ältere Menschen, vor allem Frauen mit geringer Rente, ein Problem, mit den ihnen zur Verfügung stehenden Mitteln auszukommen.

Um den Bürgern ein Leben unter menschenunwürdigen Verhältnissen zu ersparen (was immer das heißen mag), wurde das Bundessozialhilfegesetz – abgekürzt BSHG – erlassen.

Im Rahmen dieses Buches soll darauf nicht weiter eingegangen werden.

Ausführliche Informationen geben Fachbücher und die Sozialämter.

Beratung

Beratungsangebote

Beratung wurde zu einem wichtigen Bereich in der Altenpflege. Da kaum jemand die vielfältigen Hilfsangebote, die unterschiedlichen öffentlichen und halböffentlichen Stellen, die Hilfe anbieten, kennt, ist die Beratung über Hilfsmöglichkeiten für den alten Menschen selbst zu einem Hilfsangebot geworden.

Die Beratungsangebote richten sich speziell an die Betroffenen und die Angehörigen, aber auch der in der Altenpflege Beschäftigte kann und soll diese Beratungsangebote nützen und so das Spektrum möglicher Hilfe kennenlernen. Jeder, der in der Altenpflege tätig ist, sollte über die Beratungsangebote, die in seiner Region vorhanden sind, Bescheid wissen und die Adressen zur Hand haben.

Aber auch eine Tätigkeit in der Beratungsstelle kann zum Berufsbild des Altenpflegers gehören. Der Altenpfleger wird hier sein Wissen in Zusammenarbeit mit anderen Berufsgruppen einbringen.

Träger der Altenberatung

Man kann davon ausgehen, daß Altenberatung vor allem von den kommunalen Stellen, in der Regel Stadt- und Gemeindeverwaltungen, Sozialämtern und Einrichtungen der freien Wohlfahrtsverbände angeboten werden. Leider gibt es keine bundeseinheitliche Bezeichnung für jene Stellen, die Beratung für ältere Menschen anbieten. Hier hilft nur, sich an die Stadt-, Kreis- oder Gemeindeverwaltung zu wenden und nach den zuständigen Stellen zu fragen. Das gleiche gilt für die freien Wohlfahrtsverbände, von denen meist eine, in größeren Gemeinden und Städten auch mehrere Anlaufstellen für Ratsuchende unterhalten werden.

Informationen über Beratungsstellen kann man auch von den kirchlichen Einrichtungen, vom Arzt und in den Sozialstationen erhalten. In vielen Fällen unterhalten auch die Sozialstationen eigene Beratungsstellen.

Manchmal führen diese Beratungsstellen ein Schattendasein, ihre Existenz ist in der Bevölkerung wie auch bei den Ratsuchenden wenig bekannt. Deshalb ist es nötig, daß man sich informiert, daß man nachfragt und sich an entsprechende Institutionen wendet, am besten bevor die Hilfe benötigt wird.

Diese Altenberatungsstellen bieten je nach personeller und finanzieller Ausstattung unterschiedliche Beratung an.

Sozialberatung allgemein

In der Altenberatung wird die Sozialberatung allgemein angeboten. Darunter sind alle Beratungen zu verstehen, die sich mit den sozialen Problemen des alten Menschen befassen. Diese Sozialberatung kann in verschiedene Bereiche unterteilt werden, die für den alten Menschen von Bedeutung sind.

Wohnberatung

Ein weiterer wichtiger Bereich ist die Wohnberatung. Hierunter fallen allgemeine Wohnprobleme, dann besonders die Frage einer Heimunterbringung, welche Heime vorhanden sind, welche Leistungen geboten werden und andere Fragen zum Thema Heim. Daneben werden Beratungen auch zu Fragen der Wohnungsvermittlung, z. B. in preisgünstige Wohnungen oder in altersgerechte Wohnungen, der Wohnungseinrichtung und des Wohnungserhalts und sonstiger Wohnprobleme durchgeführt.

Mobile Hilfsdienste

Angeboten wird Beratung über Mobile Hilfsdienste, wie Hauskranken- und -altenpflege, über Essen auf Rädern, die Vermittlung von ehrenamtlicher Hilfe und Beratung über Behindertentransporte. Daneben wird über alle Fragen der offenen und ambulanten Altenpflege Auskunft erteilt und an die zuständigen Einrichtungen verwiesen.

Gesundheitsberatung und Vorsorge

Ein weiterer Bereich der Altenberatung ist die Gesundheitsberatung und Vorsorge. Es werden allgemeine Gesundheitsberatungen durchgeführt, Erholungsmöglichkeiten und Urlaubsangebote für ältere Menschen beschrieben, ferner Ernährungs- und Diätberatung angeboten. Man kann sich auch über Pflegehilfsmittel für Behinderte und Kranke informieren.

Im Ausbau ist die Beratung über Kultur- und Bildungsangebote. Hier werden dem Ratsuchenden Beratung über Freizeitmaßnahmen und Ausflüge über Kultur- und Bildungsangebote besonders für ältere Mitbürger angeboten.

Die Beratungsstellen führen auch Finanzberatung durch. Sie erklären das staatliche Angebot an finanziellen Hilfen und verweisen an die zuständigen Stellen weiter. In vielen Fällen werden die notwendigen Schritte zur Erlangung finanzieller Hilfen eingeleitet.

Ebenfalls wird Beratung bei Rentenproblemen, bei Schwierigkeiten mit der Sozialversicherung und mit Behörden angeboten und an die zuständigen Stellen weitervermittelt.

Diese Beratungsstellen können auch Rechtsberatung allgemein und in Fragen des Erbrechts, des Testaments, über Mietrecht und Vertragsangelegenheiten durchführen und so Klarheit bei rechtlichen Fragen schaffen.

In geringem Umfang wird auch eine Verbraucherberatung angeboten.

Beratung bei persönlichen Problemen

Einen breiten Raum nimmt in den Beratungsstellen die Beratung bei persönlichen Problemen ein. Familien- und Partnerprobleme, Fragen der Einsamkeit und Kontaktarmut und des fehlenden sozialen Kontakts. Auch der Bereich „Alt werden“, „Alt sein“ und der eigene Tod gehört dazu. Daneben wird über allgemeine psychische Probleme beraten, es wird seelsorgerliche Beratung sowie Hilfe bei Nachbarschafts- und Heimproblemen angeboten. In vielen Einrichtungen werden auch Beratungen in Gruppen, vor allem in Form von Vorträgen und Referaten über besondere Fragen des Alters und im Alter durchgeführt. Abschließend beraten diese Einrichtungen auch über die Angebote und Möglichkeiten anderer Institutionen und Stellen.

Diese Beratungsstellen für den älteren Menschen verfügen also meist über ausreichende Informationen, um den alten Menschen sachgerechten Rat geben zu können. Die in der Region vorhandenen Altenberatungsstellen zu kennen, ist also sinnvoll, um bei Problemstellungen, bei denen der Altenpfleger nicht selbst Rat geben kann, weiterverweisen zu können.

In der unübersichtlichen Fülle von Hilfen und Angeboten für den alten Menschen können Beratungsstellen ein Wegweiser sein. Dieses Angebot kann meist unverbindlich und kostenlos genützt werden. Dort wo noch keine Altenberatungsstelle besteht, kann es eine Aufgabe für den Altenpfleger sein, etwas Entsprechendes anzuregen. Sinnvoll und notwendig ist bei allen Beratungsangeboten, die durchgeführte Beratung zu prüfen und je nach Problemstellung auch eine zweite und dritte Beratungsstelle aufzusuchen, da nicht immer alle Beratungsstellen über alle vorhandenen Hilfsmöglichkeiten informiert sind!

Ambulante Hilfe

Entwicklung der ambulanten Altenhilfe

Da die stationäre Altenpflege zunehmend teurer wurde und immer noch wird, entstanden in den letzten fünfzehn Jahren, gefördert durch staatliche Mittel, vermehrt Angebote ambulanter Altenhilfe und Altenpflege. Vorläufer dieser Einrichtungen waren die Hauskrankenschwestern, die meist einem Orden angehörten. Die Hauptträger heutiger ambulanter Alten-, Kranken- und Familienpflege sind die Sozialstationen, Diakoniestationen, Hauskrankenstationen und vermehrt auch private ambulante Dienste. Die Qualität der Pflege und Betreuung ist unabhängig vom Träger und sollte im Einzelfall geprüft werden.

Besonderes Merkmal der ambulanten Altenpflege ist die Versorgung des alten Menschen in seiner eigenen Wohnung. Die Fachkräfte und Helfer kommen in der Regel zum Hilfesuchenden und versorgen ihn nach eigenen Wünschen und nach ärztlicher Anordnung.

Bei der ambulanten Altenpflege durch Sozialstationen oder andere Einrichtungen können meist die gleichen pflegerischen Maßnahmen der

Grund- und Behandlungspflege durchgeführt werden wie in den stationären Einrichtungen. Es werden die ärztlichen Verordnungen und Anwendungen zur Wiederherstellung oder zum Erhalt der Gesundheit ausgeführt. Dazu können Injektionen, Verbände, Einreibungen, Prophylaxen, Bewegungsübungen und anderes zählen. Daneben wird die Grundpflege mit Betten, Waschen, Ankleiden, Zubereiten von Speisen, Bädern usw. in erforderlichem Umfang, meist in Zusammenarbeit mit den Angehörigen durchgeführt.

Mitarbeit der Angehörigen

Zur Zusammenarbeit mit den Angehörigen, die in der ambulanten Altenpflege besonders wichtig ist, gehört die Beratung des Betroffenen und seiner Familie, die pflegegerechte (Um-)Gestaltung der Räumlichkeiten und des Bettes, das Anleiten und Anlernen der mitpflegenden Angehörigen und eine gute Pflegeplanung.

Ihre Grenzen erreicht die ambulante Altenpflege dort, wo keine Angehörigen vorhanden oder zur Mitarbeit nicht in der Lage oder nicht bereit sind, wenn die ambulante Altenpflege keine Versorgung rund um die Uhr anbieten kann, wenn sie benötigt wird und wenn die Pflegemaßnahmen derart aufwendig sind, daß eine stationäre Betreuung sinnvoller ist. Manchmal behilft man sich damit, daß der Patient solange im Krankenhaus versorgt wird, bis die ambulante Pflege zu Hause wieder ausreicht.

Durch mehr Flexibilität und Innovation kann der Bereich der ambulanten Altenpflege weiter ausgebaut werden und so einen großen Teil der Altenpflege übernehmen. Auch eine klarere Finanzierung der ambulanten Altenpflege könnte ein Anstoß in diese Richtung sein.

Für den älteren Menschen ist die ambulante Altenpflege in den meisten Fällen eine gute und ausreichende Alternative zum Altenheim oder Pflegeheim. Er kann in seiner gewohnten Umgebung bleiben, behält seine Sozialkontakte und kann in aktiver Weise an dem Geschehen um ihn teilnehmen. Dadurch, daß dem alten Menschen der Umzug in eine stationäre Einrichtung mit ihren oftmals rigiden und unverständlichen Strukturen erspart bleibt, vermeidet man auch die psychische Belastung, die Anlaß zu psychischen oder psychiatrischen Krankheitsbildern sein kann.

Im finanziellen Bereich ist die ambulante Altenpflege ebenfalls eine Alternative zur stationären Pflege. In den letzten Jahren sind von verschiedenen Interessenverbänden Untersuchungen zu den Kosten der ambulanten und stationären Altenpflege durchgeführt und veröffentlicht worden. Da die Untersuchungsansätze jedoch sehr unterschiedlich und auch von den jeweiligen Absichten der Auftraggeber beeinflußt waren, lassen sich derzeit keine relativ objektiven Kostenvorteile ambulanter oder stationärer Pflege angeben. Man wird ohnehin in jedem Einzelfall individuell abwägen und entscheiden müssen.

In den meisten Fällen wird die Dienstleistung der Sozialstation oder anderer Einrichtungen nach ärztlicher Verordnung von den Krankenkassen übernommen. Das Gesundheitsreformgesetz von 1989 hat zwar Änderungen vorgeschrieben, direkte (negative) Auswirkungen auf die Kostenübernahme konnten aber bis jetzt in der Praxis nicht festgestellt werden. Allerdings sind derzeit Umstrukturierungen der Finanzierung im Gang. Die Kosten der ambulanten Pflege können auch durch das Sozialamt (§§ 68 + 69 BSHG, „Hilfe zur Pflege“) gedeckt werden.

Andernfalls müssen die Dienstleistungen durch den Betroffenen oder Angehörige bezahlt werden, wobei der finanzielle Aufwand oft deutlich unter den Kosten einer stationären Einrichtung bleibt.

„Essen auf Rädern“

Eine andere ambulante Hilfe für den alten Menschen sind Essendienste wie etwa „Essen auf Rädern“. Je nach örtlicher Gegebenheit werden ambulante Essendienste mit warmen Mahlzeiten oder mit Tiefkühlkost, die portionsfertig nur noch erwärmt werden muß, angeboten. Für viele ältere Menschen, vor allem Männer, reichen ambulante Mahlzeitendienste aus, um ein selbständiges Leben in der eigenen Wohnung zu gewährleisten. Diese Mahlzeitendienste sorgen nicht nur für das leibliche Wohl, sondern sie bieten dem alten Menschen auch eine gewisse regelmäßige Ansprache und können bei Bedarf auch andere Hilfen einleiten.

Die meisten Sozialstationen bieten ambulante Mahlzeitendienste. Es gibt aber auch selbständige Mahlzeitendienste, die ohne Zusammenarbeit mit Sozialstationen tätig sind. Die Preise für diese Mahlzeiten sind in der Regel erschwinglich und führen als Nebeneffekt zu einer ausgewogenen Ernährung des alten Menschen.

Mobile Hilfsdienste

Vor allem in größeren Städten gibt es noch weitere, vielfältige ambulante und mobile Hilfsdienste für den alten Menschen. Diese mobilen Hilfsdienste versorgen ältere Menschen, die nicht mehr für alles selbst sorgen können oder wollen, mit den benötigten Dingen oder Dienstleistungen. Es gibt mobile Wäschedienste, die die Wäsche abholen, versorgen und sauber wieder zurückbringen. Auch private Wäschereien führen diesen Service meist ohne Aufpreis durch. Friseur, Massage und Fußpflege werden von öffentlichen oder privaten Anbietern ambulant angeboten.

In Einzelfällen gibt es mobile Büchereien, die den älteren Menschen mit Lesestoff versorgen und andere kulturelle Angebote. Informationen über diese mobilen Hilfsdienste erhält man von den Sozialstationen oder den Sozialämtern. In größeren

Städten sind auch spezielle Altenbeauftragte zu erreichen. Eine weitere ambulante Hilfe für den alten Menschen sind die Nachbarschaftshilfevereinigungen, die es fast überall gibt. Meist sind es mehr oder weniger lose organisierte Vereine, die sich die Hilfe für andere, vor allem in der Nachbarschaft, zum Ziel gesetzt haben. Diese Nachbarschaftshilfen bieten viele Dienste an, z. B. Einkäufe erledigen, Reinigen der Wohnung, Wäsche waschen, Fenster putzen, Brennmaterial besorgen, bis hin zu Wohnungsrenovierungen. Auch regelmäßige Besuchsdienste werden durchgeführt. Diese Nachbarschaftshilfen arbeiten meist ehrenamtlich und stellen dem Hilfeempfänger keine oder nur sehr geringe Kosten in Rechnung.

Nachbarschaftshilfen

Haushaltshilfsdienste

Haushaltshilfsdienste werden auch von den Beratungsstellen und Sozialstationen vermittelt. Diese Haushaltshilfen übernehmen die Hausarbeit teilweise oder vollständig für jene älteren Menschen, die dazu nicht mehr oder nicht mehr vollständig in der Lage sind.

Besuchsdienste

Besuchsdienste werden von den Nachbarschaftshilfen und von kirchlichen Stellen angeboten. Der alte Mensch wird regelmäßig zu Hause besucht, um ihm Abwechslung und Ansprache zu verschaffen. Auch seelsorgerliche Gespräche werden durch diese Besuchsdienste vermittelt.

Das Angebot an ambulanter Hilfe und Altenpflege durch Wohlfahrtsverbände und andere Einrichtungen wird weiter ausgebaut werden und auch im ländlichen Bereich vermehrt Aufgaben übernehmen. Neben den Angeboten der Wohlfahrtsverbände sollten auch private Angebote beachtet werden. So sind manche Einzelhandelsgeschäfte bereit, Einkäufe oder Waren ins Haus zu liefern. Kosmetik und Fußpflege, Friseur und Schneider kommen ebenfalls in die Wohnung, wenn man sich darum bemüht.

Diese verschiedenen Angebote für den alten Menschen sollten in Erwägung gezogen und geprüft werden. Die Frage nach den Kosten sollte vor Inanspruchnahme von ambulanten Diensten geklärt sein.

Mit Einfallsreichtum, Improvisationsvermögen und Phantasie ist die ambulante Altenpflege, die Versorgung und Pflege des älteren Menschen in seiner eigenen Wohnung, in den meisten Fällen möglich. In der häuslichen Umgebung lassen sich Pflegemaßnahmen mit einem Höchstmaß an Hygiene durchführen, und steriles Arbeiten ist da, wo es notwendig ist, auch in der ambulanten Pflege zu verwirklichen.

Das Wohlbefinden und die Sicherheit des alten Menschen, in seiner gewohnten Umgebung leben zu können, wiegt viele Vorteile, die in der stationären Betreuung gegeben sind, auf.

Stationäre Altenpflege

Entwicklung der stationären Altenpflege

Die bekanntesten Einrichtungen der Altenpflege sind stationäre Einrichtungen. Meist entwickelten sie sich aus den Spitälern und Armenhäusern und haben auch heute noch eine ähnliche Wertschätzung in der Bevölkerung, wie auch bei vielen, die in diesen Einrichtungen beschäftigt sind. Daneben sind in den letzten Jahren auch regelrechte Nobelheime entstanden, die meist nur Begüterten zur Verfügung stehen. Das Angebot an stationärer Altenpflege reicht von aus dem Mittelalter stammenden, meist kommunalen oder kirchlichen Häusern mit bescheidenen baulichen und sonstigen Angeboten bis zu Luxuseinrichtungen mit eigenem Theater und Schwimmbad, die meist in privater oder halböffentlicher Hand sind.

Strukturen in der stationären Altenpflege

Die Struktur stationärer Einrichtungen bietet eine Menge an Möglichkeiten, die Förderung und Rehabilitation des älteren Menschen betreffend. Sowohl von baulicher als auch von betreuerischer Seite könnte eine Vielzahl von therapeutischen und pflegerischen Initiativen ergriffen werden. Leider geschieht dies bislang nur in wenigen Einrichtungen. Der überwiegende Teil der stationären Einrichtungen beschränkt sich auf die sicher wichtige, leibliche Versorgung der Bewohner und schenkt den vielfältigen anderen Aspekten der Hospitalisation des älteren Menschen nur geringe Aufmerksamkeit.

Heimleitungs-qualifikation

Ebenfalls von Bedeutung ist die Tatsache, daß stationäre Einrichtungen immer noch von meist nicht oder nur unzureichend ausgebildeten Heimleitern geführt werden. Vor allem Heimleitungen mit einer ausschließlich kaufmännischen oder verwaltungstechnischen Ausbildung sind die Regel. Umfassende statistische Erhebungen zur beruflichen Qualifikation der Heimleiter liegen noch nicht vor, jedoch läßt sich anhand von Einzelveröffentlichungen feststellen, daß in diesem Bereich noch ein Nachholbedarf besteht. Daß dabei die sozialpflegerischen und psychologischen Aspekte der Heimunterbringung verloren gehen, ist verständlich, aber bedauerlich. Problematisch ist nach wie vor, daß bis heute vom Gesetzgeber wie von den Kostenträgern keine Richtlinien oder gesetzlichen Vorschriften vorgelegt wurden. Auch in Zukunft wird sich in diesem Bereich wenig ändern. Die im §3 Abs. 2 des Heimgesetzes 1974 angekündigte Heimmindestpersonalverordnung (HeimMindPersV), Bundesrat-Drucksache 240/79 vom 14. 5. 79 und die entsprechenden Durchführungsbestimmungen, die die Ausbildung und Qualifikation von Heimleitern und anderen Führungskräften regeln sollen, sind bis heute vom Bundestag nicht verabschiedet.

Altenwohnungen

Zu den stationären Hilfen für den alten Menschen werden auch Altenwohnungen gezählt. Diese Altenwohnungen sind auf Einzelpersonen oder Paare abgestimmt, die Planung und Einrichtung sollte auf die besonderen Erfordernisse älterer Menschen ausgerichtet sein. Dies sind vor allem spezielle Einrichtungen im sanitären Bereich und in der baulichen Konzeption (keine Schwellen, Aufzüge, usw.). Im großen und ganzen unterscheiden sich aber Altenwohnungen kaum von Angeboten des freien Wohnungsmarktes. Von Nachteil kann das ausschließliche Zusammenleben mit alten Menschen und die Randlage vieler Altenwohnungen sein. Der Bezug einer Altenwohnung sollte deshalb genau geprüft werden. Eine pflegerische Versorgung wird in Altenwohnungen meist nicht angeboten.

Altenwohnheime

Ein anderes Angebot der stationären Altenpflege sind die Altenwohnheime. Mit der Bezeichnung „Altersruhesitz“ und „Seniorenheim“ sind oftmals Altenwohnheime der gehobenen Klasse gemeint. Altenwohnheime sind meist im Appartementhausstil errichtet, bieten dem Bewohner Ernährung, Versorgung der Wäsche und im Bedarfsfall Altenpflege. In manchen Einrichtungen ist bei anhaltender Pflegebedürftigkeit die Verlegung in ein Pflegeheim oder eine Pflegestation vorgesehen. Altenwohnheime der gehobenen Klasse bieten den Bewohnern meist auch ein umfangreiches kulturelles Programm.

Oft sind auch Einzelhandelsgeschäfte und Dienstleistungsunternehmen in den Altenwohnheimen vorhanden, um den Bewohnern Wege zu ersparen. Nachteilig wirkt sich auch hier oft die Randlage dieser Einrichtungen aus. Altenwohnheime sind für ältere Menschen, die sich nicht mehr vollständig selbst versorgen können oder wollen, gedacht. Die pflegerischen Angebote unterscheiden sich nicht wesentlich von denen der ambulanten Altenpflege.

Altenheime

Das größte Angebot an stationären Hilfen besteht in den Altenheimen. Altenheime sind ein Angebot an ältere Menschen, die keinen eigenen Haushalt mehr versorgen können oder wollen, die aber in der Regel nicht pflegebedürftig sind. Altenheime bieten die Versorgung mit Ernährung, Waschen der Wäsche, Putzen der Wohnung oder des Zimmers und auch in geringem Umfang medizinische Anwendungen, wie Medikamente bereitstellen, Verbände wechseln usw. Auch diese Heime verlegen den Bewohner bei anhaltender Pflegebedürftigkeit in der Regel in Pflegestationen oder Pflegeheime. In den Altenheimen steht das Personal den Bewohnern rund um die Uhr zur Verfügung. Für Notfälle sind in den Altenheimen Rufsysteme eingerichtet, mit denen Hilfe herbeigeholt werden kann.

Durch ihre Struktur können Altenheime für alleinstehende ältere Menschen die Möglichkeit zu Kontakten und zu Ansprache bieten, die der Betroffene zu Hause möglicherweise nicht mehr hatte.

Qualitätsunterschiede

Gerade bei den Altenheimen sind die Qualitätsunterschiede sehr groß. Um eine genaue Prüfung des Heimes, seiner baulichen Einrichtung und seiner Leistungen für den Bewohner wird man nicht herumkommen, wenn man dem alten Menschen spätere Enttäuschungen ersparen will. Die Notwendigkeit eines Umzuges in ein Altenheim sollte genau geprüft werden, da das Angebot an ambulanter Hilfe meist ebenfalls ausreichend für die jeweiligen Bedürfnisse ist und dabei oft preisgünstiger.

Altenpflegeheime

Altenpflegeheime und Pflegestationen sind auf die Betreuung pflegebedürftiger, älterer Menschen eingerichtet. Sie bieten neben Versorgung mit Nahrung, Unterkunft und Wäsche eine überwiegend körperlich orientierte Pflege bei bestehenden Krankheiten, Behinderungen und Pflegebedürftigkeit. In einigen, leider noch sehr wenigen Altenpflegeheimen und Pflegestationen wird neben dieser überwiegend körperlichen Pflege auch ein mehr oder weniger umfassendes sozialtherapeutisches Betreuungsspektrum angeboten. In den üblichen Heimen werden die Patienten mit Medikamenten nach ärztlicher Anordnung versorgt; Verordnungen wie Verbände, Injektionen usw. werden durchgeführt. Altenpflegeheime verfügen über besondere Einrichtungen, die die Pflege für den Betroffenen und das Personal erleichtern sollen, z. B. spezielle Badewannen oder Fahrstühle. Besonderen Raum nimmt die Grundpflege ein, das bedeutet z. B. Waschen, Kleiden, Betten.

Die Unterbringung erfolgt in Ein- oder Zweibettzimmern, in älteren Einrichtungen sind auch noch Drei- und Mehrbettzimmer in Gebrauch. Persönliches Eigentum kann nur in sehr begrenztem Umfang mitgebracht werden.

Der Umzug in ein Pflegeheim stellt eine außergewöhnliche psychische Belastung für den älteren Menschen dar und wird auch von den meisten Betroffenen ängstlich vermieden, solange es nur geht. Die Unterbringung in einem Pflegeheim sollte deshalb mit dem Patienten immer gründlich besprochen werden und wenn möglich sollte versucht werden, eine andere Lösung zu finden. Vor allem eine zwangsweise oder manipulierte Unterbringung, wie manchmal von den Angehörigen oder öffentlichen Stellen versucht und durchgeführt, ist in keiner Weise für das Wohlbefinden in einem Pflegeheim nützlich.

Geronto-psychiatrische Heime

Gerontopsychiatrische Heime und Gerontopsychiatrische Pflegeheime sind auf die Versorgung von alten Menschen mit psychischen oder psychiatrischen Krankheitsbildern spezialisiert.

In diesen Einrichtungen werden ältere Menschen gepflegt, deren auffälliges Verhalten im Vordergrund steht. Die körperliche Pflegebedürftigkeit ist häufig nicht so stark ausgeprägt.

Die Bewohner gerontopsychiatrischer Heime sind teilweise gegen ihren Willen dort. Die Umwelt und sie selbst müssen vor ihnen geschützt werden. (So etwa lautet auch eine Beschreibung dazu im Gesetz.) Die Massierung von psychiatrisch auffälligen Patienten in eigens dafür geschaffenen Einrichtungen führt meist zu einer sehr hohen Belastung von Bewohnern und Personal, die einer ruhigen förderlichen Umgangsweise zwischen Patienten und Personal hinderlich ist. Die Unterbringung von psychisch auffälligen älteren Menschen in anderen Einrichtungen der Altenpflege ist deshalb, soweit möglich, vorzuziehen.

Heimvertrag

Wenn man überlegt, ob ein älterer Mensch in einer stationären Einrichtung untergebracht werden soll, so ist es sinnvoll, daß der ältere Mensch oder seine Angehörigen darauf achten, ob und in welcher Form ein Heimvertrag/Pflegevertrag abgeschlossen wird. Ein solcher Heimvertrag/Pflegevertrag ist für beide Seiten wichtig. Es wird darin genau aufgeführt, welche Leistungen von der Einrichtung geboten und durchgeführt werden; außerdem werden auch die Kosten aufgeschlüsselt. Sehr wichtig ist auch, daß der ältere Mensch und seine Angehörigen auf eine korrekte juristische Form der Verträge achten. Wie in einer Untersuchung (*Klie*, 1985) festgestellt wurde, sind bis zu zwei Drittel der Heimverträge juristisch fehlerhaft oder enthalten sogar eklatante Mängel, die die Rechtsstellung des älteren Menschen im Heim aushöhlen.

Fortschrittliche Einrichtungen definieren in einem solchen Vertrag auch die speziellen Pflegeziele für den jeweiligen Heimbewohner oder Patienten.

Vertragliche Regelungen können zwar nicht jedes Problem von vornherein verhindern, aber manche Unklarheiten beseitigen. Verträge, vor allem in Größenordnungen bis zu 50 000,– DM/Jahr, wie sie in Pflegeheimen keine Seltenheit sind, müssen daher genau, umfassend und schriftlich abgefaßt werden.

Mildtätige oder caritative Floskeln mögen ihren Sinn haben, sie können aber nicht juristisch exakte Verträge ersetzen.

Medizinische Maßnahmen

Medizinische und ärztliche Maßnahmen können Krankheiten und Leiden im Alter heilen, lindern oder ihnen vorbeugen. Dabei ist zu beachten, daß das Alter an sich keine Krankheit ist, sondern Krankheiten im Alter vermehrt und gleichzeitig auftreten können (Multimorbidität). Medizinische Maßnahmen, die in der Altenpflege von Bedeutung sind, werden in den Kapiteln Grund- und Behandlungspflege erläutert.

Die Pflege

Allgemeines

Unter Pflege des älteren Menschen verstehen wir die ganzheitliche Versorgung mit allen physischen und psychischen Dienstleistungen, die der Mensch braucht, um ein weitgehend leidensfreies und lebenswertes Leben führen zu können.

Physische und psychische Dienstleistung

Aktivierende Pflege

Aktivierende Pflege ist eine praktische Methode, die die Eigenständigkeit der alten Menschen sichert und fördert. Oftmals besteht der Irrtum, man betreibe aktivierende Pflege, wenn man möglichst viele Veranstaltungen zur Beschäftigung durchführt. Es geht aber nicht um Aktivität um jeden Preis, sondern um den Willen der Bewohner.

Bei der aktivierenden Pflege bleibt der alte Mensch für sein Leben und seine Lebensgestaltung bis zum Tode hin selber verantwortlich. Die Aufgabe der Pflegekräfte ist es, ihn hierbei zu unterstützen. Das bedeutet, daß nicht die Pflegekräfte festlegen, was für den alten Menschen gut, wichtig oder erstrebenswert ist, sondern der Betreffende selbst.

Selbstverantwortlichkeit

Wichtig •

Aktivierend pflegen bedeutet nicht *für*, sondern *mit* den alten Menschen tätig werden. Im Vergleich dazu die herkömmliche, bewahrende Pflege: Hier nehmen die Pflegerinnen den Bewohnern Entscheidungen ab, die diese noch selbst treffen könnten und versorgen sie nach ihren Vorstellungen, ohne ihre Wünsche zu respektieren. Die Verantwortung für sich übernehmen hier nicht wie bei der aktivierenden Pflege die alten Menschen selbst, sondern die Pflegerinnen, was einer Entmündigung ähnelt.

Beispiel •

Ein Beispiel aus der Praxis:
In einer Mitarbeiterbesprechung wird ein Ausflug für Rollstuhlfahrer geplant. Ausflugstag, -zeit und -ziel werden festgelegt. Auch die Teilnehmer werden bestimmt. An Verpflegung ist ge-

dacht und der Ablauf des Ausflugs ist bestens organisiert.
Am Tag des Ausflugs treten folgende Schwierigkeiten auf:
Ein Bewohner will gar nicht mitfahren. Ein anderer wäre so gerne auf den Friedhof zum Grab seiner Frau gefahren. Einem anderen wird die Fahrt zu lang.
Die Mitarbeiter sind verärgert, da ihre Bemühungen von den alten Menschen anscheinend nicht anerkannt werden. Es kommt keine fröhliche Ausflugsstimmung auf.

Das Beispiel ist übertragbar auf viele andere Pflegetätigkeiten, wie z. B. die Gestaltung eines Festes, aber auch in die Grundpflege beim Waschen und Baden, beim Essengehen, beim Einrichten eines Zimmers, beim Musikhören, Fernsehen usw.

In vielen Fällen werden die alten Leute aktiviert, trainiert, therapiert, ohne sie dabei mit einzubeziehen. Das Arbeitsergebnis dieser Bevormundung ist dann entsprechend! Die Beziehung zu den alten Menschen kann entschieden besser gestaltet werden, wenn folgende Regeln beachtet und bei der Tätigkeit der Pflegekräfte mit umgesetzt werden:

Regeln zur aktivierenden Pflege

- ▷ den alten Menschen möglichst schon bei der Vorbereitung einbeziehen
- ▷ ihm Alternativen, Wahlmöglichkeiten anbieten
- ▷ den alten Menschen so akzeptieren wie er ist; bereit sein, auch von ihm zu lernen
- ▷ ihn als einzigartigen Menschen verstehen und versuchen, seine Individualität zu ergründen (sein bisheriges Leben, seine jetzige Situation), um ihn besser zu verstehen
- ▷ ihn unterstützen und respektieren, wenn er Entscheidungen trifft
- ▷ bestehende Regeln und Ordnungen auf ihren Sinn und Zweck überprüfen, wenn nötig auch verändern (flexibel sein!)
- ▷ mit den alten Menschen eine Beziehung eingehen, dadurch erfährt die Altenpflegerin selber eine Bereicherung
- ▷ die Pflegekraft muß sich selber wohlfühlen; eine entspannte und ausgeglichene Altenpflegerin ist sehr wichtig für die Betroffenen.

Die Reihenfolge dieser Regeln ist nicht nach deren Gewichtung aufgestellt. Es kann durchaus der letzte Punkt ganz vorne stehen. Alle Punkte sollten gleichwertig bedacht sein.

Natürlich ist es schwer, dies alles zu berücksichtigen, aber nur wer es Stück für Stück probiert, diesen nicht einfachen Weg zu beschreiten, wird dem Ziel (siehe Wichtig, S. 59) näher kommen und ist auch in der Lage, neue Wege zu entdecken!

Diese Regeln können auch dazu genützt werden, um mit ihnen die Realität in der Pflegetätigkeit zu überprüfen.

Wiederholungsfragen ●

① Wie lautet der Grundsatz der aktivierenden Pflege?
② Wer trägt bei der aktivierenden Pflege die Verantwortung für die Lebensgestaltung alter Menschen?
③ Eine Kollegin erzählt Ihnen betrübt, daß eine alte, pflegebedürftige Dame so undankbar sei, obwohl sie doch alles für diese Dame tue. Was raten Sie der Kollegin?
④ Eine Altenpflegerin, die in einem anderen Altenheim beschäftigt ist, erzählt Ihnen, daß in diesem Heim für die alten Menschen vielfältige Beschäftigungsmöglichkeiten angeboten werden. Man könnte also von aktivierender Pflege sprechen. Ihre Meinung dazu?
⑤ In einer Einrichtung werden die Bewohner um 18.00 Uhr ins Bett gebracht. Eine ältere Dame sagt: „Heute möchte ich aber erst um 22.00 Uhr ins Bett!“
Welche Regeln der aktivierenden Pflege können hier angewendet werden?

Beobachtung des Pflegebedürftigen

Eine rechtzeitig beobachtete Veränderung am Befinden eines pflegebedürftigen Bewohners ist Voraussetzung für ein sachgerechtes Erkennen (Diagnose) einer Krankheit und für deren weitere angemessene Behandlung (Therapie).

Symptome

Da die meisten Menschen im hohen Lebensalter unter mehreren Krankheiten leiden, ist es oft schwer, Krankheitszeichen (Symptome) einzuordnen. Dies verlangt Kenntnisse und viel Erfahrung von dem Beobachter selbst und von dem, der diagnostiziert, dem Arzt. Je besser die Fachkenntnisse und die Erfahrung sind, desto genauer (differenzierter) ist eine Beurteilung möglich!

Selbstbeobachtung

Zunächst einmal ist es wichtig, die Beobachtungen zu erfragen, die der Betreffende an seinem eigenen Körper gemacht hat. Hier liegt die Aufgabe für das Pflegepersonal, die alten Menschen zur Selbstbeobachtung anzuhalten und z. B. Beobachtungen oder Fragen an den Arzt aufzuschreiben, soweit dies möglich ist. Die Pflegekräfte müssen die Äußerungen der Patienten ernst nehmen und berücksichtigen.

Wichtig •

Das Recht auf freie Arztwahl gilt in der ambulanten und in der stationären Altenpflege!

Leider ist es in der Altenpflege häufig der Fall, daß die Arztvisiten unregelmäßig und in kurzer Zeit durchgeführt werden. Für den alten Menschen ist es dann schwer, schnell alle Beschwerden oder Mängel, die er an sich bemerkt hat, seinem „Doktor" mitzuteilen. Meist ist auch der Arzt überfordert, wenn er nach kurzem Augenschein eine gezielte Diagnose stellen soll. (Ein anderes Thema ist hierbei, daß sich der Arzt dann eben einfach mehr Zeit dafür nehmen müßte.)

So ist es also von großem Wert, welche Beobachtungen diejenigen treffen, die tagtäglich mit dem alten Menschen zu tun haben!

Die Pflegekraft sollte durch qualifizierte Ausbildung in der Lage sein, für sie erkennbare (objektive) Veränderungen am Patienten von Beschwerden, die der Betreute selbst äußert (subjektive), zu unterscheiden, wobei beide Aussagen und Erkenntnisse gleich wichtig und wertvoll sind. Außerdem sollte sie die gewonnenen Informationen sachlich, ohne eigene Wertschätzung oder gar Ausschmückung, an den Arzt weiterleiten. Am einfachsten ist dies natürlich nach routinemäßigen Kontrollen wie beim Messen von Blutdruck (RR), Puls oder Körpertemperatur, denn hier liegen Ergebnisse vor, die es nur festzuhalten gilt. Bei anderen Erscheinungen wie der Veränderung des Gesichtsausdrucks (Mimik), Verhaltensänderungen oder Verhärtung von Gewebe, muß sich die Pflegekraft auf ihre Sinnesorgane verlassen. Es empfiehlt sich, auch diese Informationen schriftlich in einem übersichtlichen Dokumentationssystem niederzuschreiben, um weitgehend Fehler bei der Übermittlung zu vermeiden.

Dokumentationssystem

Auf dieser Basis können Patient, Personal und Arzt vertrauensvoll zusammenarbeiten. Jedoch muß jeder der drei Beteiligten etwas dazu tun.

Diagnose der Pflegebedürftigkeit

Um die Pflege des alten Menschen seinen Bedürfnissen und Erwartungen entsprechend situationsgerecht und fachlich richtig durchführen zu können, ist es notwendig, sich ein zutreffendes Bild vom Grad der Pflegebedürftigkeit zu machen, also die Pflegebedürftigkeit zu diagnostizieren. Die Diagnose der Pflegebedürftigkeit erfolgt in Zusammenarbeit mit dem Betroffenen, mit dem Arzt und den Kollegen.

„Zweck der Diagnose“

Je nach dem Zweck, der mit der Diagnose erreicht werden soll, gibt es unterschiedliche Methoden und Systeme der Diagnose der Pflegebedürftigkeit. Eine häufige Diskrepanz ergibt sich zwischen dem Kostenträger, der die Kosten niedrig halten will und deshalb einen möglichst geringen Grad an Pflegebedürftigkeit feststellen lassen will, und der Einrichtung, die die Pflege durchführt.

Deren Interesse wird es sein, einen möglichst hohen Grad an Pflegebedürftigkeit feststellen zu lassen, um damit einen höheren Kostensatz begründen zu können.

Uns erscheint es sinnvoll festzustellen, inwieweit ein alter Mensch in der Lage ist, für sich und seine Grundbedürfnisse zu sorgen. Dabei ist zu beachten, daß wir immer nur das Verhalten eines Menschen sehen und hören, was er uns und anderen sagt. Wir sind in den wenigsten Fällen tatsächlich in der Lage festzustellen, ob jemand etwas nicht kann oder ob er es nicht will. Wir sehen nur was er tut oder nicht tut. Bei der Diagnose der Pflegebedürftigkeit müssen wir darauf achten, was der Patient nicht tut und erst an zweiter Stelle fragen, weshalb er es nicht mehr tut. Das nicht Wollen und das nicht Können müssen wir gleichberechtigt in die Diagnose der Pflegebedürftigkeit mit einbeziehen.

Meist sind es Teilbereiche, einzelne Aspekte der menschlichen Grundbedürfnisse, für die der alte Mensch nicht mehr selbst sorgen kann und sorgen will.

Ganzheit des Menschen

Man wird sinnvollerweise bei der Feststellung der Pflegebedürftigkeit auf die Ganzheit des Menschen achten, seine Mängel (Defizite) als auch die vorhandenen Fähigkeiten (Ressourcen) sehen, erkennen und beachten, um notwendig werdende Pflegemaßnahmen darauf abzustimmen.

Grundbedürfnisse

Als Grundbedürfnisse werden Bedürfnisse bezeichnet, die für das Überleben des Menschen unbedingt notwendig sind. Bei einem Mangel an Versorgung dieser Bedürfnisse kommt es zu kurzfristigen (akuten) oder dauernden (chronischen) körperlichen und seelischen Schäden. Auf die Befriedigung dieser Grundbedürfnisse zusammen mit dem alten Menschen zu achten und zu sorgen, ist die vorrangigste Aufgabe in der Altenpflege.

Wichtig •

Zu den Grundbedürfnissen zählen wir folgende Bereiche:

- ▷ die Atmung
- ▷ Die Ernährung (Essen und Trinken)
- ▷ Die Ausscheidung von Schadstoffen (Miktion und Defäktion)

- ▷ Regulierung der Körpertemperatur
- ▷ Ruhe und Erholung, den Schlaf
- ▷ Die Bewegung
- ▷ Die Körperpflege und die Kleidung
- ▷ Das Vermeiden von Schadstoffen, die Sicherheit und Hygiene
- ▷ Zuwendung, Berührung und Kommunikation

Für manche dieser Grundbedürfnisse sorgt der Körper von selbst, ohne bewußtes Zutun, z. B. die Atmung und die Regulierung der Körpertemperatur, für andere Bedürfnisse müssen wir selbst aktiv sorgen, z. B. für die Ernährung, die Körperpflege und die Zuwendung.

Anhand dieser Liste der Grundbedürfnisse (S. 64, 65), kann man nachprüfen, welche dieser Grundbedürfnisse ein alter Mensch, eine Patientin nicht mehr befriedigt, für welche sie mit Unterstützung anderer sorgen kann und welche sie alleine, ohne Hilfe erfüllen kann.

Es ist zweckmäßig, bei einem neuen Kontakt mit einem alten Menschen zu prüfen und zu fragen, wie und wie vollständig er für seine Bedürfnisse sorgt und welche dieser Bedürfnisse er nicht beachtet oder befriedigt. Sinnvoll ist es, dies schriftlich festzuhalten und in regelmäßigen Abständen mit Kollegen, mit dem Arzt und dem Patienten zu kontrollieren und wenn nötig zu ergänzen und den veränderten Verhältnissen anzupassen.

Gefährliche Pflege

Werden ein oder mehrere dieser Grundbedürfnisse nicht oder nicht vollständig befriedigt, aus welchen Gründen auch immer, besteht die Gefahr einer Schädigung der körperlichen und seelischen Gesundheit des Menschen. Nichtbeachten oder Nichtbefriedigen der Grundbedürfnisse des Patienten von seiten des Pflegepersonals ist gefährliche Pflege!

Anhand der Grundbedürfnisse können wir also feststellen, für welche Bedürfnisse ein alter

Mensch selber noch sorgen kann und für welche nicht. So können wir mit dem Betroffenen zusammen das Ausmaß der Hilfe bestimmen. Anschließend sollten die Zielvorstellungen der Pflege formuliert und die hierfür erforderlichen Maßnahmen geplant werden. Ein Hilfsmittel, um die Ressourcen und Probleme eines alten Menschen zu verdeutlichen, ist folgende Darstellung:

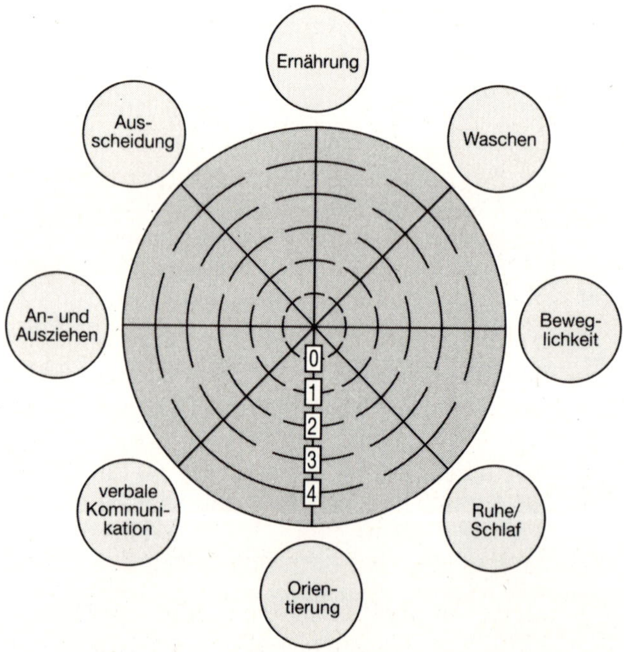

Abb. 3 In Anlehnung an ein Modell aus: „Pflege und Begleitung des älter werdenden Menschen", Recom Verlag.

Schlüssel zur graphischen Darstellung

ERNÄHRUNG
0 = Sonderernährung
1 = Eingeben nötig
2 = braucht Hilfe beim Zerkleinern
3 = ißt allein, braucht aber Hilfe bei Vorbereitungen
4 = vollkommen selbständig, evtl. mit Hilfsmitteln

AUSSCHEIDUNGEN
0 = Urin- und Stuhlinkontinent
1 = Urininkontinent/Katheter
2 = Steckbecken/Urinflasche
3 = Nachtstuhl/Toilette mit Hilfe
4 = Nachtstuhl/Toilette selbständig

KÖRPERPFLEGE
0 = Ganzwaschung im Bett durch Pflegepersonal
1 = Oberkörper selbständig (im Bett);
Intimbereich/Beine durch Pflegepersonal
2 = Am Waschbecken: oberhalb Gürtellinie selbst,
unterhalb durch Pflegepersonal
3 = mit wenig Hilfe: Ganzwaschung am Waschbecken
4 = völlig selbständig, einschließlich Zähneputzen, Rasieren, Frisieren.

AN/AUSZIEHEN
0 = völlig unselbständig
1 = teilweise allein ausziehen, anziehen unselbständig
2 = ausziehen allein, anziehen teilw. mit Hilfe
3 = Anziehen Oberkörper allein, unterhalb teilweise mit Hilfe
4 = völlig selbständig

BEWEGLICHKEIT
0 = bettlägerig/sitzen am Bettrand möglich
1 = Sessel, Stuhl, Rollstuhl; Bedienung jeweils m. Hilfe
2 = gehen mit Hilfe möglich, Rollstuhlfahren unselbständig
3 = gehen/Rollstuhlfahren mit wenig Hilfe möglich
4 = Fortbewegung selbständig (einschl. Treppensteigen)

VERBALE KOMMUNIKATION
0 = kein Sprechen, kein Verstehen
1 = kein Sprechen, aber zum Teil verstehen
2 = Sprechen: einzelne Worte, einfachste Sätze; Verstehen: teilweise/gut
3 = spricht mit vereinzelten Ausfällen vollständige Sätze, versteht gut
4 = Kommunikation ungestört

RUHE/SCHLAF
0 = andauernde schwere Unruhe (einschl. Tag- + Nachtumkehr)
1 = zeitweise schwere Unruhe
2 = tagsüber mit Beruhigungsmitteln ruhig, nachts trotz Schlafmittel unruhig
3 = tagsüber ohne Medikamente ruhig, schläft mit Schlafmitteln.
4 = tagsüber ohne Medikamente ruhig, schläft ohne Schlafmittel

ORIENTIERUNG
0 = dauernd schwer desorientiert/verwirrt mit Wahnideen und/oder Unruhe
1 = dauernd schwer desorientiert/verwirrt ohne zusätzliche psychische Störungen
2 = abwechselnd schwere und leichtere Desorientierung/Verwirrtheit
3 = leichte, vorwiegend zeitliche Desorientierung
4 = voll orientiert

Pflegeziele

Die Bestimmung von Pflegezielen in der Altenpflege sollte umfassend und ganzheitlich sein. Pflegeziele in der Altenpflege werden durch eine große Anzahl von mehr oder weniger genau bestimmbaren Aspekten, Einflüssen und Beeinträchtigungen bestimmt. Dazu gehören vor allem die Wünsche und Ziele des alten Menschen. Weiter wichtig für die Pflegeziele sind die vorhandenen Fähigkeiten wie auch die Behinderungen und Krankheiten des alten Menschen. Auch sie bestimmen wesentlich die Ziele der Pflege mit. Pflegeziele ohne Einbindung der Bedürfnisse und Erwartungen des zu Pflegenden sind sinnlos und werden nicht erreicht.

Wünsche des alten Menschen

Die Erwartungen des alten Menschen an die Pflege müssen, soweit möglich, mit ihm gemeinsam formuliert werden und unter Berücksichtigung der Erwartungen anderer, wie der Angehörigen, des Arztes, der Einrichtungen und der Mitarbeiter, am besten in einem Heim- oder Pflegevertrag verankert werden. Ferner müssen die Pflegeziele an den tatsächlich vorhandenen Gegebenheiten orientiert sein. Was nicht machbar und auch nicht veränderbar ist, z. B. bauliche Veränderungen, Organisationsstrukturen usw., muß bei der Festlegung der Pflegeziele berücksichtigt werden.

Bei der Formulierung und Festlegung von Pflegezielen sind die folgenden Punkte zu beachten. Werden einzelne dieser Punkte nicht berücksichtigt, wird das Pflegeziel nicht oder nur sehr schwer zu erreichen sein:

- Das Pflegeziel muß realistisch und erreichbar sein.

Das bedeutet, keine Phantasien, sondern tatsächlich erreichbare Ziele zu setzen. Dabei ist wichtig, daß in Pflegezielen unklare Ausdrücke weitgehendst vermieden werden. Unklare Ausdrücke

sind zum Beispiel Beschreibungen von Gefühlen und subjektiven Befindlichkeiten, wie „zufrieden sein“, „sich wohl fühlen“, „glücklich sein“, „sich zu Hause fühlen“, und andere.
Es ist schön, wenn man erreicht, daß sich Patienten und Heimbewohner wohl fühlen, aber als Ziel ist es unrealistisch, da keine Altenpflegerin in der Lage sein wird, anderen gute Gefühle zu machen, bzw. glücklich zu machen.

► Das Pflegeziel muß in Übereinstimmung mit allen Beteiligten festgelegt werden

Pflegeziele, die ausschließlich von den Mitarbeitern für den älteren Menschen festgelegt werden, statt mit ihm, werden selten erreicht. Die Arbeit an der Festlegung von Pflegezielen muß daher immer gemeinsam mit dem älteren Menschen (und seinen Angehörigen und dem Arzt) gemacht werden. Nur wenn alle Betroffenen an der Formulierung und Festlegung der Pflegeziele mitgearbeitet haben, werden auch alle an der Erreichung dieser Ziele arbeiten. Kollegen und Patienten, Heimbewohnern und Angehörigen Ziele zu „verordnen“, von „oben herab“ überzustülpen, führt zu Ärger und Unzufriedenheit und nicht zum Ziel! Je mehr die Betroffenen an der Formulierung und Festlegung der Pflegeziele mitarbeiten, um so mehr Zeit braucht man zwar dafür, aber letztendlich ist der Erfolg um so größer.
Nur in besonderen Ausnahmefällen, bei Bewohnern und Patienten, die nicht mehr ausreichend für sich selbst sorgen können, die ihre Wünsche und Erwartungen nicht mehr ausreichend formulieren können, werden die Ziele für den Betreffenden festgelegt. Individuelle Pflegeziele für diese Bewohner oder Patienten werden aber dann nicht von einem Mitarbeiter festgelegt, sondern immer in der Gruppe, im Team! Denn je mehr Mitarbeiter ihre Erfahrungen und ihr Wissen in diese Ziele einbringen, um so „objektiver“ wird es sein.

▶ Das Pflegeziel muß überprüfbar sein
Oder direkt ausgedrückt, woran können wir erkennen, daß wir das Pflegeziel erreicht haben? Hier wird deutlich, daß nicht Gefühle oder nur subjektive Befindlichkeiten Pflegeziele sein können, sondern tatsächlich beobachtbares Verhalten. Es muß genau beschrieben sein, was jemand tut, wie sich jemand verhält oder welches Ergebnis erzielt werden soll.
Nur durch ein überprüfbares Pflegeziel kann das Erreichen dieses Zieles bestimmt werden, also der Erfolg einer Maßnahme, einer Planung festgestellt werden. Und durch diesen Erfolg wird der ältere Mensch motiviert, weiterzuarbeiten.

▶ Das Pflegeziel muß zeitlich festgelegt sein
Ohne eine zeitliche Festlegung besteht die Gefahr, daß man immer weiter an der Erreichung eines Pflegezieles arbeitet, ohne zu bemerken, daß man es bereits erreicht hat.

▶ Das Pflegeziel muß positiv formuliert sein
Es soll so formuliert sein, daß das Pflegeziel das beschreibt, was erreicht werden soll, statt zu beschreiben, was nicht mehr getan werden soll. Zum Beispiel wäre eine positive Formulierung: „Frau Huber kann wieder selbständig essen“, statt der negativen Beschreibung: „Frau Huber braucht beim Essen keine Hilfe mehr“. Die positive Formulierung eines Zieles hat den Effekt, daß man an etwas zu Erreichendem arbeitet, statt an der Vermeidung von irgend etwas. Auch neuere Erkenntnisse der Psychologie und Neurophysiologie betonen die Wichtigkeit, Ziele und Wünsche oder Veränderungen positiv zu formulieren. Unser Gehirn konzentriert sich dann auf das, was wir erreichen wollen, statt auf das, was wir vermeiden wollen. Wenn man an der positiven Formulierung von Zielen arbeitet, wird man immer wieder feststellen, wie leicht es in der Regel fällt, zu beschreiben, was man nicht mehr will. Und wie schwierig es fällt, vor allem

wenn man darin ungeübt ist, Vorstellungen und Ziele positiv zu formulieren.

- **Das Pflegeziel muß schriftlich festgehalten werden**

Wenn das Ziel nicht irgendwo festgehalten ist, wird es nur zu schnell wieder vergessen. Die Pflegeziele werden also schriftlich festgehalten, sinnvollerweise in der Pflegedokumentation. Dabei sind allerdings die Bestimmungen des Datenschutzes zu berücksichtigen und auf die besonderen Gegebenheiten im jeweiligen Einzelfall zu achten.

- **Das Pflegeziel muß moralisch/ethisch einwandfrei sein**

Die Pflegeziele dürfen nicht gegen bestehende Gesetze oder Vorschriften verstoßen und sie müssen moralisch einwandfrei sein. Allerdings werden in der praktischen Arbeit immer wieder auch unmoralische Anliegen und Absichten an Altenpfleger herangetragen. Das sind oftmals Anliegen wie: „Man solle doch dem Vater nicht die Wahrheit sagen!“ „Man möge doch der Großmutter erklären, sie dürfe ja nach vier Wochen wieder nach Hause!“, usw. In diesem Fall ist es unbedingt notwendig, diese Anliegen klar und deutlich zurückzuweisen. Jedes „Vielleicht ...“, „Mal sehen ...“, „Ich weiß nicht ...“ kann zu gefährlichem und rechtswidrigem Verhalten führen. Nein sagen, ist die beste Lösung!

- **Das Pflegeziel muß gegenseitig – partnerschaftlich sein**

Jeder der Beteiligten muß etwas zum Erreichen des Pflegezieles beitragen. Im großen Rahmen ist zum Beispiel der Beitrag des Bewohners oder Patienten zum Erreichen der gesteckten Ziele, ein finanzieller; er bezahlt dafür die Heim- oder Pflegekosten. Der Anteil der Mitarbeiter ist die Arbeit mit dem Bewohner, Patienten, Klienten. Bei den individuellen Pflegezielen muß der Betroffenene einen weiteren Beitrag zum Erreichen der Ziele leisten; in der Regel seine mehr oder weniger aktive Mitarbeit an den Zielen. Dabei ist zu bedenken, daß auch der „hilfloseste“ Patient oder Bewohner noch Stärken und Möglichkeiten haben kann, die er aktiv benutzen kann, um das individuelle Ziel zu erreichen.

Vorrangiges Ziel wird die Versorgung der Grundbedürfnisse sein müssen. Je nach den Möglichkeiten des alten Menschen kann ein Pflegeziel sein, die Befriedigung der Grundbedürfnisse durch das Pflegepersonal sicher zu stellen, gemeinsam mit dem alten Menschen dafür zu sorgen oder mit ihm Möglichkeiten und Wege zu finden und zu trainieren, damit er selbst für sich sorgen kann (wenn er das will), soweit es ihm möglich ist.

Hilfe zur Selbsthilfe

Erst wenn die Befriedigung der Grundbedürfnisse sichergestellt ist, ist es sinnvoll und möglich, weitere Ziele zu bestimmen. Dazu kann dann alles gehören, was dem alten Menschen ein erfülltes und selbstbestimmtes Leben ermöglicht. Und auch hier sind die Wünsche des alten Menschen wichtiger als die Interessen der Einrichtung oder der Mitarbeiter. Übergeordnetes Pflegeziel muß das Wohlbefinden und die Hilfe zur Selbsthilfe für den alten Menschen sein. Dabei ist zu beachten, daß das Wohlbefinden, das Sich-wohl-Befinden, nur der betreffende alte Mensch für sich fühlen und bestimmen kann. Ohne dieses übergeordnete Ziel ist Altenpflege überflüssig.

Pflegeplanung

Sind in Zusammenarbeit mit dem Betroffenen, dem Arzt, den Angehörigen und dem Pflegepersonal die Pflegeziele festgelegt, muß als nächster Schritt die Pflege geplant werden. Dies sollte ebenfalls mit dem Bewohner zusammen erfolgen, um den Sinn der Maßnahmen und der Pflege verständlich zu machen und um den alten Menschen aktiv in seine Pflege mit einbinden zu können.

Wichtig •

Aktivierende Pflege ohne Information und Mitsprache der Betroffenen ist nicht möglich.

Bei der Pflegeplanung werden die einzelnen Maßnahmen und Pflegetätigkeiten genau festgelegt. Dazu gehören:

- ▷ Die genauere Bezeichnung oder Beschreibung der durchzuführenden Maßnahme
- ▷ Die Zeit, zu der sie durchgeführt wird
- ▷ Wie oft sie durchzuführen ist
- ▷ Wer die Maßnahme durchführt (Arzt, Pflegerin, Helfer)
- ▷ Wie lange sie durchgeführt wird
- ▷ Wann und wie sie beendet wird

Die Pflegeplanung wird sinnvollerweise dokumentiert und muß für alle Mitarbeiter jederzeit einzusehen sein. In regelmäßigen Abständen sollte der Erfolg der Pflegemaßnahmen überprüft werden, um dann gegebenenfalls neue Ziele oder Maßnahmen zu vereinbaren. Zur Dokumentation der Pflegeziele und der Pflegeplanung können selbsthergestellte oder auf dem Markt befindliche Systeme und Formblätter verwendet werden. Neu sind Möglichkeiten der Pflegeplanung und Pflegedokumentation mit Computern. Durch derartige Programme läßt sich die Dokumentation wesentlich vereinfachen und verbessern. Wichtig ist natürlich, daß dann auch jeder Mitarbeiter mit diesem System arbeitet und daß sie vollständig und korrekt geführt werden, sonst sind sie überflüssig. Einen Anhaltspunkt für ein Formblatt zur Pflegeplanung gibt die Abbildung 4 auf den Seiten 76/77. (Zum Thema Pflegeplanung ist das Buch: „Pflegeplanung als Arbeitsstil“ in dieser Reihe erschienen.)

Wiederholungsfragen ●

① Eine neue Heimbewohnerin zieht von zu Hause in Ihre Station ein. Sie äußert den Wunsch, weiter von ihrem Hausarzt behandelt zu werden.
Ist das möglich?

② Sie lesen folgende Eintragung im Stationsbuch: Herr Schulze hatte fürchterlichen Durchfall. Er klagte über wahnsinnige Bauchschmerzen und hatte einen unnormalen Puls.
Wie können diese Angaben zur Erstellung einer sinnvollen Diagnose benützt werden? Worauf sollte in Zukunft bei Eintragungen im Stationsbuch geachtet werden?

③ Welche menschlichen Bedürfnisse zählen Sie zu den Grundbedürfnissen?

④ Für welche dieser Bedürfnisse muß der Mensch selbst aktiv sorgen?

⑤ Stellen Sie am Beispiel eines Ihnen bekannten Patienten fest, für welche dieser Grundbedürfnisse er selbst sorgen kann und für welche er Hilfe benötigt. Beteiligen Sie, wenn möglich, auch ihre Kollegen.

⑥ Überprüfen Sie, ob Sie in Ihrer täglichen Praxis alle Bereiche ausreichend beachten und versorgen.

⑦ Formulieren Sie für den gleichen Patienten mögliche Pflegeziele in kleinen, erreichbaren Schritten und überdenken Sie, ob Sie bei der Festlegung dieser Pflegeziele die Wünsche und Bedürfnisse des Patienten mit einbezogen haben!

⑧ Wer sollte bei einer fachgerechten Pflegeplanung beteiligt werden?

⑨ Wie läßt sich der Erfolg der Pflegemaßnahmen feststellen und dokumentieren?

Name

Reinhardt Anna

PFLEGEPLANUNGSBLATT

Dat.	Nr.	Probleme, Bedürfnisse	Ziel
5.11.	1	Gehbeh. nach OSH-Fraktur rechts	Verbesserung der Mobilität
			zunächst mit Gehwagen
			Sicherheit gewinnen
5.11.	2	Fr. R. hat Heimweh, ihre alte	Fr. R. soll die Eingewöhnung
		Wohnung soll aufgelöst werden	im Heim erleichtert werden.
			Sie soll ihre Situation
			besser akzeptieren können.
10.11.			
	1.2	Gehbehinderung	s.o.
17.11.	3	Frau R. sieht schlecht	kann die Sehfähigkeit
			verbessert werden?
	1.3	Gehbehinderung	s.o., soll in ihrer Selb-
			ständigkeit gefördert
			werden
24.11.	4	Frau R. will handarbeiten	Beschäftigung m. Handarb.
		(Sticken u. Stricken)	ermöglichen

Abb. 4: Pflegeplanungsblatt, Beispiel aus dem Buch „Pflegeplanung als Arbeitsstil" aus der Reihe „Lehrbuch Altenpflege", S. 104. (Namen und Adressen dieses Beispiels sind frei erfunden, Ähnlichkeiten wären rein zufällig und sind unbeabsichtigt.)

Überprüfen am ↓ Jahr 19 86 Nr. 1

Maßnahme		Ergebnis
Wiederaufnahme der Kr.-Gymnastik	10.11.	KG ärztl. verordnet
- mit Dr. Mayer sprechen (Sr.C)		Frau R. macht 1 x tägl.
1 x tägl. Gehübungen		Gehüb. m. 2 Pflegep.
Evtl. einige Möbelstücke aus ihrer	17.11.	Tochter brachte ein
alten Wohnung besorgen. Kontakte zu		Sofa u. 1 Sessel, Fr.
Mitbewohnerinnen fördern. Fr. Miller		R. reagierte erfreut,
v. Heimbeirat ansprechen, Besuchs-		geht zur Kaffeestd.,
dienst ansprechen.		will keine Betreuung
Frau R. u. Tochter fragen, welche		durch Besuchsdienst
Interessen Fr. R. vor der Heimauf-		Würde gerne Hand-
nahme hatte.		arbeiten und lesen,
		sieht aber zu schlecht.
2 x tägl. Gehübungen, Belastung	24.11.	Geht 2 x 10 Min. mit
langsam steigern v. 5 auf 10 Min.		nur 1 Pflegekr. Geh-
Gehwagen verordnen lassen (Sr.C)		wagen wurde verord.
Vorstellung b. Augenarzt (Sr.C. um	24.11.	Frau R. hat eine neue
Überweisung und Termin kümmern)		Brille und Augentropfen
Gehübungen mit Gehwagen, evtl.	8.12.	Frau R. geht sicher
Gehschule mit U.-A.-Gehstützen		m. d. Gehwagen. Bekommt
(Sc.C. mit Dr. Mayer abklären)		Gehschule m. Unter-
Tochter bitten Handarbeitszeug		armgehstützen
zu besorg. Kontakt zu Fr. Zeh	8.12.	Frau R. hat Handarb.
herst. stickt ebenfalls		zg. bekommen. Trifft sich
		m. Fr. Zeh z. Sticken u.

Schwätzchen

Grundbedürfnisse – Grundpflege

Grundpflege in der Altenpflege ist jede Tätigkeit, die für und mit dem alten Menschen zur Befriedigung seiner Grundbedürfnisse durchgeführt wird.

Daraus ergibt sich, daß die Grundpflege alle existenziellen Bedürfnisse des Menschen in seiner Ganzheit erfaßt:

Wichtig •

Grundpflege muß immer ganzheitliche Pflege sein, also die Pflege des Menschen in seiner körperlichen, seelischen und geistigen Ganzheit umfassen (siehe dazu Abbildung 5), wenn sie zur Gesundheit und zum Wohlbefinden, zur Sicherheit und Lebensfreude des alten Menschen beitragen soll.

Zuwendung und Kommunikation

Die Beachtung durch andere ist ein elementares Bedürfnis jedes Menschen. Sie erfüllt verschiedene, wichtige Aufgaben für die geistige und körperliche Gesundheit des einzelnen und im Zusammenleben der Menschen.

Bedürfnis nach Beachtung

Das Bedürfnis des Menschen nach Beachtung und Zuwendung ist in vielen Untersuchungen nachge-

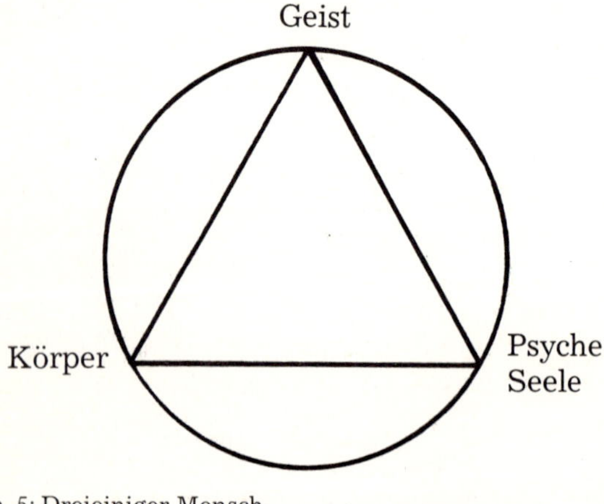

Abb. 5: Dreieiniger Mensch

wiesen worden. Für die Entwicklung des Säuglings und des Kindes ist neben der richtigen Ernährung, Betreuung und Versorgung, Pflege und Hygiene, das Streicheln, die Beachtung und Zuwendung lebensnotwendig. Kindern, denen es an Beachtung und Zuwendung fehlt, werden krank und entwickeln sich nur sehr schwer. Entsprechende Untersuchungen wurden u. a. von *Pestalozzi* und *Fröbel,* von dem Kinderarzt *Pfaundler,* von *Kurt Lewin* und vor allem von *René Spitz* gemacht und beschrieben.

Auch für den erwachsenen Menschen ist die Beachtung und Zuwendung notwendig. Fachleute sprechen in diesem Zusammenhang von einem Hunger nach Beachtung und Zuwendung.

Die Beachtung und Zuwendung wird in der englischen Sprache „Stroke" genannt, was sich sowohl mit „Streicheln" wie auch mit „Schlagen" übersetzen läßt. Wie wir nachfolgend noch sehen werden, können tatsächlich diese beiden Aspekte gemeint sein.

Im deutschen Sprachgebrauch hat sich dafür der Begriff „Streicheleinheiten" verbreitet, der allerdings oftmals in abwertender und abfälliger Weise verwendet wird. Daher kann es sinnvoll sein, von Beachtung und/oder Zuwendung zu sprechen.

Das Bedürfnis nach Beachtung, Anerkennung und Zuwendung ist eine wesentliche Antriebskraft des menschlichen Daseins. Ein Erwachsener kann zwar mit gelegentlichen, symbolischen Zeichen der Wertschätzung, der Beachtung und Zuwendung eine gewisse Zeit auskommen. Aber auf Dauer wird auch der erwachsene Mensch durch einen Mangel an Beachtung und Zuwendung Störungen psychischer und/oder physischer Natur entwikkeln, krank werden.

Die Beachtung und Zuwendung durch andere ist also für die Gesundheit und das Wohlbefinden ebenso unentbehrlich, wie z. B. Essen und Trinken, Ruhe und Erholung, Obdach usw.! Bleiben diese Grundbedürfnisse über längere Zeit unerfüllt, so entsteht ein schwerwiegender Mangel, der die Gesundheit des Menschen bedroht.

Die Beachtung und Zuwendung, das Streicheln, kann in verschiedenen Formen erfolgen. Wenn wir unter Beachtung und Zuwendung Streicheln, jedes Sich-anderen-Zuwenden, jede Form des Den-anderen-Beachten, Den-anderen-Wahrnehmen verstehen, dann können wir vier verschiedene Formen unterscheiden:

Zuwendungshaushalt

- ▷ Die bedingt positive Zuwendung
- ▷ Die unbedingt positive Zuwendung
- ▷ Die unbedingt negative Zuwendung
- ▷ Die bedingt negative Zuwendung

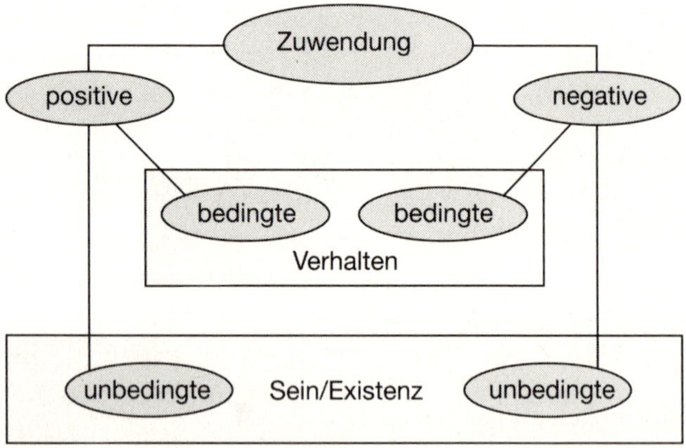

Abb. 6: Zuwendungshaushalt

Bedingt positive Zuwendung

Die bedingt positive Zuwendung ist jede Form von Beachtung und Anerkennung, die sich auf das Verhalten eines Menschen bezieht und positiv ist. Allgemein verwenden wir dafür den Begriff „Lob“!. Wir drücken damit unsere Anerkennung und

Wertschätzung für bestimmte Leistungen aus. Z. B.:

▷ Das hast Du sehr gut gemacht!
▷ Schön, wie Sie das wieder erledigt haben!
▷ Das war wirklich ganz prima, wie Sie das Problem gelöst haben!

Die bedingt positive Zuwendung kann man direkt durch Körperkontakt zeigen, indem man dem anderen auf die Schulter klopft oder ihm anerkennend die Hand drückt. Man kann sie auch nichtsprachlich (nonverbal) durch einen anerkennenden Blick ausdrücken und man kann es dem anderen natürlich sagen.

Die bedingt positive Zuwendung, die Anerkennung für ein bestimmtes Verhalten und für bestimmte Leistungen ist ein wichtiges Instrument bei der Erziehung von Kindern. Aber auch im Berufsleben wird mit bedingt positiver Zuwendung gearbeitet, um Mitarbeiter zu motivieren und um ihnen zu zeigen und zu sagen, daß ihre Leistungen gut sind. Allerdings wird diese bedingt positive Zuwendung in der Arbeit zuwenig verteilt. Manche Vorgesetzten und Pflegemitarbeiter halten sich offenbar an den (dummen) Spruch: „Die Abwesenheit von Kritik ist Lob genug!“

Für jeden Menschen ist die bedingt positive Zuwendung ein bedeutender Orientierungsfaktor. Wir können daran erkennen, ob das, war wir tun, für die anderen richtig ist, und ob unser Verhalten in einer bestimmten Situation angemessen ist. Dabei gilt auch hier, daß gerade im Arbeitsbereich, in der Regel sehr wenig positive Beachtung gezeigt wird. Pflegemitarbeiter wie ältere Menschen wissen dann oft nicht, „woran sie nun eigentlich sind“!

Die meisten Menschen streben nach positiver Zuwendung und für viele ist die bedingt positive Zuwendung die einzige Form der positiven Zuwendung, die sie bekommen (oder annehmen). Da die bedingt positive Zuwendung auf das Verhalten abzielt, kommt es immer wieder vor, daß sich Menschen übermäßig an die Erwartungen anderer anpassen, daß sie dauernd versuchen, es anderen recht zu machen, um damit etwas bedingt positive Zuwendung zu bekommen.

Solche Verhaltensweisen finden wir bei älteren Menschen, die sich ständig an die Erwartungen der Pflegemitarbeiter anpassen, die Dinge tun, die sie eigentlich nicht wollen, die aber von ihnen verlangt werden, um damit (irgendwann einmal von irgendjemand) Lob und Anerkennung, also positive Zuwendung zu bekommen. Sie versuchen ständig, den Erwartungen und Anforderungen anderer nachzukommen, um damit Zuwendung zu erhalten.

Für ältere Menschen, zumal wenn sie pflegebedürftig sind, wird es zunehmend schwerer, bedingt positive Zuwendung zu bekommen, da sie sich selbst nicht mehr als leistungsfähig betrachten oder von anderen nicht als leistungsfähig angesehen werden. Ältere Menschen glauben oft, sie könnten nichts mehr (Anerkennenswertes) tun. Sie fühlen sich „nichts mehr wert" und verhalten sich entsprechend.

In dieser Situation sehen dann ältere Menschen nur noch die Möglichkeit, bedingt positive Zuwendung zu bekommen, wenn sie sich anpassen, wenn sie versuchen, es den anderen recht zu machen, wenn sie „lieb und brav" sind. Und, die Erfahrung (in der institutionalisierten Altenpflege, wie auch meist in der Familie) gibt diesen älteren Menschen oft recht. Sie werden gemocht und bekommen positive Beachtung und Zuwendung, wenn sie sich an die Erwartungen und Wünsche der Altenpfleger und/oder der Angehörigen anpassen.

Die bedingt positive Zuwendung ist also wichtig für unser Wohlbefinden, wir freuen uns und fühlen uns gut, wenn wir sie bekommen. Allerdings besteht die Gefahr, daß wir annehmen, wir sind von der bedingt positiven Zuwendung anderer abhängig und uns damit übermäßig anpassen und versuchen, es anderen recht zu machen. Eine Gefahr, die dadurch entsteht, wenn wir der Überzeugung sind, daß wir als Person nicht anerkennenswert sind. Wenn wir befürchten, daß wir für unsere Existenz, für unser Sein, keine unbedingt positive Zuwendung bekommen können.

Unbedingt positive Zuwendung

Die unbedingt positive Zuwendung ist die unmittelbare, direkte Zuwendung, die sich auf das „Da-Sein" des anderen, also auf seine Existenz in dieser Welt bezieht. Ich teile dem anderen dadurch mit, daß er in Ordnung ist, daß ich ihn mag und daß ich mich freue, daß er da ist. Wir drücken dies üblicherweise so aus:

- Sie sind o. k.!
- Ich mag Sie!
- Ich liebe Dich!

Die unbedingt positive Zuwendung können wir durch Körperkontakt zeigen, indem wir den anderen streicheln oder in den Arm nehmen, wir können es ausdrücken, indem wir den anderen wahrnehmen, ihn anlächeln oder unsere Freude darüber zeigen, daß er da ist und wir können es dem anderen direkt sagen.

Die unbedingt positive Zuwendung und Beachtung ist nicht an eine Bedingung, an ein bestimmtes Verhalten oder eine Tätigkeit geknüpft. Unbedingt positive Zuwendung erhalten und geben wir für die Existenz, dafür, daß ich oder mein Partner einfach da sind. Da jeder Mensch in seiner Art einzigartig und etwas „Noch-nie-Dagewesenes" ist, ist jeder Mensch auf seine Art wertvoll und anerkennenswert.

Jeder von uns braucht die unbedingt positive Zuwendung von Geburt an, um ein stabiles und realistisches Selbstwertgefühl entwickeln zu können, um sich selbst liebenswert finden zu können. Wenn jemand „nie“ Anerkennung für seine Existenz, für sein „Da-Sein“ bekommen hat, bzw. diese Anerkennung (aus welchen Gründen auch immer) nicht annimmt, ist es für den Betreffenden sehr schwer, sich auf Dauer gut und o.k. zu fühlen.

Ein ständiger Mangel an unbedingt positiver Zuwendung scheint eine wichtige Rolle bei der Entstehung von psychischen und körperlichen Erkrankungen zu spielen. Gerade bei älteren Menschen können wir immer wieder beobachten, wie sie mit „verwirrtem Verhalten“ ihre Umwelt dazu bringen wollen (und können), ihnen mehr Beachtung und Zuwendung zu geben. Allerdings kann dies natürlich auch dazu führen, daß die betreffenden keine positive, sondern negative Beachtung für ihr Verhalten bekommen. Die unbedingt positive Beachtung durch Körperkontakt kann auch dazu beitragen, verwirrte ältere Menschen zu beruhigen, das Ausmaß der Verwirrtheit zu verringern und allgemein den Gesundheitszustand zu verbessern.

Obwohl die unbedingt positive Zuwendung etwas Lebenswichtiges ist und jeder Mensch sie gerne bekommen will, um sich gut und wertvoll zu fühlen, gehen wir jedoch in der Regel sehr sparsam damit um. Wir verwenden sie im Beruf kaum und reservieren sie hauptsächlich für unseren Lebenspartner und die Kinder.

Ja, es scheint geradezu so, als sei es „unanständig“, anderen zu sagen, daß man sie mag, daß man sie o.k. findet. Hier spielen eine Menge an „Verboten“ mit, die wir alle schon sehr früh gelernt und die die meisten Menschen auch heute noch für richtig halten. Und so kommt es, daß viele Menschen eine Menge an „Verrücktheiten“ anstellen, nur um irgendwann Beachtung und Zuwendung zu bekommen. Ein Großteil aller Schwierigkeiten, Probleme und Dramen, die sich im menschlichen Miteinander abspielen, hat ursächlich mit dem Wunsch und dem Bedürfnis nach unbedingt positiver Zuwendung zu tun. Dabei wäre es so einfach, im täglichen Umgang mehr die positiven Seiten des anderen zu sehen, zu beachten und dem anderen dies mitzuteilen!

Obwohl wir Menschen uns alle nach positiver Beachtung und Zuwendung sehnen und sie für unsere Gesundheit benötigen, wird in unserem Umgang mit anderen viel häufiger die negative Beachtung und Zuwendung verteilt. Am meisten trifft und verletzt uns die unbedingt negative Zuwendung!

Unbedingt negative Zuwendung

Darunter verstehen wir alles, was dem anderen zeigt, daß er nicht in Ordnung ist, daß er nicht wertvoll ist, daß man ihn nicht mag. Die für Menschen verletzendste Form der unbedingt negativen Zuwendung ist das Nicht-beachten des anderen! Wenn wir (über einige Zeit) einfach nicht beachtet, übersehen werden, fühlen wir uns sehr schlecht und reagieren je nach Persönlichkeit mit Trauer bis zur Depression, aber auch mit Ärger, Wut und ungezügelter Aggression. Wir werden in der Regel dann alles unternehmen, um von anderen wieder beachtet zu werden.

Aber auch jede andere Form der unbedingt negativen Zuwendung verletzt uns und wir fühlen uns schlecht.

Die unbedingt negative Beachtung und Zuwendung drücken wir durch Körperkontakt aus, indem wir den anderen wegstoßen oder ihn schlagen; nonverbal dadurch, daß wir den anderen übersehen, ihn nicht wahrnehmen, durch abweisende und ablehnende Blicke oder durch hämisches Auslachen. Wir können dem anderen auch sagen:

- ▷ Du bis nichts wert!
- ▷ Du Dummkopf, Trottel!
- ▷ Hau' bloß ab, ich kann Dich überhaupt nicht ausstehen!

Wir beziehen uns dabei auf die ganze Person des anderen, auf seine Existenz, auf das Da-Sein des anderen, das wir nicht in Ordnung finden: wir mißachten, werten den anderen in seiner Ganzheit ab und sehen überhaupt nichts Positives an ihm.

Auch in der Pflege, im Umgang mit älteren Menschen und Kollegen wird immer wieder unbedingt negative Zuwendung verteilt. Wie oft wird jemand übersehen, nicht beachtet und ernst genommen? Das beginnt beim fehlenden Grüßen, dem ständigen „Vergessen" von Wünschen und Anliegen des Patienten und führt weiter zu ganz massiven „Abwertungen" des anderen. Man spricht dem anderen überhaupt jedes „Recht" auf eigene Meinungen und Anliegen ab und kann soweit gehen, daß man den anderen kurzerhand für „verrückt" und „vertrottelt" erklärt und ihn daher (vermeintlich) auch nicht mehr beachten muß. Man vermittelt nonverbal und/oder sprachlich: „Du bist nichts wert!"

Ein nicht geringer Anteil an den psychischen Störungen, Verwirrtheitszuständen und anderen „Auffälligkeiten" älterer Menschen entsteht und/ oder wird mitbeeinflußt durch Abwertungen, durch das „Mißachten" durch andere Menschen. Und wir können diese Störungen durchaus auch als Ausdruck des Bedürfnisses nach mehr Beachtung und positiver Zuwendung verstehen.

Bedingt negative Zuwendung

Die bedingt negative Zuwendung ist die Mißbilligung von Verhaltensweisen. Die bedingt negative Beachtung und Zuwendung verteilen wir, wenn andere sich nicht so verhalten, wie wir es uns vorstellen: wir kritisieren den anderen!

Die bedingt negative Zuwendung zeigen wir durch Körperkontakt, nonverbal durch einen mißbilligenden Blick zu den Äußerungen oder dem Verhalten eines anderen durch einen erhobenen Zeigefinger oder verbal, indem wir dem anderen sagen:

▷ Ich mag nicht, wenn Du ... tust!
▷ Schon wieder hast Du Deine Arbeit falsch gemacht!
▷ Du bist wohl nicht in der Lage, Dich ordentlich zu benehmen!

Kritik

Die bedingt negative Zuwendung, also die mit einer Bedingung verknüpfte Zuwendung ist von einem beobachtbaren Verhalten des anderen abhängig und gibt damit uns und dem anderen eine Orientierung über das unerwünschte und erwartete Verhalten. Wir können uns dann auf die Erwartungen des anderen einstellen und unser Verhalten so verändern, daß wir dann positive Beachtung und Zuwendung bekommen. Die bedingt negative Beachtung und Zuwendung bezeichnen wir meist als Kritik. (Die reine Wortbedeutung von Kritik kann auch Positives bedeuten, wird aber fast immer als negativ verstanden und gemeint.)

Obwohl die bedingt negative Zuwendung im Zusammenarbeiten und Zusammenleben der Menschen sinnvoll und notwendig ist, wird sie üblicherweise doch zu häufig verwendet. Wie oft und schnell kritisieren wir „Kleinigkeiten" und übersehen die (in der Regel überwiegenden) positiven Verhaltensweisen und Anteile bei anderen? Wie häufig werten wir andere ab, mißachten sie, nehmen sie gar nicht wahr und wie selten zeigen wir Anerkennung und echte Wertschätzung?

Obwohl sich alle Menschen nach positiver Beachtung und Zuwendung sehnen, die ihnen ein gutes und warmes Gefühl gibt und die für die Gesundheit und das Wohlbefinden unerläßlich ist, wird doch überwiegend negative Beachtung und Zuwendung

	Non-verbal		Verbal
	Körperkontakt	Gestik, Mimik, Tonfall usw.	Sprache
unbedingt positive	streicheln in den Arm nehmen zärtlich sein	anlächeln Blickkontakt freudiger Gesichtsausdruck	ich mag dich ich liebe dich du bis o.k. schön, daß du da bist
unbedingt negative	schlagen wegstoßen körperliche Gewalt anwenden	jemand nicht wahrnehmen „übersehen“ abweisender Blick haßerfüllte Stimme drohender Gesichtsausdruck	ich mag dich nicht du Blödmann du Schwein hau ab!
bedingt negative	schlagen an den Ohren ziehen als Strafe für bestimmtes Verhalten	erhobener Zeigefinger kritische Stimme Stirnrunzeln skeptischer Blick	ich mag dich nicht, weil du das getan hast das war aber ganz falsch
bedingt positive	auf die Schulter klopfen über den Kopf streicheln	anerkennender Blick aufmunternde Stimme freundliches Zunicken	ich mag dich, weil du gut arbeitest du bist schön danke

Tabelle 1: Formen der Zuwendung

ausgetauscht. Achten Sie einfach an einem (Arbeits-)Tag darauf, wieviel Sie an positiver Beachtung und Zuwendung bekommen und anderen geben und wieviel an schlechter Kritik, Mißachtung, also negativer Beachtung und Zuwendung Sie verteilen und bekommen!

Neben den „Regeln“, die es für den Austausch von Beachtung und Zuwendung in unserer Gesellschaft zu geben scheint, ist auch noch folgender Umstand von Bedeutung:

Negative Beachtung und Zuwendung ist immer noch besser, als gar nicht beachtet zu werden! Bevor also ein Mensch überhaupt keine ausreichende Beachtung erhält, nimmt er lieber die negative Zuwendung an. Die Angst, sozusagen leer auszugehen, bewegt viele Menschen dazu, negative Beachtung anzunehmen und sie nicht selten auch regelrecht zu suchen und/oder herbeizuführen, indem man sich den Ärger anderer zuzieht und (immer wieder) Dinge tut, von denen man weiß, daß man dafür negative Beachtung bekommt.

Auch wenn die negative Beachtung unangenehme Gefühle bewirkt, so scheint sie doch für viele Menschen notwendig, um nicht an einem ständigen Mangel an Beachtung krank zu werden. Ein weiterer Grund für häufigen Austausch negativer Zuwendung scheint die Tatsache zu sein, daß mangelhafte Leistungen und negatives Verhalten allgemein mehr Beachtung finden als Positives.

Im Beruf, wie im privaten Bereich, werden positive Leistungen als etwas Selbstverständliches angesehen, über das man nicht viel Aufhebens machen sollte.

Jeder Fehler (der ja jedem mal passieren kann), jedes unerwünschte Verhalten aber wird beachtet, unangemessen und übertrieben streng kritisiert. Aus „einer Mücke wird ein Elefant“ gemacht, dadurch wird eine Menge Zeit und Energie unnütz vergeudet und natürlich ergibt sich bei den Betroffenen ein Anlaß zu unangenehmen Gefühlen.

Viele Menschen sind geradezu darauf aus, jeden Fehler, jeden Mangel bei anderen zu entdecken und lauthals „anzuklagen“. Und gerade in der Beratung, Betreuung und Pflege konzentrieren wir uns immer wieder auf die Schwächen, Probleme und Schwierigkeiten des Patienten, kümmern uns (oft ausschließlich) um die körperlichen Defizite des Betroffenen und übersehen immer wieder die positiven, gesunden Anteile und Stärken des älteren Menschen.

Neben diesen Aspekten scheinen bestimmte „Regeln“ und „Vorschriften“ für den Austausch und den Umgang mit Beachtung und Zuwendung von großer Bedeutung für uns zu sein. „Regeln" und „Vorschriften", mit denen wir schon bald nach unserer Geburt konfrontiert werden und die uns dann in unserer Kindheit vermittelt werden und über deren Einhaltung wir selbst und unsere Umwelt offenbar das ganze Leben wachen.

Eigentlich kennt jeder Mensch diese „Regeln", die er meist von den Eltern vermittelt bekam und die den Umgang mit Beachtung und Zuwendung bestimmten. Und ein großer Teil der Menschen hält sich eisern ein Leben lang daran, auch wenn sie sich damit auf Dauer gar nicht wohl fühlen und auch viele krank werden. Durch diese vermeintlichen „Regeln" wird der freie Fluß der gegenseitigen Beachtung und Zuwendung eingeschränkt, gesteuert und geregelt und führt zu Störungen im Austausch von Beachtung und Zuwendung, letztlich zu schlechten Gefühlen, Liebesverlust und Depression.

Störungen der Zuwendung

Folgende „Regeln" oder „Glaubenssätze" führen zu Störungen im freien Austausch von Zuwendung zwischen den Menschen:

▷ Gib keine positive Zuwendung her, es sei denn du mußt!

Viele Menschen sind der Ansicht, positive Zuwendung wäre begrenzt, sie hätten nur eine bestimmte Anzahl zur Verfügung und sie müßten damit haushalten. Sie sparen die positive Zuwendung für den Partner und die Kinder auf und vermeiden es nach Möglichkeit, positive Zuwendung anderen zu geben, auch wenn ihnen danach zumute ist.

Viele Menschen sind der Meinung, positive Zuwendung wäre etwas äußerst Kostbares, das man nicht nach Lust und Laune verschenken darf. Aus diesem Grund entsteht eine künstliche Verknappung positiver Zuwendung, und man benutzt vermehrt negative Zuwendung, um wenigstens etwas auszutauschen.

▶ Bitte nicht um positive Zuwendung, auch wenn du sie brauchst!

Das dürfte mit die strengste Regel sein. Es ist nicht erlaubt, ja ungehörig, nach positiver Zuwendung zu fragen, wenn man sie braucht. Gerade noch in Zweierbeziehungen ist es möglich, den anderen um positive Zuwendung zu bitten, andernorts, gar im Beruf scheint es kaum üblich, um Zuwendung zu bitten.

▶ Nimm keine positive Zuwendung an, auch wenn du gerne möchtest!

Dort, wo diese Regel gilt, hält sie die Menschen davon ab, positive Zuwendung anzunehmen – auch dann, wenn sie gerne möchten. Jeder kennt die Möglichkeiten, positive Zuwendung nicht anzunehmen, z. B., das ist nicht nötig, das ist doch nicht der Rede wert, das ist doch selbstverständlich usw.; wird dann häufig auf positive Zuwendung geantwortet und die positive Zuwendung damit nicht angenommen.

▶ Lehne keine Zuwendung ab, die du nicht möchtest!

Es kommt immer wieder vor, daß man Zuwendung bekommt, die sich entweder nicht gut anfühlt oder die man nicht haben mag. Positive Zuwendung bekommen, z. B. „bildschöne" Frauen meist nur für Schönheit, während all die anderen positiven Eigenschaften übersehen werden. Oder Männer bekommen Zuwendungen nur für Stärke, Leistung usw. Mit der Zeit werden diese Zuwendungen unangenehm, und die Betreffenden sind es leid, ausschließlich wegen einer Eigenschaft Zuwendung zu bekommen. Diese Zuwendung wird unangenehm, aber man getraut sich nicht, sie abzulehnen.

Ähnlich ist es mit negativer Zuwendung. Viele Menschen trauen sich nicht, sie zurückzuweisen, zu sagen, das nehme ich nicht an, das stimmt so nicht.

▶ Du darfst dir selbst keine positive Zuwendung geben!

Sich selbst positive Zuwendung zu geben, ist verboten. Schon den Kindern wird eingeschärft, daß Bescheidenheit „eine Zier“ ist und daß Eigenliebe, Sich-selbst-Mögen etwas Sündhaftes und Schlechtes sei.

Diese Regeln stellen die Rahmenbedingungen für den Umgang mit Zuwendung dar, die fast jeder von uns mit sich schleppt und die dazu führen, daß die meisten an einem Mangel an positiver Zuwendung leiden.

Es gibt noch andere Möglichkeiten, Streicheleinheiten abzulehnen, die Störungen im freien Austausch der Zuwendung bewirken. Folgende Methode ist möglich: man nimmt sie zwar hin, schüttelt sich aber innerlich und wertet so die Streicheleinheit ab, anstatt sie anzunehmen. Man kann auch sofort mit einer Gegen-Streicheleinheit reagieren, was kaum mehr bedeutet, als „ich habe keine verdient, hier meine Gegenleistung“.

Eine andere Abwehrstrategie lautet „die kennen dich ja gar nicht – das ist ja leeres Geschwätz“. Und das alles, obwohl in jedem Fall eine gute und echte Zuwendung gemeint war.

Schließlich gibt es noch alle möglichen Tabus, die den freien Austausch von positiver Zuwendung verhindern. Das Tabu der Homosexualität verhindert Streicheleinheiten zwischen Männern und zwischen Frauen; das Tabu der Heterosexualität gestattet Streicheleinheiten zwischen Männern und Frauen nur dann, wenn sie verlobt oder verheiratet sind: und körperliche Streicheleinheiten zwischen Erwachsenen und Kindern sind nur innerhalb der Familie – und auch hier nur unter bestimmten Voraussetzungen – nicht tabuisiert. Auch der Austausch von körperlichen Streicheleinheiten zwischen alten Menschen ist tabuisiert und erst recht der zwischen alten Menschen und dem Pflegepersonal.

Kurz: Der freie Austausch von Streicheleinheiten – das Instrument zur Erfüllung eines menschlichen Grundbedürfnisses – ist so streng geregelt, daß er den meisten von uns unmöglich gemacht wird.

Eine Folge ist, daß uns die Fähigkeit zur Liebe abhanden gekommen ist und schließlich gegen uns gewandt, zu Krankheit und Leid führt.

Zuwendung geben und bekommen

Ein Leben mit ausreichender Zuwendung ist das Gegenstück zu einem Leben ohne Liebe. Wenn wir die einengenden Regeln über den Austausch der Streicheleinheiten verstanden und überwunden haben, dann haben wir die Möglichkeit, frei und unbehindert Zuwendung zu geben und zu bekommen.

Und dann werden auch der Umgang und das Zusammenleben und -arbeiten mit dem alten Menschen liebevoller und menschlicher werden.

Wie können wir die Regeln überwinden, die zu Störungen des Zuwendungshaushaltes führen?

▶ Gib positive Zuwendung, wenn du willst!
Wie oft verspüren wir den Wunsch, jemand zu loben, ihn in den Arm zu nehmen, ein aufmunterndes Wort zu sagen oder ihn freundlich anzulachen? Und wie oft unterlassen wir es, um nicht aufzufallen, um keine „Regeln“ zu verletzen?

Nichts spricht dagegen, damit anzufangen, Streicheleinheiten auszutauschen, wenn uns danach zumute ist. Jeder Mensch hat das Bedürfnis nach Zuwendung, jeder bekommt gerne Zuwendung, und wir können jederzeit Streicheleinheiten verschenken, wenn wir es wollen. Sie werden uns nicht ausgehen!

▶ Frage nach positiver Zuwendung, wenn du sie brauchst!

Das Bedürfnis nach Zuwendung ist genauso natürlich wie Essen und Trinken, und niemand kann uns dieses Bedürfnis absprechen. Es ist in Ordnung, nach positiver Zuwendung zu fragen, wenn wir sie wollen.

▶ Nimm positive Zuwendung an, wenn du möchtest!

Diese Erlaubnis bedarf keiner besonderen Erklärung. Wir dürfen Zuwendung, die wir von anderen bekommen, annehmen und müssen sie nicht abwerten. Es ist in Ordnung, gelobt und anerkannt zu werden und das auch anzunehmen.

▶ Lehne Zuwendung ab, wenn du sie nicht möchtest!

Zuwendung die wir nicht wollen, können wir zurückweisen und nicht annehmen. Wir müssen nicht alles annehmen, was uns vor allem an negativer Zuwendung angeboten wird.

Wir können Kritik annehmen, wenn sie begründet ist, und dann unser Verhalten ändern, wir müssen aber keinesfalls all die unbedingten negativen Zuwendungen, mit denen wir täglich konfrontiert werden, akzeptieren. Wir können sie ablehnen.

▶ Du darfst dir selbst positive Zuwendung geben!

Wir dürfen uns über unsere Leistungen freuen, wir dürfen uns selbst gern haben, und wir dürfen auch zu unseren Leistungen und zu uns stehen. Jeder Mensch ist in seiner Art einzigartig und wertvoll, und es ist in Ordnung, uns dafür positive Zuwendung zu geben.

Jeder Mensch braucht Zuwendung, und gerade der ältere Mensch, der häufig nur noch wenig soziale Kontakte unterhält, braucht positive Zuwendung. Wenn der Altenpfleger damit beginnen würde, freier und unabhängiger mit Zuwendung umzugehen, wenn er sich und dem alten Menschen das Bedürfnis nach Zuwendung zugesteht, dann würde auch das Klima in unseren Einrichtungen angenehmer werden. Dann wäre manches Medikament und mancher Klinikaufenthalt überflüssig und das Zusammenleben und -arbeiten erfolgreicher und menschlicher.

Den gesunden Umgang mit Zuwendung kann man allerdings nicht nur aus Büchern erlernen. Man muß es tun!

Und mancher Leser wird dazu die Hilfe anderer brauchen. Zum gesunden Umgang mit Zuwendung ist es unerläßlich, damit bei sich selbst zu beginnen. Nur wenn ich einen ausgeglichenen Zuwendungshaushalt habe, wenn ich genügend positive Zuwendung bekomme, bin ich fähig, autonom mit Zuwendung umzugehen, und benötige keine umständlichen Verfahren mehr, um Zuwendung zu erhalten.

Notwendigkeit der Kommunikation

Die Notwendigkeit der Kommunikation ist auf den ersten Blick den meisten Menschen verständlich. Weshalb Kommunikation aber tatsächlich notwendig und sogar unvermeidlich ist, läßt sich schwerer durchschauen.

Kommunikation, also Verständigung, geschieht, wie häufig angenommen wird, nicht nur durch Sprache und Worte, sondern auch durch nichtsprachliche (non-verbale) oder außersprachliche Phänomene, z. B. Tonfall, Schnelligkeit oder Langsamkeit des Sprechens, Pausen, Lachen usw., durch Körperhaltung, Körpersprache, Mimik usw.

Wichtig •

Verhalten jeder Art ist Kommunikation!

Verhalten und Kommunikation

Verhalten ist etwas, das wir nicht vermeiden können, anders ausgedrückt, wir können uns nicht NICHT verhalten.

Wenn man also akzeptiert, daß alles Verhalten in einer zwischenpersönlichen Situation (man kann aber auch mit sich selbst, seinen Einbildungen oder Halluzinationen sprechen) Mitteilungscharakter hat, d. h. Kommunikation ist, so folgt daraus, daß man, wie immer man es anstellen mag, nicht NICHT kommunizieren kann. Handeln oder Nichthandeln, Worte oder Schweigen haben alle Mitteilungscharakter; sie beeinflussen andere, und diese anderen können ihrerseits nicht NICHT auf diese Kommunikation reagieren und kommunizieren damit selbst.

Kommunikation ist damit ein kreisförmiges System von gegenseitiger Beeinflussung und Wirkung; ein komplexes System von Aktion und Reaktion, Wirkung und Gegenwirkung.

Das Bedürfnis nach Kommunikation, nach Interaktion ist ein zutiefst menschliches Bedürfnis – Kommunikation ist notwendig.

Formen der Kommunikation

Man kann folgende Aufgaben und Formen der Kommunikation unterscheiden:

Inhaltsebene

▷ Informationsübermittlung (Inhaltsaspekt, Inhaltsebene, Sachebene)

Beziehungsebene

▷ Definition der Beziehung zwischen Menschen (Beziehungsaspekt, Beziehungsebene)

Jede Mitteilung, jede Kommunikation enthält als Inhalt also Informationen, gleichgültig ob diese Informationen falsch oder richtig, wahr oder unwahr sind. Gleichzeitig enthält aber jede Mitteilung, jede Kommunikation einen weiteren Aspekt, der zwar weniger auffällig, doch genauso wichtig ist – nämlich einen Hinweis darauf, wie ihr Sender sie vom Empfänger verstanden haben möchte. Sie definiert also, wie der Sender die Beziehung zum Empfänger sieht, in welcher Beziehung die beiden zueinander stehen sollen.

Wir finden somit in jeder Kommunikation einen Inhalts- und einen Beziehungsaspekt. Der Beziehungsaspekt wird allerdings verhältnismäßig selten bewußt und ausdrücklich definiert, besprochen oder geklärt.

Die zwei Formen der Kommunikation, die sich unterscheiden lassen und für unsere Zwecke von Bedeutung sind (es gibt noch andere Formen) werden folgendermaßen beschrieben:

- Symmetrische Kommunikation
  Gleichmäßige Kommunikation
- Komplementäre Kommunikation
  Sich-ergänzende Kommunikation

Symmetrische und komplementäre Kommunikation

Die symmetrische Kommunikation beruht auf Gleichheit, die komplementäre Kommunikation auf Ungleichheit zwischen den Partnern. Die symmetrische Kommunikation zeichnet sich durch Streben nach Gleichheit und Verminderung von Unterschieden zwischen den Partnern aus, die Partner sind einander ebenbürtig. Die komplementäre Kommunikation beruht auf sich gegenseitig ergänzenden Unterschiedlichkeiten in der Beziehung zwischen den Partnern.

Bei der komplementären Kommunikation gibt es zwei verschiedene Positionen: ein Partner nimmt die vorrangige (primäre) Stellung ein, der andere Partner die zweitrangige (sekundäre).

Diese Positionen haben jedoch nichts mit stark und schwach, gut und schlecht zu tun.

Komplementäre Kommunikation ergibt sich beispielsweise zwischen Mutter und Kind, zwischen Arzt und Patienten.

Störungen der Kommunikation

Störungen der Kommunikation, das Nicht-mehr-miteinander-Sprechen, Sprachlosigkeit, aber auch das Nicht-mehr-miteinander-Auskommen

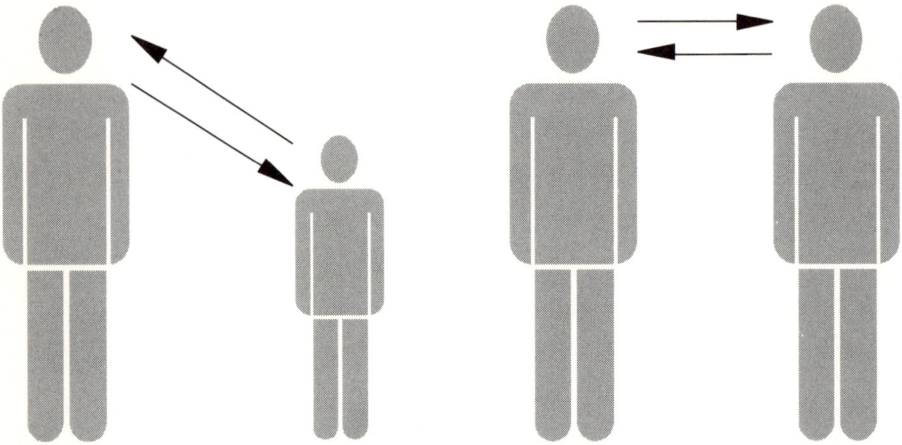

Abb. 7: Symmetrische und komplementäre Kommunikation

sind leider weit verbreitet und können verschiedene Ursachen haben.

Zu Störungen in der Kommunikation können folgende „Manöver“ der Gesprächspartner führen:

▶ Der Versuch, nicht zu kommunizieren.
Dieser Versuch wird meist unternommen, um die Stellungnahme zum anderen zu vermeiden, die mit jeder Kommunikation gegeben ist.

Da es jedoch unmöglich ist, nicht zu kommunizieren, befindet sich der Betreffende in einer sehr schwierigen Situation. Er hat bestimmte Möglichkeiten, um darauf zu reagieren.

▷ Er kann den anderen abweisen und ihm mehr oder weniger mißverständlich klarmachen, daß er an einem Gespräch nicht interessiert ist. Die Herstellung einer Beziehung oder einer Stellungnahme kann er aber damit nicht vermeiden. Typisch dafür ist, daß der Angesprochene nicht auf Fragen antwortet, oder daß er weggeht.

▷ Er kann nachgeben, wird dann aber meist doch in ein Gespräch verwickelt. Wir finden das vor, wenn der Partner nur kurz und unwillig antwortet, ein abweisendes Gesicht zeigt oder sich während der Antwort woanders hin wendet.

▷ Er kann auch die eigenen Aussagen und/oder die des Partners entwerten. Er kann sie, absichtlich oder unabsichtlich, mehrdeutig machen durch Widersprüche, Ungereimtheiten, Themenwechsel und durch unvollständige Sätze einer klaren Aussage berauben.

▷ Er kann als letztes Mittel vortäuschen, unfähig zur Kommunikation zu sein. Er wird dann Unkenntnis der Sprache, Trunkenheit oder Taubheit vortäuschen.

▶ Verwechseln des Inhaltsaspektes mit dem Beziehungsaspekt.

Viele Störungen der Kommunikation entstehen durch die fehlende oder unzureichende Unterscheidung zwischen der Inhalts- und der Beziehungsebene.

▷ Die Partner sind sich auf der Inhaltsebene uneinig, auf der Beziehungsebene einig. Ihre Beziehung zueinander ist geklärt, aber über ein bestimmtes Thema sind sie verschiedener Ansicht.
Z. B.: der Stationsleiter und der Mitarbeiter A sind sich über eine Pflegemaßnahme uneinig, die Stellung des Stationsleiters wird von beiden aber nicht in Frage gestellt.

▷ Die Partner sind sich auf der Inhaltsebene einig, auf der Beziehungsebene dagegen nicht. Man ist sich darüber einig, daß eine bestimmte Meinung richtig ist, man ist sich jedoch uneins, wer die Meinung vertreten darf.

Z. B.: der Stationsleiter und Mitarbeiter B sind sich über die Pflegemaßnahme einig, aber Mitarbeiter B darf sie nicht anordnen, und sie sind sich über die Stellung des einzelnen nicht einig.

▷ Die Partner sind sich auf der Inhalts- und der Beziehungsebene uneinig. Man ist sich über eine bestimmte Meinung uneins und darüber, wer sie vertreten darf.
Z. B.: der Stationsleiter und Mitarbeiter C sind sich über eine Pflegemaßnahme uneinig und sind außerdem im Streit, wer was zu sagen hat.

▷ Man versucht, inhaltlich Probleme auf der Beziehungsebene zu klären oder umgekehrt Beziehungsprobleme auf der Inhaltsebene.
Z. B.: der Stationsleiter und Mitarbeiter D sind sich über eine Pflegemaßnahme uneinig, diskutieren jedoch statt der Pflegemaßnahme ihre Beziehungen zueinander; oder: der Stationsleiter und Mitarbeiter E sind sich über ihre jeweilige Stellung und Befugnis uneins, diskutieren jedoch über eine bestimmte Pflegemaßnahme.

▶ Übertreiben der Gleichheit (Symmetrische Eskalation)

Die meisten Menschen (und Staaten) scheinen Gleichheit (Symmetrie) dann am beruhigendsten zu finden, wenn sie selbst „ein bißchen gleicher" als die anderen sind. Diese Tendenz zu mehr als gleicher Gleichheit bedingt die typische eskalierende Eigenschaft symmetrischer Beziehungen, sobald diese ihre Stabilität zu verlieren beginnen.
Z. B.: in einem Pflegeteam, in dem ja alle gleichberechtigt sein sollten, entstehen durch Personalwechsel Diskussionen und Streitigkeiten darüber, ob ja niemand mehr als der andere macht oder ob der Neue nicht nach Höherem strebt usw.

▶ Starre Komplementarität

Während in einer gesunden Kommunikation der Wechsel von symmetrischer Kommunikation zu komplementärer Kommunikation und umgekehrt

sinnvoll und notwendig ist, führt das Beharren auf der Unterschiedlichkeit der Ergänzung zur Störung der Kommunikation. Diese Störung der Kommunikation findet sich vermehrt bei Menschen mit psychisch auffälligem Verhalten, ist aber auch alltäglich.
Z. B.: der Stationsleiter fällt durch Krankheit aus, es ist niemand bereit, die Aufgabe zu übernehmen, alle Mitarbeiter warten auf Anweisungen.
Wir haben hier nur das „Wie“ von Kommunikationsstörungen erläutert, das „Warum“, die Hintergründe, die zu diesen Störungen führen, sind immer individuell verschieden. Eine Klärung des „Warum“ ist für eine Verbesserung der Kommunikation auch meist nicht erforderlich, kann jedoch das Verständnis erleichtern.

Förderliche Kommunikation

Sämtliche Formen förderlicher Kommunikation beschreiben zu wollen, würde den Umfang des Buches bei weitem überschreiten. Sind die möglichen Störungen bekannt, dann können sie vermieden werden und andere Wege des Umgangs miteinander beschritten werden. An dieser Stelle sei auf weiterführende Fachliteratur verwiesen (siehe Literaturhinweise), sowie vor allem auf Seminare und Kurse, denn auch förderliche Kommunikation läßt sich am besten durch Üben erlernen. Außerdem sei auf das ausführliche Kapitel über Gesprächsführung in diesem Buch ab Seite 371 verwiesen.

Wiederholungsfragen ●

Frau Kessler wird seit einiger Zeit durch die Sozialstation betreut. Sie ist mit der Versorgung durch die Schwestern sehr zufrieden. Manchmal möchte sie es ihnen gerne sagen, aber sie befürchtet, dann nicht mehr so gut betreut zu werden.
Ihre Gehübungen macht sie regelmäßig und hat damit Fortschritte erzielt. Sie kann sich wieder weitgehend selbständig in ihrer Wohnung bewegen. Darüber ist sie sehr froh und erwartet eigentlich Anerkennung dafür, bekommt sie aber nicht.
Anerkennung bekommt sie von den Schwestern, weil sie ihren Haushalt noch so gut selbst versorgt. Diese nimmt sie allerdings nicht an, da Frau Kessler der Meinung ist, daß sie es nicht mehr so gut wie früher schafft.

Die Tochter, die selten zu Besuch kommt, lobt Frau Kessler immer wieder dafür, daß sie trotz ihrer Behinderung versucht, alles selbständig zu meistern.
Mit dieser Form der Zuwendung fühlt sich Frau Kessler allerdings nicht mehr wohl, weil sie immer häufiger das Bedürfnis verspürt, mehr Hilfe von ihrer Tochter zu bekommen.
Eigentlich denkt sie schon, daß sie ganz gut mit allem zurecht kommt, sich selbst gibt sie dafür keine Anerkennung.

① Welche Formen von Störungen der Zuwendung können Sie bei diesem Beispiel erkennen?
② Was könnte man anders machen?

Übungen ●

Zuwendung
Damit Ihnen Ihre Zuwendungsmuster bewußter werden, überdenken Sie die letzten achtundvierzig Stunden. Bewerten Sie ihre Fähigkeit, Zuwendung zu geben und zu empfangen.

① Wem haben Sie Zuwendung gegeben? Wie haben Sie diesen Personen Zuwendung gegeben? Positive? Negative?
② Haben Sie es vermieden, jemandem Zuwendung zu geben? Warum? Wünschten Sie, Sie hätten jemandem Zuwendung gegeben? Warum?
③ Wer hat Ihnen Zuwendung gegeben? Wie haben diese Personen Ihnen Zuwendung gegeben? Positive?
④ Haben Sie es vermieden, von jemand Zuwendung zu bekommen? Warum? Wünschten Sie, jemand hätte Ihnen Zuwendung gegeben?

Kommunikation
Achten Sie bei Ihrer Arbeit oder im privaten Bereich auf die Kommunikationsformen.

① Erkennen Sie bestimmte Formen?
② Was haben diese Formen mit dem Betreffenden zu tun?
③ Wie würden Sie Störungen vermeiden?

Atmung

Die Atmung ist das Grundbedürfnis, das der Mensch in der Regel ohne bewußte Aktivität befriedigt, d. h., wir sind uns unserer Atmung selten bewußt, wir atmen automatisch, es atmet uns!

Jede Veränderung, jede Störung der Atmung kann unser Leben bedrohen. Die Atmung ist daher ein

Grundbedürfnis, für das wir selten bewußt sorgen müssen, dessen Nicht-Befriedigung wir aber nur kurz überleben könnten.

Physiologie der Atmung

Die Aufgabe der Atmung ist die Versorgung des Körpers und seiner Zellen mit Sauerstoff (O_2) und die Ausscheidung von Stoffwechselprodukten der Atmung, vor allem Kohlendioxid (CO_2). Man unterscheidet bei der Atmung eine *äußere* und eine *innere* Atmung.

Äußere Atmung

Die äußere Atmung ist der Gasaustausch in den Lungen. Frische Atemluft (21% Sauerstoff, 78% Stickstoff, 0,03% Kohlendioxid und als Rest Edelgase) wird bei der Einatmung (Inspiration) durch Unterdruck über Nase, Mund und Luftröhre (Trachea) in die Lungen eingesaugt. Über die Luftröhrenäste (Bronchien) gelangt die Einatemluft in die Lungenbläschen (Alveolaren). In den Lungenbläschen erfolgt der Gasaustausch mit dem Blut. Sauerstoff wird in das Blut aufgenommen und Kohlendioxid vom Blut abgegeben. Bei der Ausatmung (Expiration) wird die Ausatemluft (16% Sauerstoff, 78% Stickstoff, 4% Kohlendioxid sowie Wasserdampf und Edelgase) durch Zusammenziehen des Brustkorbes aus den Lungen gepreßt.

Die äußere Atmung beruht auf wechselnden Druckverhältnissen zwischen außen und innen, die man Atemtechnik nennt. Diese Druckunterschiede werden durch Zusammenziehen (Kontraktion) der Zwischenrippenmuskeln (Interkostalmuskel), des Zwerchfells (Diaphragma) und der Bauchmuskulatur erzeugt. Je nachdem, welche Muskeln bei der Atmung überwiegend eingesetzt werden, spricht man von Brustatmung (Kostalatmung) oder Zwerchfell-, Bauchatmung (Abdominalatmung). Eine ruhige Atmung erfolgt durch den geschlossenen Mund, sie ist gleich- und regelmäßig, tief und langsam und bewegt sich bis in den Bauchraum. Eine angestrengte Atmung ist kurz, rasch und hörbar, sie bleibt im oberen Brustbereich.

Innere Atmung

Die innere Atmung ist die Sauerstoffabgabe aus dem Blut in die Zellen und die Kohlendioxidaufnahme aus den Zellen in das Blut. Die innere Atmung wird durch die unterschiedliche Sauerstoff- und Kohlendioxidkonzentrationen im Blut und in den Zellen angeregt und gesteuert.

Im Regelfall atmet der Mensch, ohne daß er daran denken muß. Die Steuerung der Atmung erfolgt durch komplexe Regelsysteme im Körper, denen das Atemzentrum im Gehirn übergeordnet ist.

Atemrhythmus

Der Atemrhythmus ist regelmäßig, seine Häufigkeit (Frequenz) liegt beim Erwachsenen zwischen 16–20 Atemzügen, beim Neugeborenen zwischen 40–44 Atemzügen in der Minute. Unterschiede der Atemfrequenz stehen im Zusammenhang mit dem Herzschlag, mit Ruhe und Anstrengung, mit Schlafen und Wachsein und mit Gefühlen.

Der Zusammenhang zwischen Atmung und Gefühlen ist von besonderer Bedeutung. Durch bewußte oder unbewußte Veränderungen der Atmung können Gefühle beeinflußt, zurückgehalten oder zugelassen werden. Mit oberflächlicher Atmung können wir Gefühle, z. B. Traurigkeit, zurückhalten, durch tiefes Durchatmen werden Gefühle bewußter und intensiver. Sprachliche Beispiele, die jeder kennt, zeigen den Zusammenhang zwischen Atmung und Gefühl, z. B. bei Schreck „bleibt einem die Luft weg“, etwas kann „atemberaubend schön“ sein, bei Ärger „holen wir erst mal tief Luft“ und wir sprechen auch von Dingen „die in der Luft liegen“.

Daneben hat die Atmung auch Funktionen, die im geistig-religiösen Bereich liegen. So besondere Atemübungen bei der Meditation, der Geist, der als Atemhauch beschrieben wird usw.

Durch die Atmung treten wir auch in Bezug zu unserer Umwelt, wir atmen sie ein, wir verleiben sie uns ein. Neben der Haut, mit der wir von unserer Umwelt abgegrenzt sind, ist die Atmung eine wichtige Funktion, die unsere Beziehung zur Umwelt darstellt. Von aktueller Bedeutung ist in diesem Zusammenhang die Luftverschmutzung, durch die wir gezwungen sind, Giftstoffe aufzunehmen, ohne etwas dagegen unternehmen zu können.

Wichtig •

Das Grundbedürfnis nach Luft und Atmung berührt über die körperlichen Aspekte hinaus unser menschliches Dasein in seiner Ganzheit. Jede Störung der Atmung hat also außer den oft bedrohlichen körperlichen Erscheinungen auch Auswirkungen im psychischen und geistigen Bereich.

Störungen der Atmung

Störungen der Atmung können vielfältige Ursachen im körperlichen und psychischen Bereich haben. Folgende Störungen können auftreten:

▶ Veränderung der Atemfrequenz

Bradypnoe

▷ Verlangsamte Atmung (Bradypnoe)
Meist durch Hirnerkrankungen, Vergiftungen (Schlafmittel) und komatöse Zustände verursacht.

Tachypnoe

▷ Beschleunigte Atmung (Tachypnoe)
Sie tritt auf bei Lungenerkrankungen, Mangel an Blutzellen (Anämie) und bei erhöhtem Stoffwechsel, z. B. bei Fieber.

Nasenflügelatmung

▷ Nasenflügelatmung
Die Nasenflügel blähen sich bei jedem Atemzug auf, z. B. bei Lungenerkrankungen bei Säuglingen.

Hyperventilation

▷ Übersteigerte Atmung (Hyperventilation)
Übersteigerte Atmung über einige Zeit führt zu folgenden Symptomen: Herzklopfen, Schwitzen, Kribbeln und kalte Hände und Füße (Extremitäten). Das verursacht Angst, und durch die Angst

wird die Atmung weiter gesteigert. Im Extremfall kann es durch diese Überatmung zu Krampfzuständen mit Pfötchenstellung der Finger und Bewußtlosigkeit kommen. Diese Erscheinungen verschwinden, wenn die normale Atmung wieder einsetzt. Da ein möglicher Auslöser für die Hyperventilation die Angst ist, kann man versuchen, den Patienten zu beruhigen, zu ruhiger Atmung anzuregen, ihm Zuwendung und Sicherheit geben. Im akuten Fall kann man die Atmung dadurch normalisieren, daß man den Patienten kurze Zeit in eine Plastiktüte atmen läßt. Treten diese Zustände häufiger auf, sollte man den Patienten anregen, sich aktiv mit seinen (verdrängten) Angstgefühlen auseinanderzusetzen.

Schonatmung

▶ Störungen des Atemrhythmus und der Atemtiefe

▷ Schnelle und oberflächliche Atmung (Schonatmung)

Die Schonatmung ist eine normale Reaktion auf Schmerzen im Brustkorb (Thorax), bei Rippenbrüchen, Rippenfellentzündung (Pleuritis) und Lungenentzündung (Pneumonie).

Vertiefte Atmung

▷ Vertiefte Atmung

Sie tritt häufig bei komatösen Zuständen auf. Tiefe Atemzüge bei langsamer Atemfrequenz.

Kußmaulatmung

▷ Kußmaulatmung (nach einem deutschen Internisten)

Die Kußmaulatmung ist eine besonders tiefe, regelmäßige Atmung. Zu Beginn ist die Atemfrequenz verringert, später beschleunigt. Die Patienten sind meist schläfrig, benommen (somnolent) oder bewußtlos. Die Kußmaulatmung findet sich bei schweren Stoffwechselstörungen, die von einer Übersäuerung (Azidose) des Blutes begleitet werden, z. B. beim diabetischen Koma.

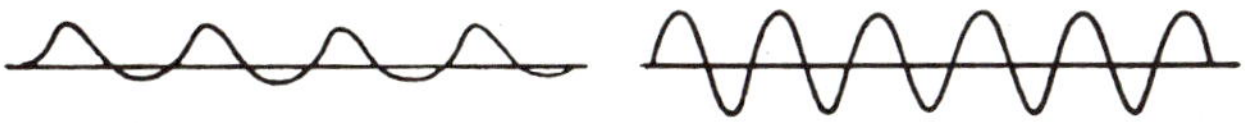

Abb. 8: Normale Atmung Kußmaulatmung

Cheyne-Stokes-Atmung

▷ Cheyne-Stokes-Atmung
(benannt nach zwei englischen Ärzten)
Die Cheyne-Stokes-Atmung beginnt mit kleinen, flachen Atemzügen, die allmählich immer mehr in tiefere, keuchende Atemzüge übergehen. Sie nehmen dann langsam wieder ab (bis zu 5 Atemzügen in der Minute) und verflachen, bis eine Atempause eintritt. Die Cheyne-Stokes-Atmung tritt bei Erkrankungen des Gehirns, Vergiftungszuständen und bei Sterbenden auf. Gelegentlich tritt die Cheyne-Stokes-Atmung auch bei gesunden Menschen im Schlaf auf.

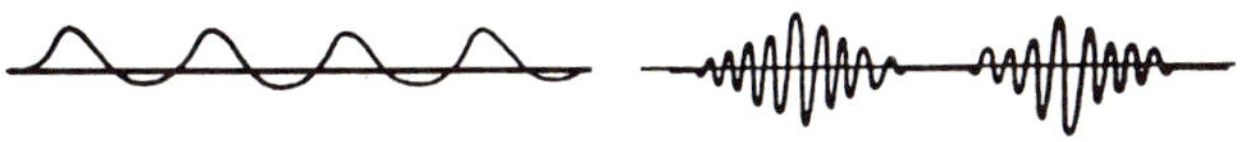

Abb. 9: Normale Atmung Cheyne-Stokes-Atmung

Schnappatmung

Als extreme Form der Cheyne-Stokes-Atmung kann die Schnappatmung auftreten. Das sind einzelne Atemzüge, die oft kurz vor dem Tod auftreten und durch eine schwere Schädigung des Atemzentrums bedingt sind.

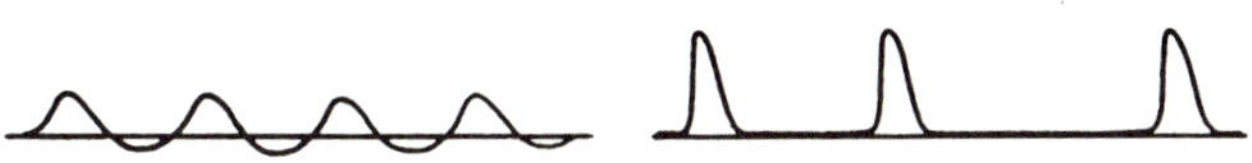

Abb. 10: Normale Atmung Schnappatmung

▶ Atemgeräusche
Atemgeräusche treten bei Schwellungen der Nasenschleimhaut, bei Entzündungen im Rachen, bei Schleimansammlungen in den Luftwegen und bei Erkrankungen der Atemwege (Trachea, Bronchien, Lunge) auf. Die Atemgeräusche können

keuchend, schnappend, schnarchend, röchelnd und pfeifend sein.

► Atemgeruch

Atem- und Mundgeruch kann durch schlechte Mundhygiene entstehen. Pathologische Atemgerüche sind:

▷ Azetongeruch bei diabetischem Koma
▷ Fäulnisgeruch bei eitrigen Erweiterungen der Bronchien (Bronchiektasien) und bei Lungengangrän
▷ Ammoniakgeruch bei Leberkoma und Speiseröhrenblutungen (Ösophagusblutungen)

► Atemnot

Die Atemnot (Dyspnoe) ist eine subjektive Empfindung. Bewußtlose Patienten haben selbst bei schweren Atemstörungen keine Atemnot. Patienten mit Atemnot leiden unter erschwerter Atmung, Beklemmungsgefühl, Kurzatmigkeit und Lufthunger. Folgende Arten der Atemnot werden unterschieden

▷ Atemnot bei der Einatmung (inspiratorische Dyspnoe)
  Sie tritt bei Verlegungen und Verengungen des Kehlkopfs und der oberen Luftwege auf.
▷ Atemnot bei der Ausatmung (expiratorische Dyspnoe)
  Sie tritt bei chronischen Lungenerkrankungen und beim Asthma Bronchiale auf.
▷ Atemnot bei der Ein- und Ausatmung (Gemischte in- und expiratorische Dyspnoe)
  Sie tritt vor allem bei Herzerkrankungen auf.

► Sputum

Das Sekret oder der Bronchialschleim ist das normale und notwendige Absonderungsprodukt der Bronchial-, Rachen- und Nasenschleimhäute.

Als Sputum bezeichnet man vermehrtes Sekret mit Beimengungen von Zellen, Blut, Eiter und Bakterien. Sekret und Sputum können meist durch Husten oder Räuspern aus den Atemwegen herausbefördert werden. Bei schweren Erkrankungen muß das Sputum abgesaugt werden (siehe dazu unter: atemunterstützende Maßnahmen). Veränderungen des Sputums weisen auf bestimmte Erkrankungen hin.

▷ Schaumiges, weißes bzw. rosafarbenes Sputum tritt bei der (Links-)Herzinsuffizienz auf (Lungenödem).
▷ Schleimiges, fadenziehendes Sputum kommt bei Katarrh der oberen Luftwege vor.
▷ Zähes, glasiges Sputum tritt bei Asthma und Bronchitis auf.
▷ Klumpiges Sputum kommt bei Lungenemphysem und -gangrän vor.
▷ Dreischichtiges Sputum ist typisch bei Bronchiektasen.
▷ Verschiedene Beimengungen im Sputum können nur mikroskopisch gesehen werden. Bakterien und andere Mikroorganismen können das Sputum infektiös machen. Das Sputum muß dann besonders behandelt werden.

Atemunterstützende Maßnahmen

Ist bei einem Patienten die Atmung gestört, so kommen verschiedene atemunterstützende Maßnahmen zur Anwendung. Ziele der atemunterstützenden Maßnahmen sind die freie, unbehinderte Atmung, die Angstminderung und Angstfreiheit, die Aushustung und Entleerung von Sekreten und die Verhinderung von Schäden, z. B. Lungenentzündung (Pneumonie) usw.

▶ Luftbefeuchtung

Ein ausreichend hoher Grad an Luftfeuchtigkeit ist für eine gesunde Atmung wichtig. Sinkt die Luftfeuchtigkeit unter 40 %, wird das Atmen behindert. Die Luft kann durch übliche Luftbefeuchter verbessert werden. Auch Verdampfer und Verdunster sind sinnvoll, wenn sie regelmäßig gereinigt und mit Wasser gefüllt werden (auf Hygiene achten!). Noch einfacher läßt sich die Luft mit feuchten Tüchern, die im Raum aufgehängt werden, verbessern.

► Mundhygiene
Eine sinnvolle und zweckmäßige Mundhygiene ist zur Unterstützung der Atmung notwendig (siehe dazu Seite 177).

► Atemgymnastik/Atemtherapie
Eine regelmäßig durchgeführte Atemgymnastik und Atemübungen sind in der Altenpflege vor allem bei länger bettlägerigen Patienten von Bedeutung. Die Atemübungen können Fehlatmung vermeiden helfen, dienen der Einübung einer zweckmäßigen Atmung und helfen, die Sekrete zu lösen und auszuhusten. Die Atemtherapie wird in der Regel vom Arzt angeordnet und von Physiotherapeuten und Krankengymnasten durchgeführt.

Die Altenpflegerin kann die Atemtherapie unterstützen, indem sie

▷ den Patienten über die Atemübungen informiert
▷ den Patienten zum regelmäßigen, tiefen Ausatmen anhält
▷ einfaehe Atemübungen mit dem Patienten durchführt, z. B. tiefes Atmen mit Bewegung von Armen und Beinen, einen Luftballon aufblasen lassen, gegen den leichten Widerstand der Hand auf dem Brustkorb einatmen lassen.

► Atemunterstützende Lagerung
Ziele einer atemunterstützenden Lagerung sind die Entlastung des Brustraumes, die Unterstützung der Atemmuskulatur und die Erleichterung des Sekretabhustens.

Atemunterstützende Lagerungen sind:

▷ Sitzende Stellung
Der Patient wird über die Maßnahme informiert, das Kopfteil wird hochgestellt oder ein festes Kissen hinter den Rücken gesteckt, die Arme werden auf einem Kissen abgestützt und eine Rolle unter die Knie gelegt.

▷ Sekretentleerungslage (Quincke-Hängelage)
Das ist eine schräge Lage auf dem Bauch quer über das Bett. Die Patientin wird informiert und erhält ein gerolltes Kissen unter den Bauch, der Kopf und die Arme werden auf einen Stuhl mit kleinem Kissen aufgestützt. Auf eine gute Lagerung der Füße ist zu achten, die Zehen dürfen nicht aufliegen. Die Patientin soll entspannt liegen, damit sie abhusten kann. Für das abgehustete Sekret reicht man der Patientin eine Nierenschale oder einen Einmalbecher.

▶ Unterstützung bei der Sekretentleerung

- ▷ Zum Auffangen des Sputums reicht man Papiertücher oder besondere Gefäße, wie einen Sputumbecher. Der Becher kann mit Wasser oder einer milden Desinfektionslösung gefüllt werden.

▷ Atemgymnastik/Atemtherapie (siehe dazu S. 110)

▷ Abreibung
Der Patient wird über die Maßnahme informiert, danach wird der Rücken und/oder die Brust mit Franzbranntwein o. ä. abgerieben. Auch durchblutungsfördernde und sekretlösende Salben werden angewendet.

▷ Abklatschen des Brustkorbes
Das Abklatschen oder Abklopfen des Brustkorbes wird mit der hohlen Hand durchgeführt. Der Patient wird über das Abklopfen informiert und auf-

gefordert, tief durchzuatmen. Dann wird der Rükken mit leichten Schlägen, am besten in Verbindung mit Franzbranntwein o. ä., abgeklopft.

▷ Medizinische Maßnahmen
Die Sekretentleerung kann durch ärztlich verordnete Medikamente gefördert werden. Die dabei zur Anwendung kommenden Aerosole werden nach der Packungsbeilage benutzt.

▷ Aushusten von Sekret
Die Patientin wird informiert, dann soll sie sich entspannt aufsetzen, tief Luft holen und kräftig husten. Die Patientin kann mehrmals täglich zum Abhusten angehalten werden.

Absaugen von Sekret

▷ Absaugen von Sekret
Das Absaugen von Sekret mit Absauggeräten erfolgt nur auf Anweisung durch einen Arzt. Man unterscheidet zwischen dem blinden, intratrachealen Absaugen und dem endotrachealen Absaugen. Beim endotrachealen Absaugen wird der Absaugkatheter durch einen Tubus oder eine Trachealkanüle geführt, dieses darf nur von besonders geschultem Personal durchgeführt werden.

Wichtig ist bei beiden Methoden, auf Hygiene und Sterilität zu achten.

Beim blinden, intratrachealen Absaugen geht man folgendermaßen vor:

Durchführung des Absaugens

Material bereitstellen
Komplettes Absauggerät
Einmalabsaugkatheter (endständige Öffnung 10–14 Charrière)
Einmalhandschuhe
Flasche mit Aqua destillata

Patient über das Absaugen informieren
Gerät betriebsbereit schalten
Vakuumregler auf 1–2 m Wassersäule stellen

Aqua destillata bereitstellen
Hände desinfizieren
Handschuhe anziehen
Absaugkatheter aus der Hülle nehmen und mit dem Ansatzstück verbinden
Absaugkatheter in Auqua destillata anfeuchten
Gerät in Betrieb nehmen
Werden Mund und Nase abgesaugt, mit dem Mund beginnen
Katheter vorsichtig ohne Sog einführen (Katheter abknicken)
Der Katheter wird nur bis in den Rachen eingeführt
Tieferes Absaugen ist dem Arzt vorbehalten
Sog herstellen, den Katheter mit leichten Drehbewegungen zurückziehen
Katheter mit Aqua destillata durchspülen
Absaugvorgang wiederholen, bis die Atemwege frei sind
Den Absaugkatheter in die Hand nehmen, Handschuhe darüber stülpen und entsorgen.
Absaugschlauch mit Aqua destillata durchspülen und Gerät abstellen

Zu beachten:
Aqua destillata erneuern
Sekretflasche bei Bedarf, mindestens täglich wechseln und desinfizieren (siehe Seite 112 über das Absauggerät)

Verlegung der Atemwege

Eine teilweise oder vollständige Verlegung der Atemwege kann in den oberen und unteren Atemwegen vorkommen. Dies kann durch Blut, Sekret, Erbrochenes und durch Fremdkörper geschehen. Auch akute Schwellungen im Rachen durch Insektenstiche und bei bestimmten Infektionskrankheiten können zur Verengung und Verlegung der Atemwege führen. Besonders gefährdet sind Bewußtlose dadurch, daß der Unterkiefer zurücksinkt und der Zungengrund zurückfällt und damit die Atemwege verlegt werden. In der Altenpflege führt das Verschlucken von Zahnersatz und Teilprothesen zur Verlegung der Atemwege.

Die teilweise oder vollständige Verlegung der Atemwege ist ein lebensbedrohlicher Zustand, der eine sofortige Freilegung und das Freihalten der Atemwege notwendig macht.

Freihalten der Atemwege

▷ Freilegen der Atemwege:
Überstrecken des Halses
Freilegen der Atemwege durch Entfernen von Fremdkörpern und/oder Absaugen von Mund und Rachen.

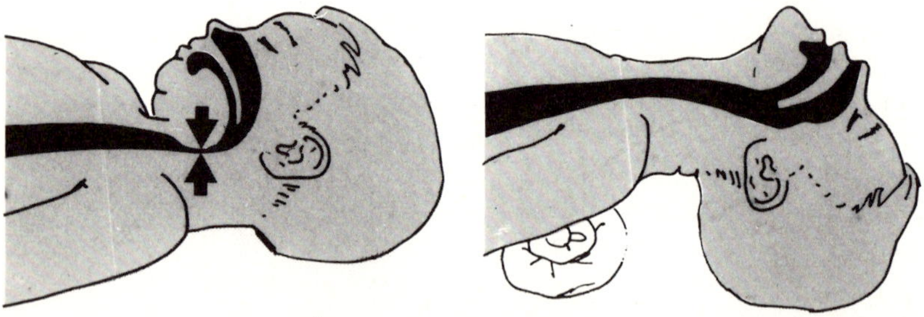

Abb. 11: Überstrecken des Halses

▷ Freihalten der Atemwege:
Überstrecken des Halses
Stabile Seitenlagerung

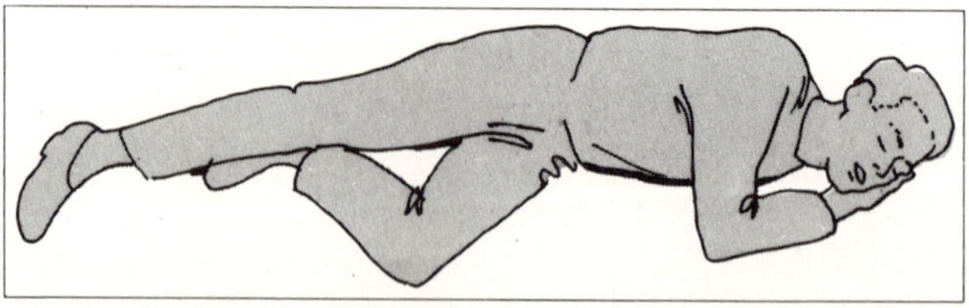

Abb. 12: Stabile Seitenlage

Sauerstoffverabreichung

▷ Sauerstoff (O_2) ist wie ein Medikament nur auf ärztliche Verordnung hin zu verabreichen. Die ärztliche Verordnung muß die Dauer der Anwendung, die Menge des Sauerstoffs in Liter/Minute und die Art der Verabreichung (Sonde, Maske) enthalten.

Die Sauerstoffversorgung erfolgt in der Altenpflege in der Regel durch Gasflaschen, während in Krankenhäusern meist zentrale Anlagen mit Wandanschlußbuchsen vorhanden sind. Sauerstoff wird in blauen Flaschen mit 10 oder 40 Litern Inhalt geliefert. Für transportable Geräte in der ambulanten Altenpflege gibt es auch 2-Liter-Flaschen. (Aufbau und Umgang mit dem Sauerstoffgerät siehe Seite 116).

Reiner Sauerstoff darf nie verwendet werden. Es wird immer ein Luft-Sauerstoff-Gemisch nur nach Anfeuchtung mit Wasser zur Inhalation verwendet. Zur Befeuchtung des Luft-Sauerstoff-Gemisches werden verschiedene Geräte verwendet. Um die Infektionsgefahr zu vermindern, wird zur Anfeuchtung nur steriles Aqua destillata verwendet und täglich erneuert.

Werden keine Einmalmasken oder -sonden verwendet, müssen die benutzten Geräte nach Gebrauch desinfiziert werden.

▶ Verabreichung von Sauerstoff

▷ mit Einmalsonde aus Kunststoff und Schaumgummikissen.
Sie wird ca. 1 cm weit in die Nase eingeführt

▷ mit der Sauerstoffbrille
Sie hat einen doppelten Kunststoffschlauch, die Enden werden in beide Nasenlöcher eingeführt und die Brille mit Bügeln an den Ohren befestigt.

▷ mit Einmalmasken
Sie sind aus weichem, durchsichtigem Kunststoff und werden locker auf Mund und Nase gelegt und können mit einem Gummiband befe-

stigt werden. Viele Patienten empfinden die Maske aber als störend.

Vorgehen bei der Sauerstoff-verabreichung

Vorgehen:
Gerät vorbereiten, steriles Aqua destillata in den Befeuchter einfüllen
Patienten über die Maßnahme informieren
Vor Einführen der Sonde oder Brille den Patienten schneuzen lassen
Sonde vorsichtig einführen oder Maske befestigen
Verordnete Literzahl einstellen
Sonde oder Maske mit dem Sauerstoffgerät verbinden
Sonde spätestens nach 10 Stunden in das andere Nasenloch wechseln, um Druckschäden zu vermeiden
Bei längerer Sauerstoffanwendung sorgfältige Nasenpflege des Patienten

Nach Beendigung der Sauerstoff-Verabreichung
Haupthahn schließen
Sauerstoff aus dem System entweichen lassen
Feinregler schließen
Sonde entfernen und Nase reinigen

Gefahren der Sauerstoff-verabreichung

Fehlende oder unzureichende Befeuchtung des Sauerstoffs führt zu Trockenheit und Reizungen im Rachen und in den Luftwegen
Mit Krankheitserregern verseuchtes (infiziertes) Wasser und Sauerstoffgerät kann zu schweren Infektionen führen
Langanhaltende Sauerstoffzufuhr bläht und schädigt die Lungenbläschen (Alveolen)
Bei Verabreichung von reinem Sauerstoff kommt es zum Atemstillstand (Sauerstoff-Narkose), daher darf nur ein Luft-Sauerstoff-Gemisch verabreicht werden.

Beobachtung der Atmung

Das Beobachten der Atmung und Zählen der Atemzüge umfaßt den gesamten Atemvorgang:

Die Bewegung der Nasenflügel, des Brustkorbes und des Bauches.

Da die Atmung bis zu einem gewissen Grad willkürlich beeinflußt werden kann, kann es sinnvoll sein, die Atemzüge vom Patienten unbemerkt zu zählen. Dazu eignet sich der gleiche Vorgang wie beim Pulszählen, nur daß man statt des Pulses die Atmung zählt.

Ein- und Ausatmung zählen als ein Atemzug, und man zählt während einer Minute. Den erhaltenen Wert trägt man in die Pflegedokumentation ein.

Lebenszeichen

Lebenszeichen werden die lebenswichtigen (vitalen) Vorgänge des Körpers genannt, die mengenmäßig (quantitativ) und qualitativ meßbar und registrierbar sind.

Dazu gehören die Atmung, der Puls, der Blutdruck und die Körpertemperatur. Atmung und Puls werden gezählt und ihrer Qualität nach beurteilt. Der Blutdruck und die Temperatur werden gemessen. Für diese Lebenszeichen gibt es Mittelwerte (Parameter), die Anhaltspunkte für das gesunde Funktionieren des Körpers darstellen. Grobe Abweichungen von diesen Mittelwerten können als Störungen bezeichnet werden.

Allerdings sind diese Parameter bloße Durchschnittswerte, die für jeden einzelnen Menschen unterschiedliche Bedeutung für sein Wohlbefinden haben können. Wichtig ist also auch die individuelle Beurteilung (Interpretation) der gemessenen Werte für jeden einzelnen Menschen. Dazu gehören Erfahrung und Übung. Jeder Mensch ist in seiner Art einzigartig und einmalig und kann nicht in starre Schemata gepreßt werden. Neben der Beurteilung der Lebenszeichen muß immer die Betrachtung des gesamten Menschen in die Bewertung von krankhaften Befunden mit einfließen.

Puls

Der Puls ist die Druckwelle eines Blutgefäßes, in erster Linie der Arterien. Durch das Herz wird das Blut in die Arterien gepreßt. Die Arterien erweitern sich, um das Blut aufzunehmen, und ziehen sich dann wieder zusammen, wobei das Blut weiterbefördert wird. Auf diese Weise läuft vom Herz zur Peripherie eine wellenförmige Bewegung über die Arterien, die Pulswelle.

Das Pulsieren der Arterien ist mit den Fingerkuppen zu spüren, manchmal sogar zu sehen.

Pulskontrolle / Pulszählen

Der Puls (Pulswelle) ist überall dort zu tasten, wo eine Arterie oberflächlich verläuft und gegen eine feste Unterlage (Knochen, Muskel) gedrückt werden kann. Der Puls kann an geeigneten Arterien gezählt werden, und zwar an der

- ▷ Speichenschlagader (Arteria radialis)
- ▷ Halsschlagader (A. carotis)
- ▷ Schläfenschlagader (A. temporalis)
- ▷ Leistenschlagader (A. femoralis)
- ▷ Kniekehlenschlagader (A poplitea)
- ▷ Fußrückenschlagader (A. dorsalis pedis)

Am häufigsten wird der Radialispuls am Handgelenk gemessen. Man legt zwei Fingerkuppen mit etwas Druck auf die Arterie, der Daumen liegt gegenüber. Der Patient soll dabei sein Handgelenk gebeugt und entspannt halten.

Pulszählen

Üblicherweise zählt man die Pulsschläge während einer Viertelminute und multipliziert das Ergebnis mit vier. Da beim alten Menschen häufig unregelmäßiger Puls auftritt, empfiehlt es sich, während einer ganzen Minute zu messen. Veränderungen des Pulses können dabei besser bemerkt werden. Die erhaltenen Werte werden wieder in die Pflegedokumentation eingetragen. Stark unregelmäßi-

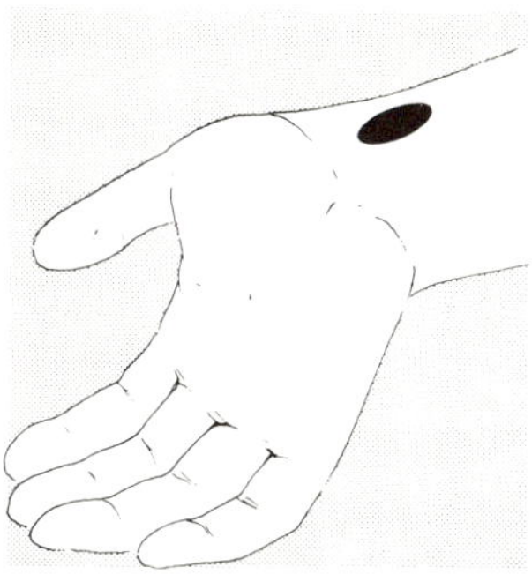

Abb. 13: Radialispuls

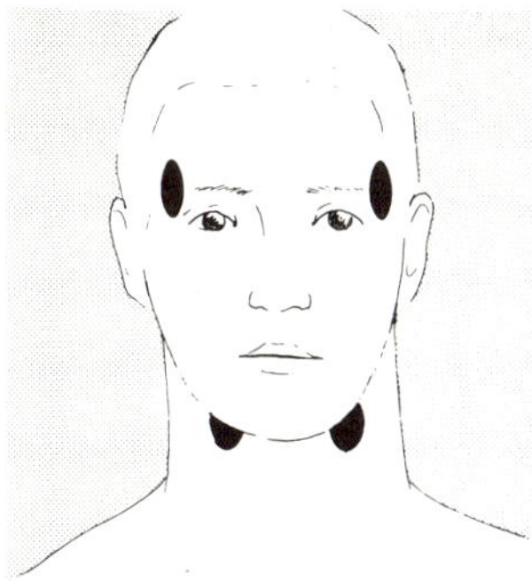

Abb. 14: Carotispuls

ger Puls und andere Auffälligkeiten werden besonders notiert.

Pulseigenschaften

Je nach der Herzfunktion wird der Puls unterschiedlich zu fühlen sein. Die Pulsfrequenz beträgt beim Erwachsenen im Mittelwert siebzig in einer Schwankungsbreite zwischen fünfundsechzig und fünfundachtzig.

Pulsbeschleunigung

Pulsbeschleunigung (Tachykardie): normal bei Anstrengung und Erregung,
krankhaft bei hohem Fieber, Schock, Herzschwäche (Herzinsuffizienz), Überfunktion der Schilddrüse (Hyperthreose).

Pulsverlangsamung

Pulsverlangsamung (Bradykardie): normal im Schlaf, bei Hunger und bei trainierten Sportlern krankhaft bei Hirndruckerhöhung (Druckpuls) sowie bei bestimmten Herzerkrankungen und bei Überdosierung von Herzmitteln, insbesondere Digitalis!

Spannung

Die Spannung ist der Widerstand der Pulswelle beim Versuch, sie zu drücken:

Der Puls ist weich, leicht eindrückbar bei niedrigem Blutdruck (Hypotonie), Fieber und Herzinsuffizienz.

Der Puls ist hart, schlecht eindrückbar bei hohem Blutdruck. Dieser sogenannte Druckpuls ist in der Frequenz langsam bei Hirnödem und Hirntumor.

Füllung

Die Füllung ist die Blutmenge im Gefäß. Wenn sich das pulsierende Gefäß voll anfühlt, spricht man von einem gut gefüllten Puls.

Fühlt sich das pulsierende Gefäß schwach an, ist es schlecht gefüllt, vor allem bei niedrigem Blutdruck, bei Schock und Kreislaufversagen.

Das Pulsfühlen ist eine Tätigkeit, die weit mehr praktisch eingeübt, als theoretisch erlernt werden kann.

Puls und Körpertemperatur

Eine Zunahme der Körpertemperatur um 1 °C entspricht in der Regel einer Beschleunigung des Pulses um ca. 8–12 Schläge in der Minute. Bei Rückgang der Temperatur bleibt der Puls noch einige Zeit beschleunigt.

Pulsrhythmus

Beim gesunden Menschen ist der Puls regelmäßig. Durch Herzerkrankungen kann der Puls unregelmäßig werden und wird als Arrhythmie bezeichnet. Folgende Pulsrhythmusstörungen können auftreten:

Sinusarrhythmie

Sinusarrhythmie (respiratorische Arrhythmie): Der Puls ist bei der Einatmung beschleunigt, bei der Ausatmung verlangsamt. Diese Form der Arrhythmie ist in der Regel harmlos.

Extrasystolen

Beim extrasystolischen Puls erfolgt im regelmäßigen Grundrhythmus von Zeit zu Zeit ein vorzeitiger Schlag, dem eine längere, ausgleichende Pause folgt. Extrasystolen können beim Gesunden, z. B. bei Verdauungsstörungen, bei übermäßigem Rauchen, bei Angst und Nervosität vorkommen. Sie können aber auch Zeichen einer Herzkrankheit, z. B. Herzinsuffizienz, Herzinfarkt u. a. sein.

Zwillingspuls

Zwillingspuls (Bigeminus): Jedem Pulsschlag folgt eine Extrasystole. Der Zwillingpuls ist typisch bei Digitalisüberdosierung (Herzmittel).

Absolute Arrhythmie

Absolute Arrhythmie: Die Pulsschläge sind vollkommen unregelmäßig und von ungleicher Größe. Die Ursache liegt häufig in einer Herzmuskelerkrankung.

Herzblock

Herzblock: Die Zahl der tastbaren Pulsschläge ist unter 40 Schläge in der Minute gesunken.

Anfallsweise auftretende Pulsbeschleunigung

Anfallsweise auftretende Pulsbeschleunigung (Paroxsysmale Tachykardie): Plötzlich und anfallsweise auftretende Pulsbeschleunigung mit einer Frequenz von 180–200 Schlägen und mehr pro Minute. Der Anfall kann Minuten bis Stunden dauern und ist begleitet von Herzklopfen, Atemnot und Angst. Die Tachykardie hört meist ebenso plötzlich auf, wie sie begonnen hat.

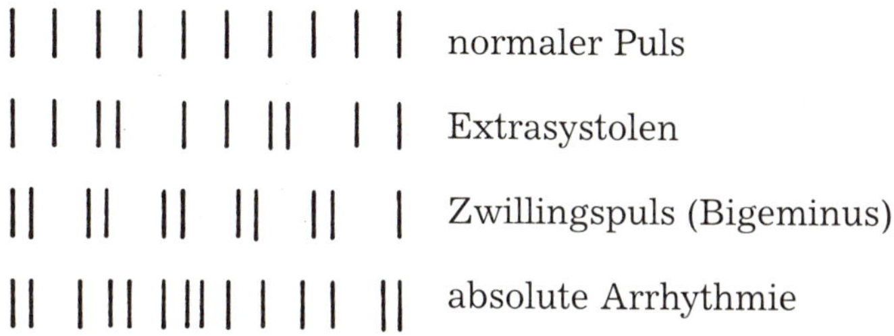

Abb. 15: Pulsrhythmen

Pulsqualität: Beim gesunden Menschen ist der Puls weich und gut gefüllt. Die Spannung und die Füllung können Veränderungen unterliegen.

Blutdruck

Der Blutdruck ist der in den Blutgefäßen des Körpers herrschende Druck. Im engeren Sinn ist damit der arterielle Blutdruck (Druck in den Arterien) gemeint. Man unterscheidet den systolischen vom diastolischen Blutdruck.

Systolischer Blutdruck

Der systolische Blutdruck ist der aus der Zusammenziehung der Herzkammern (Herzsystole) resultierende Höchstwert des Blutdrucks. Er beträgt normal etwa 120 mmHg/16 kPa, er kann im Alter durch Verminderung der Gefäßelastizität erhöht sein.

Diastolischer Blutdruck

Der diastolische Blutdruck ist der minimale Blutdruck während der Herzkammererweiterung (Herzdiastole). Er beträgt normal 80 mmHg/10,7 kPa.

Der Blutdruck wird in Millimeter Quecksilbersäule (mmHg) und seit 1978 laut Gesetz in der BRD in Kilopascal, abgekürzt kPa, gemessen. Bei einem Blutdruck von 120/80 mmHg/oder 16/10,7 kPa entspricht die Zahl vor dem Schrägstrich dem systolischen, die Zahl nach dem Strich dem diastolischen Blutdruck.

Auskultatorische Meßmethode

Die Auskultatorische Methode ist die Messung des systolischen und diastolischen Wertes mit einer Blutdruckmanschette und Stethoskop.

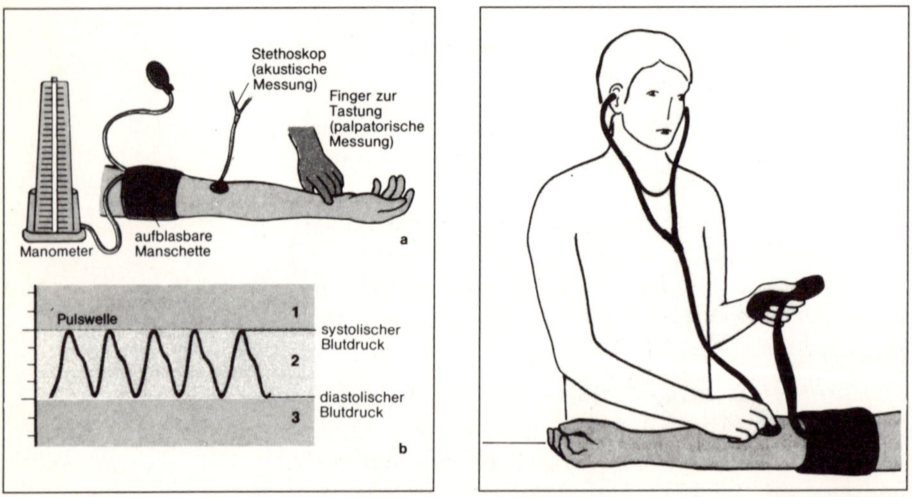

Abb. 16: Blutdruckmessung

Palpatorische Meßmethode

Die Palpatorische Meßmethode ergibt nur den systolischen Wert des Blutdrucks. Man tastet den Radialispuls und pumpt dann die Blutdruckmanschette auf, bis kein Puls mehr zu fühlen ist. Dann läßt man langsam die Luft entweichen. Sobald man den Puls wieder spürt, wird der Wert abgelesen, und man erhält den systolischen Blutdruck.

Neben den beiden oben erwähnten, in der Altenpflege gebräuchlichen Methoden, gibt es noch andere Arten der Blutdruckmessung, die vor allem im Krankenhaus verwendet werden.

Blutdruckmeßgeräte

▷ Blutdruckapparate mit uhrförmigem Manometer oder mit Quecksilbermanometer – jeweils mit einem Stethoskop verwendet – nach Riva-Rocci (RR ist die gebräuchliche Abkürzung für Blutdruck) als Wand- oder Tischgerät.
▷ Automatische Blutdruckmeßgeräte, die elektronisch messen.
▷ Selbstmeßgeräte, die den Blutdruck mehr oder weniger selbständig messen können. Vor allem für den Patienten gedacht.

In der Altenpflege sind die Geräte mit uhrförmigem Manometer und Stethoskop gebräuchlich.

Die Meßwerte für den Blutdruck sind abhängig von Alter, Geschlecht und der körperlichen Verfassung (Konstitution). Der Blutdruck ist bei Frauen häufig niedriger als bei Männern. Den Blutdruck beeinflussende Faktoren sind Ruhe, Schlaf, Körperlage, Stimmung und Aktivität.

Normale Schwankungen sind 110–140 mmHg/14,6–18,6 kPa für den systolischen Blutdruck, 50–85 mmHg/6,6–11,3 kPa für den diastolischen Blutdruck.

Mittelwerte	Millimeter Quecksilber-säule	Kilopascal
Säugling	75/50 mmHg	10/6,6 kPa
Schulkind	95/60 mmHg	12,6/8 kPa
Erwachsener	120/70 mmHg	16/9,3 kPa
älterer Mensch	140/90 mmHg	18,6/11,9 kPa

Tabelle 2: Blutdruck-Mittelwerte

Diese normalen Schwankungen sind auch abhängig von der psychischen Befindlichkeit (z. B. Erhöhung des Blutdrucks durch Erregung beim Arztbesuch).

Blutdruckerhöhung (Hypertonie)

Abweichungen treten auf als Blutdruckerhöhung (Hypertonie) oder Blutdruckerniedrigung (Hypotonie). Hypertonie tritt z. B. auf bei Arteriosklerose, Fettsucht (Adipositas) und Nierenerkrankungen.

Blutdruckerniedrigung (Hypotonie)

Hypotonie tritt auf z. B. bei Herz- und Kreislauferkrankungen, Schock, Blutverlust und vegetativer Labilität.

Blutdruckmessung

Bei der Blutdruckmessung werden folgende Arbeitsgänge durchgeführt:

Patienten informieren.
Patienten gewünschte oder angeordnete Lage einnehmen lassen. Stehen, sitzen, liegen.
Störende Kleidungsstücke ablegen lassen, rechten Oberarm freimachen, bei Behinderung kann auch am linken Arm gemessen werden.
Arm des Patienten leicht beugen und aufstützen.
Manschette des Blutdruckgerätes um den Oberarm straff anlegen und darauf achten, daß sich die Luftschläuche nicht verheddern.
Ohransätze des Stethoskops in die Gehörgänge stecken.
Radialispuls fühlen.

Manschette aufpumpen, bis der Puls nicht mehr fühlbar ist.
Membran des Stethoskops in der Ellenbeuge (an der Arteria brachialis) andrücken.
Langsam das Ventil öffnen und Luft entweichen lassen.
Beim ersten Ton Quecksilbersäule bzw. Manometer ablesen, ergibt den systolischen Wert.
Beim letzten Ton wieder ablesen, ergibt den diastolischen Wert.
Luft ganz entweichen lassen und Manschette abnehmen.
Werte aufschreiben.
Bei unklaren Werten Messung wiederholen.
Patienten in die Kleidung helfen.
Gerät desinfizieren.
Werte in die Pflegedokumentation eintragen oder einzeichnen.

Beim älteren Menschen kann es sinnvoll sein, den Blutdruck an beiden Armen zu messen, um verläßliche Werte zu erhalten und/oder auffällige Abweichungen der beiden Werte festzustellen. Das genaue Messen des Blutdrucks ist, genauso wie das Pulsfühlen, eine Tätigkeit, die man nur durch praktisches Üben erlernen kann.

Sofortmaßnahmen bei Notsituationen

Der Ausfall der Lebenszeichen – Puls, Blutdruck und/oder Atmung – ist lebensbedrohend und stellt bei einem alten Menschen, der nicht im Sterben liegt, eine akute Notsituation dar. Solche Notsituationen sind in der Altenpflege zwar selten, dennoch sollte das Pflegepersonal im entscheidenden Moment rasch und richtig handeln.

Die Sofortmaßnahmen in Notsituationen, insbesondere die Wiederbelebung (Reanimation) müssen in besonderen Kursen gelernt und immer wieder (jährlich) geübt werden. Da die Reanimation nicht theoretisch gelernt werden kann, sondern nur durch praktisches Einüben, soll an dieser Stelle auf Erläuterungen verzichtet werden. Kurse zur Reanimation veranstalten beispielsweise die Rettungsdienst-Organisationen.

Ein Notfallset mit allen für die Notsituation notwendigen Material muß griff- und einsatzbereit und immer komplett sein. Der Standort muß für alle leicht erreichbar und gekennzeichnet sein.

Lebensbedrohliche Zustände beim älteren Menschen müssen sofort dem Arzt bzw. der Rettungsstelle gemeldet werden. Eigenmächtiges Unterlassen von notwendigen Maßnahmen kann strafrechtliche Folgen haben. Inwieweit Reanimationsmaßnahmen beim alten Menschen sinnvoll und moralisch gerechtfertigt sind, kann hier nicht diskutiert werden.

Wiederholungsfragen ●

① Sie wollen bei einem ängstlichen, aufgeregten Patienten die Atemfrequenz feststellen. Ist es sinnvoll, ihn darüber zu informieren?
② Welche Anzeichen lassen auf eine Störung der Atmung schließen?
③ Welche atemunterstützenden Maßnahmen kennen Sie, und wie werden sie durchgeführt?
④ Überlegen Sie, wie Sie beim Absaugen vorgehen!
⑤ Welche Angaben muß die ärztliche Verordnung bei der Sauerstoffverabreichung enthalten?
⑥ Welche Vitalzeichen können Sie ihrer Qualität nach beurteilen? Wie sind die Mittelwerte?
⑦ In welchem Zusammenhang stehen Puls und Blutdruck?

Körpertemperatur

Körpertemperatur

Der menschliche Körper ist bestrebt, eine konstante Körpertemperatur zu erhalten – dies auch bei großen Unterschieden der Umgebungstemperatur. Die hierfür nötige Wärme gewinnt der Organismus beim Stoffwechsel und vor allem durch körperliche Betätigung wie z. B. Muskelbewegungen.

Die für den Körper günstigte Temperatur liegt bei etwa 37 °C.

Physiologie der Körpertemperatur

Die Außentemperaturen, körperliche Aktivitäten, aber auch psychische Erregung beeinflussen die Körpertemperatur. Diese wird von dem Wärmeregulationszentrum im Zentralnervensystem, entweder durch Wärmeproduktion oder durch Wärmeabgabe reguliert.

In kalter Umgebung verengen sich die Hautgefäße, wird die Abgabe von Wärme nach außen eingeschränkt. Bei sehr heftiger Kälteeinwirkung auf den Körper entsteht Muskelzittern (z. B. Zähneklappern), um die Wärmebildung zu steigern. Dagegen werden bei großer Hitze oder bei starker körperlicher Muskelarbeit die Hautgefäße erweitert; Schweiß tritt aus, um die Abgabe der Wärme nach außen zu erhöhen.

Morgens, vor jeglicher Anstrengung, ist die Temperatur niedriger als am Nachmittag. Deshalb wird in der Regel zweimal täglich um ca. 6–7 Uhr und 16–17 Uhr die Körpertemperatur gemessen.

Beobachten der Körpertemperatur

Die Körpertemperatur kann bezogen auf den Normalwert von ca. 37 °C erniedrigt oder erhöht sein. Man spricht von Untertemperatur (Hypothermie), wenn die Körpertemperatur, z. B. in Folge starker Unterkühlung oder bei Erfrierungen, unter 36 °C gesunken ist.

Die erhöhte Temperatur wird folgendermaßen eingeteilt:

Subfebrile Temperatur	37,1 bis 37,7 °C
leichtes Fieber	37,8 bis 38,5 °C
mäßiges Fieber	38,6 bis 39,0 °C
hohes Fieber	39,1 bis 39,9 °C
sehr hohes Fieber	ab 40 °C und darüber

Messen der Körpertemperatur

Die Messung der Körpertemperatur geschieht mittels eines Thermometers. Es besteht aus:

- ▷ einer Glashülle
- ▷ einer Skala nach Celsius mit einer Einteilung in Grade und Zehntelgrade
- ▷ einer feinen geschlossenen Kapillarröhre, die nach unten als Quecksilberdepot erweitert ist
- ▷ einer Verengung der Glasröhre

Funktionsweise des Thermometers

Durch eine Erwärmung dehnt sich das Quecksilber aus und steigt in die Kapillarröhre hoch.

Bei Abkühlung zieht sich das Quecksilber zusammen. Es kann aber durch die Verengung nicht mehr zurück. Der Quecksilberfaden reißt ab. Die Quecksilbersäule bleibt in der erreichten Höhe stehen und kann abgelesen werden. Nur durch Herunterschlagen kann das Quecksilber wieder in das Depot zurückgebracht werden. Heute werden immer häufiger elektronische Fieberthermometer benutzt.

Die Kerntemperatur des menschlichen Körpers ist relativ konstant, während die Oberflächentemperatur äußeren Einflüssen zur Folge öfter schwankt. Aus diesem Grund wird die Körpertemperatur möglichst im Kern, also in einer Körperhöhle, in der Achselhöhle, im Mund oder im Rektum gemessen. Am genauesten und deshalb empfehlenswert ist die rektale Messung!

Allgemeines zur Messung:

- ▷ Temperatur möglichst am liegenden Patienten messen, da Bewegung oder Erregung die Temperatur erhöhen!
- ▷ regelmäßig morgens vor dem Waschen und nachmittags, etwa um 16.30 Uhr, messen!
- ▷ die Quecksilbersäule des gereinigten Thermometers vor der Messung unter 35 °C herunterschlagen!
- ▷ das Thermometer bei Patienten mit Hämorrhoiden oder Analfissuren sehr vorsichtig einführen!

▷ Thermometer nur in Ausnahmefällen bei Bedarf anfeuchten!
▷ bei senilen, unruhigen, schwerkranken Patienten unbedingt während der Messung dabeibleiben!
▷ die Messungsart nach der Verordnung des Arztes richten!

Aus hygienischen Gründen können Einmalschutzhüllen verwendet werden!

Nach der Messung muß das Thermometer zuerst von grobem Schmutz befreit, anschließend in Desinfektionslösung eingelegt und danach endgültig gereinigt werden!

Zum Herunterschlagen der Quecksilbersäule muß das trockene Thermometer wie ein Bleistift ange-

	Axillare Messung	Orale Messung	Rektale Messung
Ergebnis	ungenau	mäßig genau	genau
Haltung des Patienten beim Messen	liegend oder sitzend	nach Wahl	liegend, möglichst Seitenlage
Dauer der Messung	10 Min.	5 Min.	2–3 Min.
Vergleichbarkeit untereinander	plus 0,5 Grad Celsius = rektaler Wert	plus 0,2 Grad Celsius = rektaler Wert	genauer als die anderen Methoden
Vorbereitung und Durchführung des Meßvorganges	Achselhöhle muß vorher getrocknet sein, Thermometerspitze in die Achselhöhle einlegen, Oberarm an den Oberkörper pressen	Spezialthermometer verwenden, Thermometer unter die Zunge legen, Lippen schließen	Thermometer vorsichtig unter Drehbewegungen in den After einführen, Patienten bedecken

Tabelle 3: Drei verschiedene Methoden des Messens der Körpertemperatur

Sollte dennoch ein Thermometer zerbrechen, wird das Quecksilber sorgfältig mit Papier zusammengeschoben, in Papier verpackt und in einen geschlossenen Behälter gebracht.

Achtung: Quecksilberdämpfe sind giftig!

Seit geraumer Zeit finden auch deshalb verstärkt elektronische Fieberthermometer Einsatz.

Fieber und Fieberkurven

Fieber ist eine Störung der Wärmeregulation und wird durch eine Reizung des Wärmeregulationszentrums im Gehirn ausgelöst. Der Körper versucht mit dieser Abwehrreaktion im Organismus befindliche, schädliche Stoffe zu bekämpfen und schneller auszuscheiden. Aus diesem Grund sollte immer gut überlegt werden ob es sinnvoll ist, das Fieber zu senken.

Mögliche Ursachen für Fieber:

- Infektion durch Bakterien oder Viren
- Resorption körpereigener Giftstoffe (z. B. Wundsekret)
- Vergiftungen (z. B. Medikamente)
- Verletzungen des Wärmeregulationszentrums im Gehirn

Symptome für Fieber:

- Temperaturanstieg
- erhöhter Puls
- beschleunigte Atmung
- Frösteln oder Schwitzen
- glänzende Augen („Fieberaugen“)
- Zunge belegt und trocken
- Durstgefühl
- geringe Urinausscheidung
- Kopf- und Gliederschmerzen
- möglicherweise Unruhe
- Haut entweder trocken, heiß und gerötet oder kühl und blaß

Symptome bei sehr hohem Fieber:

- ▷ Fantasieren
- ▷ möglicherweise Krämpfe
- ▷ Bewußtlosigkeit

Schüttelfrost

Im Zusammenhang mit Fieber tritt oftmals Schüttelfrost auf. Schüttelfrost bedeutet unkontrolliertes Muskelzittern mit ausgeprägtem Frieren. Symptome sind ein rascher Temperaturanstieg, Frösteln, Muskelzittern, z. B. Zähneklappern und ein erhöhter Puls.

Verschiedene Verlaufsformen des Fiebers sind:

Kontinuierliches Fieber

kontinuierliches Fieber (Geringe Tagesschwankungen um etwa 1 °C, z. B. 38–39 °C);

Intermittierendes Fieber

intermittierendes Fieber (normale Temperaturen und Fieberschübe wechseln sich ab);

Remittierendes Fieber

remitierendes Fieber (nachlassendes Fieber, etwa 1 °C–1,5 °C in 24 Stunden).

Wichtig ●

Ein langsamer Fieberabfall, Lysis genannt, belastet den Körper nicht wesentlich. Dagegen kann es bei raschem Temperaturabfall, Krisis genannt, zu lebensbedrohlichen Komplikationen kommen!
Anzeichen für eine Krisis sind ein rascher Temperaturabfall, rascher Puls und die Blässe oder Blaufärbung (Zyanose) der Haut.

Fieberkurve

Die mit dem Thermometer ermittelten Werte sind unverzüglich schriftlich festzuhalten. Außerdem ist dabei der Name des Patienten, die Uhrzeit und die Art der Messung zu vermerken (z. B. Fr. Meyer, 16.30 Uhr, Temp. 37,8 °C rektal!).

Um einen Überblick über den Verlauf der Krankheit und die verschiedenen Fieberstadien zu erhalten, ist das Eintragen der Meßwerte in eine Fieberkurve unerläßlich. Hier sind unterschiedliche Vordrucke und Formblätter im Einsatz.

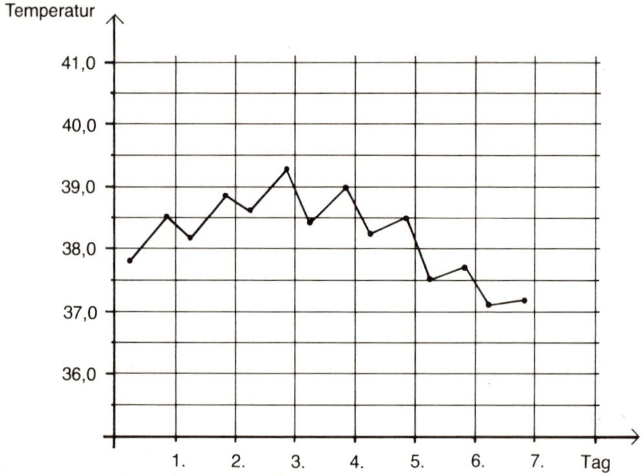

Eingetragen sind für Frau Meier folgende Werte:

1. Tag: früh 37,8 °C	nachm. 38,5 °C	4. Tag: früh 38,4 °C	nachm. 39,0 °C
2. Tag: früh 38,2 °C	nachm. 38,9 °C	5. Tag: früh 38,2 °C	nachm. 38,5 °C
3. Tag: früh 38,6 °C	nachm. 39,3 °C	6. Tag: früh 37,5 °C	nachm. 37,7 °C
		7. Tag: früh 37,1 °C	nachm. 37,2 °C

Abb. 17: Fieberkurve

Bei allen Fieberkurvenblättern handelt es sich um ein graphisches Koordinatensystem, dessen senkrechte Achse die Höhe der Temperatur angibt, und deren waagerechte Achse den zeitlichen Ablauf in Stunden, Tagesabschnitten oder Tagen darstellt.

Zur Veranschaulichung finden Sie in Abbildung Nr. 17 ein Beispiel.

Pflege bei Fieber

Bei älteren Menschen bedeutet auftretendes Fieber immer eine schwere Erkrankung. Die Abwehrkraft des älteren Organismus ist oft nicht mehr so stark – der Allgemeinzustand durch andere Erkrankungen meist schon beeinträchtigt. Fieber belastet und bedroht den alten Menschen in seiner Gesamtheit! Die Pflegekräfte haben daher folgende Aufgaben zu erfüllen (die Reihenfolge 1. bis 6. bedeutet nicht, daß einzelne Aufgaben wichtiger sind als andere; damit ist auch keine zeitliche Reihenfolge ausgedrückt!):

1. Zuwendung und einfühlsame Anteilnahme geben.
2. Fiebersenkende Maßnahmen durchführen.
3. Gewissenhafte, teilweise erweiterte Körperpflege leisten.
4. Sinnvolle Ernährung sicherstellen.
5. Korrekte Beobachtung des Erkrankten vornehmen.
6. Weitere Schäden vermeiden.

Zuwendung und Anteilnahme

Zu 1.: Zuwendung und Anteilnahme kann folgendermaßen ausgedrückt werden:

▷ Dem alten fieberkranken Menschen mit mehr Zuwendung ein Gefühl der Sicherheit geben.
▷ Ihn in seiner Krankheit begleiten, Anteil nehmen.
▷ Mit ihm die Grenzen und Möglichkeiten seines Zustandes besprechen.
▷ Durchzuführende Maßnahmen erklären und begründen.
▷ Durch sichere, ruhige Arbeitsweise Geborgenheit vermitteln, Wünsche möglichst weitgehend erfüllen.
▷ Nicht versuchen, ihn z. B. zum Essen zu überreden.

Fiebersenkende Maßnahmen

Zu 2.: Zur Senkung des Fiebers können folgende Maßnahmen durchgeführt werden:

▷ Kühle Abwaschungen möglicherst mit Essigwasser durchführen, anschließend gutes Abtrocknen.
▷ Für ausreichend befeuchtete Raumluft sorgen. Wadenwickel anlegen. (Nur nach Anordnung des Arztes!)
▷ Fiebersenkende Tees reichen.
▷ Einnahme von speziell verordneten Medikamenten überwachen.

Gewissenhafte Körperpflege

Zu 3.: Zur gewissenhaften, teilweise erweiterten Körperpflege bei Fieber gehören folgende Tätigkeiten:

▷ Gesicht, Hals und Hände sollen öfter kühl abgewaschen werden.
▷ Es soll verstärkt Mundpflege durchgeführt werden, um ein Austrocken der Schleimhaut zu vermeiden.
▷ Einhaltung der Bettruhe muß sichergestellt sein.
▷ Bettlägerige fiebernde Patienten sind in kürzeren Abständen umzulagern.

Über die normale Körperpflege hinaus ist es notwendig, bei fiebernden Patienten mehrmals täglich eine Körperwaschung vorzunehmen, und die Körper- und Bettwäsche öfter zu wechseln. Bei der möglichst schnellen Durchführung soll Zugluft vermieden werden!

Immer wieder müssen auch hier die Bedürfnisse der Bewohner erfragt und berücksichtigt werden.

Sinnvolle Ernährung

Zu 4.: Um eine sinnvolle Ernährung sicherzustellen sollten:

▷ mehrmals täglich Getränke gereicht werden.
▷ reichlich Flüssigkeit wie Obst- und Gemüsesäfte, Mineralwasser, Tee, Kaffee oder Fleischbrühe gereicht werden.
▷ kühle Speisen wie Kompott, Joghurt, Kaltschalen, Obstsalate, Puddings angeboten werden.

Zu 5.: Bei einer korrekten Beobachtung des Kranken wird:

▷ die Temperatur und der Puls 2–3 mal täglich kontrolliert
▷ sich – wenn möglich – ein Überlick über die Flüssigkeitsbilanz eines Fieberpatienten verschafft.

Vorsorgemaßnahmen

Zu 6.: Weitere Schäden können durch entsprechen der Vorsorgemaßnahmen verhindert werden:

▷ Möglichst bald wieder mit vorsichtiger Mobilisation beginnen. (Nur nach Absprache mit dem Arzt!)
▷ Gegen Druckgeschwüre vorbeugen (siehe Seite 330ff.).
▷ Gegen Lungenentzündung vorbeugen (siehe Seite 335ff.).
▷ Bei längerer Bettruhe gegen Versteifung (siehe Seite 342) und gegen Thrombose (siehe Seite 336ff.) vorbeugen.
▷ Bei starker Austrocknung oder Störung der Nahrungsaufnahme gegen Soor und Parotitis vorbeugen (siehe Seite 342ff.).

Wiederholungsfragen ●

① Wie gewinnt der Organismus die nötige Wärme?
② Zu welchen Tageszeiten wird üblicherweise die Körpertemperatur gemessen?
③ Erklären Sie die Funktionsweise eines Quecksilberthermometers!
④ Welche Symptome weisen auf Fieber hin?
⑤ Welche fiebersenkenden Maßnahmen kennen Sie?

Ernährung

Der menschliche Organismus benötigt Energie, um die lebensnotwendigen Funktionen aufrecht zu erhalten.

Lebensnotwendige Funktionen sind:

Halten der Körpertemperatur, Wachstum, Arbeitsleistung.

Energie

Die für diese Vorgänge benötigte Energie muß dem Körper von außen in Form von Nahrung zugeführt werden. Die Maßeinheit für den Energiewert der Nahrung ist seit 1977 Joule. Eine Joule entspricht einer Leistung von einem Watt in einer Sekunde = Wattsekunde.

Grundumsatz

Arbeitsumsatz

Die Nahrungsmenge richtet sich nach dem jeweiligen Energiebedarf des Menschen. So benötigt ein Mensch im Liegen, bei völliger Ruhe nur den sogenannten Grundumsatz. Da jede Arbeitsleistung den Energieverbrauch steigert, benötigt jemand, der sich körperlich schwer betätigt, zusätzlich den sogenannten Arbeitsumsatz.

Wichtig •

Energiebedarf = Grundumsatz + Arbeitsumsatz

In den folgenden zwei Tabellen werden die wichtigsten Nährstoffe und deren Vorkommen erläutert.

Eiweiß enthalten in:	Fett enthalten in:	Kohlenhydrate enthalten in:
magerem Fleisch Fisch Milch, Milch-produkten Eiern Kartoffeln Brot Hülsenfrüchten	Soja Sonnenblumen-kernen (pflanzlich) Fleisch (tierisch)	Brot Kartoffeln Mehl Obst Gemüse

Tabelle 4: Hauptnährstoffe

Wasser	Vitamine	Mineralstoffe	Spurenelemente
Beim älteren Menschen zusätzlich in Form von 2 bis 3 Litern täglich	enthalten in: Pflanzen und tierischen Organen	enthalten in: Schalen von Früchten und Pflanzen und in Wasser	Eisen, Jod, Kupfer, Zink, Mangan, Molybdän, Kobalt, Fluorid
Ballaststoffe: Zellulose enthalten in pflanzlichen Nahrungsmitteln.			

Tabelle 5: Sonstige Nährstoffe

Physiologie der Verdauung

Die dem Körper zugeführte Nahrung muß aufgenommen, zerkleinert und in eine Form gebracht werden, in der sie in den Kreislauf aufgenommen (resorbiert) werden kann. Körperfremde, unlösliche, großmolekulare Substanzen müssen abgebaut, umgebaut, wieder aufgebaut werden zu körpereigenen, löslichen, niedermolekularen Bausteinen. Diese Aufgaben übernimmt der Verdauungstrakt, der längs durch den Körper verläuft. Hier sind folgende Organe beteiligt: Mundhöhle, Speiseröhre, Magen, Dünndarm, Dickdarm, Leber, Bauchspeicheldrüse.

Mundhöhle

Die Verdauungsarbeit beginnt bereits in der Mundhöhle, wo die Speise zunächst mechanisch zerkleinert und vom Speichel gut durchgefeuchtet wird. Im Speichel befindet sich das Ferment Ptyalin, welches die Kohlenhydratverdauung einleitet. Fett und Eiweiß werden vom Speichel nicht angegriffen!

Speiseröhre

Nach dem Schluckvorgang befördert die Speiseröhre den Speisebrei durch Zusammenziehen (Kontraktion) ihrer Muskelschicht weiter in den Magen. Berührt die Speise die Schleimhaut der Speiseröhre im unteren Drittel, so öffnet sich der Magenmund.

Magen

Im Magen setzt sich die weitere Verdauung, unter Beimengung von Verdauungssäften = Magensaft, fort. Der Magensaft enthält Salzsäure, verschiedene Fermente und Schleim. Die Salzsäure wirkt einerseits bakterientötend, andererseits bewirkt sie zusammen mit den Fermenten Pepsin und Kathepsin die Vorstufe des Eiweißabbaus. Ein Labferment bringt Milch zur Gerinnung. Der Schleim der von den Nebenzellen abgegeben wird, schützt die Magenwand.

Als verdauungswirksamer Saft ist der Magensaft stark sauer, klar und farblos, im nüchternen Magen ist er neutral und nur in kleinen Mengen vor-

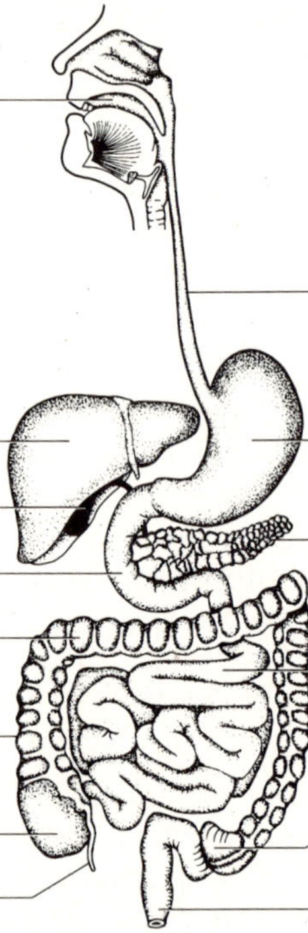

Abb. 18: Verdauungstrakt

handen. Durch wellenförmige Magenbewegungen, etwa alle 20 Sekunden, wird der Speisebrei zum Magenausgang weitertransportiert. Dieser „Pförtner" öffnet sich unregelmäßig. So gelangt der Brei in kleinen Mengen und zeitlich abgestuft in den Dünndarm.

Dünndarm

Der Dünndarm schließt sich mit einer Länge von etwa 4 m dem Magen an. Hier erfolgt nun die Aufspaltung von Kohlenhydraten, Fett und Eiweiß bis zu den letzten Bausteinen. Außerdem erfolgt hier durch die Darmwand hindurch auch deren Aufnahme (Resorption) ins Blut oder in das Lymphsystem. Die Darmschleimhaut sondert den Darmsaft ab, der verschiedene Fermente enthält. So z. B. die

Kohlenhydrat-spaltende Maltase, Invertin oder Laktose. Diese spalten die Zucker in Traubenzukker, Fruchtzucker und Galaktase, welche von der Darmschleimhaut resorbiert werden. In den ersten Abschnitt des Dünndarms, das Duodenum, münden die Ausführungsgänge der Bauchspeicheldrüse und der Gallenblase. Der Saft der Bauchspeicheldrüse enthält Fermente, die Kohlenhydrate, Eiweiße und Fettaufspaltung beeinflussen.

Bei der Fettverdauung spielt die Gallensäure eine wesentliche Rolle. Sie ermöglicht ein Emulgieren der wasserunlöslichen Fettropfen. Anschließend spaltet die Lipase die von der Gallensäure emulgierten Fette in Glycerin und Fettsäuren.

Das Erepsin des Darmsaftes zerlegt das Eiweiß in Aminosäuren, welche dann ebenfalls resorbiert werden.

Die einfachen Zucker und die Aminosäuren werden nach der Resorption in den Blutkreislauf weitertransportiert. Die gespaltenen Fette gelangen über die Lymphgefäße des Darmes in die großen Venen, also letztlich auch in die Blutbahn.

Neben der Verdauung durch Fermente findet auch eine Zersetzung durch Gärung und Fäulnis statt, die durch Keime ausgelöst wird. Diese geht unter Gasbildung vor sich.

Dickdarm

Nachdem dem Darminhalt die für den Körper notwendigen Stoffe entzogen sind, wird anschließend im Dickdarm das Wasser resorbiert und dadurch der Kot eingedickt. Er enthält die unverdauten Reste der Nahrung. Die Schleimhautzellen des Dickdarmes bilden Schleim, um den Weitertransport des Darminhaltes zu ermöglichen.

Die aus dem Darm resorbierten Nährstoffe werden mit dem Blut in die Leber transportiert, wo sie von den Leberzellen entsprechend verarbeitet werden.

Aminosäuren werden zu körpereigenem Eiweiß umgebaut, und einfache Zucker werden gespeichert. Während des gesamten Stoffwechsels fallen auch giftige Abfallprodukte an, welche ebenfalls in der Leber umgebaut und später ausgeschieden werden.

Störungen der Verdauung

Die Verdauung ist ein Ablauf von verschiedenen Vorgängen, die aufeinander aufbauen, von einander abhängig sind. Eine Störung in einem Organ behindert alle weiteren Abläufe.

Zunächst einmal kann bereits eine falsche, eine nicht vollwertige oder eine unausgewogene Ernährung erhebliche Störungen und Schäden hervorrufen.

Aufgenommene Nahrung muß genügend zerkleinert werden. Besonders alte Menschen, die Zahnprothesenträger sind, sollten sich ausreichend Zeit zum Essen und damit zum Kauen nehmen. Schlechtsitzende Prothesen, Zahnfleischerkrankungen, Pilzbefall der Mundschleimhaut oder Schmerzen beim Schluckvorgang, ausgelöst durch Entzündungen, können oft zu Appetitlosigkeit oder sogar bis zur Nahrungsverweigerung führen. Ausstülpungen (Divertikel) der Speiseröhre können den Nahrungstransport hemmen und ihrerseits wieder zu Entzündungen führen.

Symptome wie Übelkeit, Erbrechen, Bauchkrämpfe oder Fieber können auf akute Entzündungen der Magenschleimhaut hindeuten.

Durch anfangs kleine Gewebsdefekte an der Magenschleimhaut kann es später zu einem Magengeschwür kommen. Symptome wie Druckgefühl nach dem Essen, Schmerzen im Oberbauch, Aufstoßen, Sodbrennen treten auf.

Auch an der Darmschleimhaut können Entzündungen und Geschwüre entstehen. Erwähnt sei hier die häufig auftretende Blinddarmentzündung (Appendizitis), deren Symptome Schmerzen und Druckschmerz im rechten Unterbauch, Drucknachlaßschmerz, Brechreiz oder Erbrechen sind.

Ebenfalls können sich in Magen und Darm Krebszellen festsetzen und ausbreiten.

Hepatitis nennt man die Erkrankung, bei der die Leber entzündet ist. Bei der Leberzirrhose werden Leberzellen unter Narbenbildung durch Bindegewebe ersetzt. Es kann auch zum Zerfall des Lebergewebes kommen (Lebernekrose).

In der Gallenblase können entzündliche Prozesse ablaufen (Cholezystitis). Gallensteine können im Gallenblasengang eingeklemmt sein und führen zur sehr schmerzhaften Gallenkolik.

Auch die Funktion der Bauchspeicheldrüse kann vermindert oder stark eingeschränkt sein. Dann werden die Kohlenhydrate nicht mehr genügend gespalten und eingesetzt. Die Folge ist ein dauernd erhöhter Blutzuckerspiegel, als Diabetes mellitus bekannt.

Neben diesen meist innerlich ausgelösten Schädigungen und Krankheitsbildern kann es natürlich auch durch von außen einwirkende Gewalt zu Verletzungen der Verdauungsorgane kommen. Durch Unfälle verursachte Defekte wie Risse (Rupturen), Blutungen, Gewebsbrüche (Hernien) oder Bauchverletzungen allgemein kann der physiologische Ablauf beeinträchtigt sein.

Wichtig •

Bei allen auftretenden Störungen ist von entscheidender Bedeutung, daß zuerst eine sorgfältige, gewissenhafte Beobachtung der Symptome mit anschließender Diagnostik, die Ursachen erkennen läßt, durchgeführt wird, um dann gezielt behandeln zu können!

Unterstützung beim Essen und Trinken

Zunächst einmal sollte eine Fachkraft in der Lage sein, mit dem betreffenden alten Menschen über dessen Ernährungsgewohnheiten zu sprechen. Sie soll über gesunde Kost oder spezielle Diäten und über verschiedene Hilfsleistungen bei der Gabe von Speisen und Getränken informieren können. Bei gewissen Einschränkungen, wie z. B. einer Diät, sollte der Arzt zusammen mit dem Betroffenen, unter Einbeziehen des Personals, die erreichbaren Ziele festlegen. Ansonsten ist eine strikte Einhaltung einer Diät ein utopischer Versuch!

Bei körperlich und geistig mobilen, also selbständigen alten Menschen beginnt die Unterstützung bereits damit, den Essensplatz und die Räume schön zu gestalten und die gemeinsame Einnahme von Mahlzeiten (Tischgemeinschaften) zu fördern. Solche Zusammenkünfte können zum Tagesmittelpunkt durch tägliche Informationen und Nachrichten gestaltet werden. Die Speisen sollten auch für das Auge anregend zusammengestellt sein. Vor allem sollte den alten Menschen ausreichend Zeit für das Essen eingeräumt werden!

Bei bettlägerigen Bewohnern, die ihr Essen meist im Zimmer einnehmen müssen, sind vor dem Servieren der Mahlzeit folgende Vorbereitungen zu treffen: die Zimmer gut lüften, Tisch richten, Hilfsmittel bereitlegen, Patienten gut aufsitzen lassen, Nachttischchen in der richtigen Höhe einstellen, Serviette oder Schutztuch anlegen.

Alles ist soweit vorzubereiten, daß beim Verteilen der Speisen nicht zwischendurch etwas gesucht werden muß und deshalb manche Patienten kaltes Essen erhalten. Aus diesem Grund sollten auch Patienten, die kurze Zeit das Bett verlassen dürfen, rechtzeitig, also bevor das Essen serviert wird, an den Tisch gesetzt werden. Beim Verteilen der Speisen sollte das Stationspersonal nochmal die jeweilige Kostform überprüfen! Auch ist in diesem Zusammenhang auf saubere Kleidung und Hygiene zu achten!

Bei manchen behinderten Patienten ist es notwendig, daß jemand vom Personal beim Reichen des Essens behilflich ist oder dies ganz übernimmt. Das bedeutet: das Essen wird eingegeben. Der Betreffende wird nicht „gefüttert!“ Dieser Wortschatz sollte dem Tierreich vorbehalten bleiben!

Bei der Eingabe von Essen kommt es darauf an, vorhandene Ressourcen des Betroffenen zu nützen, ihn speziell zu fordern, um seine Selbständigkeit zumindest teilweise wieder zu erlangen. Eine Überversorgung muß in jedem Fall vermieden werden! Natürlich ist dies nur möglich, wenn der Betreffende das selber auch will. Wichtig ist es, Wünsche zu erfüllen. Beim Reichen von pürierter Kost soll der Empfänger informiert sein, was das für eine Speise ist. Wenn möglich, sollte das Essen erst zerkleinert werden, nachdem der Patient es gesehen hat.

Die Hilfe beim Essen und Trinken erfordert von den Pflegekräften viel Zeit, Geduld und Einfühlungsvermögen, damit eine sinnvolle Ernährung gewährleistet ist. Während dieser Hilfeleistung hat die Pflegekraft auch die Aufgabe, auf etwaige Störungen zu achten. So sollte sie immer mit einem Blick den Kehlkopf des Essenden überwachen, ob dieser die Nahrung schon geschluckt hat oder nicht. Auffälligkeiten bei der Nahrungsgabe sind an den Arzt, die Kollegen und an Angehörige weiterzumelden. In jedem Fall sollte schriftlich festgehalten werden, wenn ein Patient die Nahrung ablehnt.

Besondere Ernährung

Wie schon beschrieben, ist eine vollwertige Ernährung mitentscheidend für das Wohlbefinden eines Menschen. Ebenso kann sie Einfluß auf einen Krankheitsverlauf nehmen. Deshalb ist die Krankenernährung oft Bestandteil eines vom Arzt aufgestellten Therapieplanes. Bei einer Diät, die nur kurzfristig, vorübergehend eingehalten werden soll, ist das für den Patienten leichter zu akzeptieren. Bei Diäten, die bei alten Menschen auf chronische Erkrankungen abgestimmt sind, z. B. Diabetes mellitus ist das schon viel schwieriger. Gerade alte Menschen haben öfter mit chronischen Leiden zu tun, deshalb muß das Personal behutsam, informierend und unterstützend auf die Betreffenden einwirken können.

In vielen Einrichtungen überwacht eine speziell für diese Aufgabe ausgebildete Diätassistentin die Zusammenstellung und die Zubereitung dieser Kost. Dies ist aber wirkungslos, wenn sich das Personal aus Unkenntnis nicht daran hält oder nicht in der Lage ist, mit dem Kostempfänger über die Einhaltung dieser Ernährung zu sprechen, oder ihn nicht dazu motivieren kann!

Man unterscheidet folgende Kostarten:

Vollkost

Viele alte Menschen brauchen keine besondere Kostform. Man sollte ihnen Auswahlmöglichkeiten anbieten. Die Wunschkost sollte bei älteren Menschen aus einer leichten Schonkost bestehen, die folgende Bedingungen erfüllen sollte: leicht verdaulich, keine blähenden Nahrungsmittel, salzarm, keine scharfen Gewürze, keine zu fetten Speisen, eiweiß- und vitaminreiche Kost. Auch farblich, für das Auge anregend, sollte das Essen kombiniert sein.

Wichtig •

Mehrere kleine Mahlzeiten sind besser als wenige üppige! Dies gilt besonders für Diabetiker!

Schonkost

Speziell durch diese Kostform sollen die Verdauungsorgane wenig belastet werden. Kennzeichnend für die Schonkost ist der Verzicht auf fette Speisen, scharfe Gewürze, Gebackenes oder Gebratenes, blähende Gemüse oder Obst. Bei bettlägerigen Patienten wird diese Form der Nahrung oft eingesetzt, da deren Darmbewegungen (Peristaltik) erheblich eingeschränkt sein können.

Pürrierte Kost

Sie ist meist eine Schonkost in breiiger Form. Für ältere Bewohner, die nicht mehr kauen können.

Flüssige Kost

Nur nach ärztlicher Verordnung, in Ausnahmefällen für bewußtlose oder sehr geschwächte Patienten.

Wunschkost

Wenn dies möglich ist, für Patienten, die an Appetitlosigkeit oder Antriebsschwäche bezüglich der Nahrungsaufnahme leiden.

Bestimmte Diäten

Sie sind speziell bei entsprechenden Krankheitsbildern verordnet. Z. B. bei Erkrankungen des Magens, der Leber, der Bauchspeicheldrüse, der Nieren, des Dünn- oder Dickdarms, des Herzens oder des Kreislaufs.

Wichtig ist, daß der Helfer dem alten Menschen bei diesen nicht immer leicht einzuhaltenden Kostformen beratend und unterstützend zur Seite steht. Es sollte nicht versucht werden gegen den Willen eines alten Menschen eine Diät durchzusetzen.

Da eine große Abweichung vom normalen Körpergewicht als Risikofaktor für die Gesundheit eines Menschen angesehen wird, ist es folglich für jeden wichtig, auf sein Gewicht zu achten.

Bei starkem Übergewicht ist es notwendig, durch weniger Zufuhr von Nahrungsmitteln und durch mehr Verbrauch an Energie das Körpergewicht zu reduzieren. Diese beiden Aspekte sollten immer gleichzeitig eingesetzt werden. Eine einseitige Reduzierung beispielsweise durch die vielerorts angepriesenen Diäten erscheint nicht erfolgversprechend. Wichtig ist, daß der Betroffene selber aktiv wird und durch höheren Energieverbrauch bei Bewegung dazu beiträgt.

Bei Untergewicht spricht man auch von Unterernährung. Hier ist die Nahrungszufuhr ausgewogen und vorsichtig zu steigern.

Normalgewicht

Das sogenannte Normalgewicht wird folgendermaßen berechnet:
Körpergröße in cm – 100 = Normalgewicht in kg
Beispiel: Herr M. ist 178 cm groß, sein Normalgewicht ist dann 78 kg.

Idealgewicht

Das sogenannte Idealgewicht berechnet sich folgendermaßen:
Normalgewicht in kg – 10 % = Idealgewicht in kg
Beispiel: Herr M's. Normalgewicht beträgt 78 kg – 8 kg, ergibt ein Idealgewicht von 70 kg.

Diese Berechnung soll nur als Richtschnur gelten. Eine strikte Einhaltung ist fraglich.

Hierfür gibt es auch noch andere Berechnungsmodelle, die sich aber bisher nicht durchgesetzt haben. Veränderungen am Körpergewicht lassen oft Rückschlüsse auf eingetretene Gesundheitsstörungen zu, deshalb sollte in größeren Abständen, mindestens alle drei Monate, das Körpergewicht überprüft werden.

Parenterale Ernährung

Parenterale Ernährung bedeutet, daß dem Körper unter Umgehung des Magen-Darm-Kanals Nahrungsstoffe zugeführt werden.

Der Stoffwechsel (Metabolismus) oder die Vitalkraft des menschlichen Organismus kann so schwer gestört sein, daß es notwendig wird, z. B. Flüssigkeit, Nähr- oder Ersatzstoffe direkt dem Blutkreislauf zuzuführen. Dies geschieht mittels Infusion! Vorbereitung, Legen und Umgang mit Infusionen, siehe Seite 277 ff.

Die parenterale Ernährung erfolgt nur auf ausdrückliche ärztliche Anordnung. Ausdrücklich soll heißen, daß die Anordnung folgende Angaben enthalten soll:

▷ welcher Patient
▷ welche Lösung
▷ welche Infusionsgeschwindigkeit (Menge und Dauer)
▷ welches Personal (Legen, Überwachung, Wechsel)

Intravenöse Infusionen sollte in der Altenpflege der Arzt selber vornehmen. In Ausnahmefällen kann er dies an qualifizierte Altenpflegekräfte delegieren, von deren Befähigung er sich selber überzeugt hat. Die Altenpfleger können die Durchführung solcher spezieller Maßnahmen jedoch ablehnen, ohne daß daraus dienstrechtliche Konsequenzen folgen. Teilweise werden in der Altenpflege, wenn es sich um reine Flüssigkeitszufuhr handelt, Infusionen auch unter die Haut (subcutan) angelegt. Hierzu sind Altenpflegekräfte nach abgeschlossener Ausbildung befähigt.

Ein Einsatz der parenteralen Therapie sollte bei alten schwerkranken Menschen sehr gut überlegt werden. Auch hier sollte niemals gegen den Willen des Patienten gehandelt werden! Es ist oftmals mit dem Betroffenen, mit seinen Angehörigen, mit dem Personal und dem Arzt die Frage zu klären, ob nicht unnötiges Leid verlängert wird oder die Infusionstherapie Leiden lindern kann!

Sondenernährung

Bei der Sondenernährung werden dem Körper Nahrungsstoffe unter Umgehung der oberen Verdauungsorgane zugeführt. In der Altenpflege kommt hier ausschließlich die Magensonde zum Einsatz. Duodenal- oder Jejunalsonden sind der Krankenpflege vorbehalten.

Die Magensonde wird bei alten Menschen verwendet, die eine Schlucklähmung erlitten haben (häufig nach Apoplex), und bei sehr schwachen (kachektischen) Patienten, denen nur über diesen Weg genügend Nahrung zugeführt werden kann.

Die Sondennahrung muß ausgewogen und vollwertig sein. Einzelne Bestandteile müssen im richtigen Verhältnis zueinander stehen und es müssen tatsächlich alle Elemente einer gesunden Nahrung enthalten sein. Die Sondenkost muß gut löslich und hygienisch einwandfrei sein. Es gibt bereits viele Instant- und Fertigprodukte auf dem Markt. Da Sondennahrung auch als Zusatznahrung eingesetzt wird, gibt es sie in verschiedenen Geschmacksrichtungen. Oft wird diese Form der Kost auch vor Ort von den Pflegekräften gebrauchsfertig angerührt. Die Berechnung, in welchen Einheiten die Kost verabreicht werden soll, überlassen viele Ärzte dem Pflegepersonal.

Zunächst muß der Energiebedarf des Patienten pro Tag eingeschätzt werden. Bei einem bettlägerigen, alten Menschen sind dies etwa 1600–1800 kcal. + Flüssigkeitsbedarf von 2–3 l.

Nun muß mit Hilfe der Dosierungsanweisung der Hersteller errechnet werden, wieviel Sondennahrung + Flüssigkeit täglich gegeben werden kann. Diese tägliche Ration muß noch auf 6–8 Mahlzeiten verteilt werden. Ein genau einzuhaltender Zeit- und Mengenplan muß aufgestellt werden. Um eine Kontrolle über die erfolgte Gabe und Bilanzierung zu haben empfiehlt es sich, direkt im Zimmer des Patienten eine Liste mit den Uhrzeiten und verabreichten Mengen zu führen. Bei gebrauchsfertiger Flüssignahrung ist die Dosierung wesentlich einfacher. Sie kann wie eine Infusion gehandhabt werden.

Legen, Umgang und Pflege einer Sonde wird auf Seite 286 ff. behandelt.

(Detailinformationen zu diesen Themen werden im Buch „Ernährung im Alter“ aus dieser Reihe „Lehrbuch Altenpflege“ behandelt.)

Wiederholungsfragen ●

① Wofür benötigt der menschliche Organismus Energie?
② Wie erhält er diese nötige Energie?
③ Woraus setzt sich der Energiebedarf zusammen?
④ Nennen Sie einige wichtige Nährstoffe!
⑤ Zählen Sie die Verdauungsorgane in funktioneller Reihenfolge auf!
⑥ Wo wird die Kohlenhydratverdauung eingeleitet?
⑦ Wo beginnt die Spaltung der Eiweiße?
⑧ Wo beginnt die Fettverdauung?
⑨ Wo wird der Nahrung das Wasser entzogen?
⑩ Wie sollte die aufzunehmende Nahrung beschaffen sein?
⑪ Was können Sie im Vorfeld zur Unterstützung beim Essen und Trinken tun?
⑫ Welche Kost sollten alte Menschen zu sich nehmen?
⑬ Ist es sinnvoll, wenige, üppige Mahlzeiten einzunehmen?
⑭ Wer bestimmt, wann eine Diät angesetzt wird?
⑮ Ermitteln Sie ihr persönliches Normal- und Idealgewicht!

Ausscheidung

Durch den Stoffwechsel im menschlichen Organismus entstehen teils giftige, teils ungiftige Abfallprodukte. Diese werden mit Hilfe der Ausscheidungsorgane vom Körperinneren nach außen abgegeben, also ausgeschieden. In erster Linie versteht man unter Ausscheidung die Blasenentleerung und die Entleerung des Darmes. Dazu zählt aber auch eine Entleerung des Magens, z. B Erbrechen oder eine Magenspülung. Der Mensch scheidet natürlich auch über die Haut, die Atemwege und die Geschlechtsorgane aus. Dies wollen wir in diesem Kapitel außer acht lassen und beschäftigen uns mit den eigentlichen Ausscheidungsorganen.

Ein gesunder alter Mensch verrichtet seine Ausscheidungen selbständig. Solange die Organsysteme, die für die Ausscheidungen wichtig sind, funktionieren, ist uns deren Bedeutung für das allgemeine Wohlbefinden gar nicht stark bewußt. Denn in unserem Kulturkreis geschieht die Verrichtung der Ausscheidung im Verborgenen. Sich damit befassen zu müssen, das Sprechen darüber, ja sich sogar dabei helfen lassen zu müssen, ist für die Menschen ein Vordringen in ein verborgenes, gehütetes, ganz persönliches Gebiet, in ein Tabu. Oft wird es als tiefer Eingriff in die Intimsphäre und das Schamgefühl erlebt.

Hilfe bei der Ausscheidung

Dies verlangt von den Helfern ein taktvolles Vorgehen mit Feingefühl und beinhaltet unbedingt die Wahrung der Diskretion! Hier gilt es, die Würde einer anderen Person zu erhalten!

Die Pflegekraft soll ohne großes Zerreden, was dem Betroffenen meist peinlich ist, die notwendigen Maßnahmen sicher und zielgerichtet ausführen, wobei sie sich die Schamgefühle des Patienten vergegenwärtigen sollte. In diesem Zusammenhang muß sorgfältig mit unserem Wortschatz umgegangen werden! Es ist keinesfalls dienlich, die nötigen Sachverhalte zu verheimlichen, zu verniedlichen oder zu verharmlosen, aber auch nicht aufzubauschen oder gar ins Lächerliche zu ziehen.

Eine gute Pflegekraft sollte einmal für sich selber die Grenzen dieses Tabus ausloten. Dazu zwei Denkanstöße:

① Stellen Sie sich vor, sie benötigen Hilfe beim Stuhlgang?
Mit wem würden Sie darüber sprechen?
Wem würden Sie sich anvertrauen?
Würden Sie sich helfen lassen, und von wem?
② Stellen Sie sich vor, Sie könnten Ihren Urin nicht mehr halten?
Mit wem sprechen Sie darüber?
Welche Person dürfte Ihnen helfen?

Sie werden bei der Beantwortung der Frage sehen, wie wichtig es ist, daß zwischen dem Erkrankten

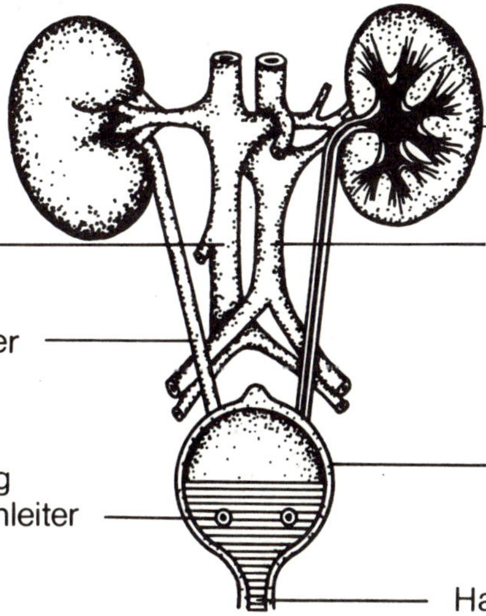

Abb. 19: Harnorgane

und dem Helfer eine Vertrauensbasis geschaffen wird und besteht.

Wir unterscheiden das Urinbildungssystem, die Harnorgane, von dem Kotbildungssystem, dem Magen-Darm-Kanal.

Harnorgane

Zu den Harnorganen gehören:

▷ die Nieren
▷ der Harnleiter
▷ die Harnblase
▷ die Harnröhre

Die Niere hat folgende Funktionen:

▷ Endprodukte des Eiweißabbaus werden als Schlackenstoffe ausgeschieden. Ebenso körperfremde Substanzen wie z. B. Medikamente, die über das Blut in die Niere gelangen.
▷ Der Wasser- und Salzhaushalt wird reguliert; die Zusammensetzung der Körperflüssigkeit wird so konstant gehalten.

▷ Körpereigene Stoffe, die im Blut oder im Gewebe vorhanden sind, werden ausgeschieden, wenn sie über einem Grenzwert liegen, so wird z. B. der Zucker, der zuviel im Blut ist, mit dem Harn ausgeschieden.
▷ Regulation des Säure-Basenhaushalts.

Um diese Aufgaben erfüllen zu können, muß die gesamte Blutmenge immer wieder die Nieren passieren. In 24 Stunden durchfließen etwa 1500 l Blut die Nieren! Hierbei werden durchschnittlich 1,5 l Harn abgesondert!

Harnbildung

In kleinen Gefäßkanälen (Glomeruli) wird zunächst der Primärharn filtriert. In den folgenden Harnkanälchen (Tubuli) findet eine qualitativ und quantitativ abgestimmte Rückresorbtion von Wasser und Zucker, teilweise Phosphat und Elektrolyten statt. Bei dieser Rückresorbtion im Tubulus wird aus dem Primärharn der endgültige Harn, der durch die Poren der Nierenpapillen in das Nierenbecken fließt. Durch peristaltische Bewegungen der Wand des Harnleiters gelangt der Harn in die Harnblase. Die Blasenwand enthält mehrere Schichten glatter Muskulatur, die sich unwillkürlich zusammenzieht und so die Blase entleert. Die Blase wird dort, wo die Harnröhre abgeht, von dem Blasenschließmuskel verschlossen. Die Harnröhre wird etwas weiter unten von einem Ringmuskel aus quergestreifter Muskulatur umfaßt. Deshalb kann der Urinabgang willkürlich, willentlich gesteuert werden.

Störungen der Harnbildung

Die Harnbildung eines Menschen kann dadurch gestört sein, daß die Funktion der Nieren krankheitsbedingt eingeschränkt ist, oder daß er anlagebedingt nur eine Niere besitzt. Folgende Erkrankungen der Harnorgane treten bei älteren Menschen häufig auf:

▶ Akute Nierenentzündung (Glomerulonephritis)
▷ Entzündung der Nierenkörperchen

▷ Symptome: Fieber, Kopfschmerzen, Erbrechen, Schmerzen in der Nierengegend, erhöhter Blutdruck, geringe Harnmenge, Urin ist dunkel mit Blut und Eiweiß

▶ Chronische Nierenentzündung
▷ Entsteht aus der akuten Nierenentzündung, wenn diese nicht erkannt wurde.
▷ Symptome: Blässe des Patienten, starke Müdigkeit. Kann bis zum Nierenversagen (Urämie) führen.

▶ Nierenversagen (Urämie)
▷ Die Niere scheidet die harnpflichtigen Stoffe nicht mehr aus, sie bleiben im Blut und vergiften den Organismus.
▷ Symptome: Benommenheit, Erbrechen, Krämpfe, Erblinden.

▶ Akute Nierenbeckenentzündung (Pyelonephritis)
▷ Infektion des Nierenbeckens über Blut oder Lymphbahn, aber auch über aufsteigende Infektion von der Blase aus. Hindernisse beim Harnfluß begünstigen die Entstehung. Vorsicht bei Dauerkathetern und Blasenspülungen!
▷ Symptome: Frösteln, Fieber, Schmerzen beim Wasserlassen, häufiger Harndrang. Viele Bakterien und Leukozyten im Urin.

▶ Chronische Nierenbeckenentzündung
▷ Entsteht bei Nichterkennen der akuten Form. Kann über Jahre hinweg vorliegen und bis zum Nierenversagen führen.

▶ Akute Blasenentzündung (Zystitis)
▷ Wird durch Bakterien ausgelöst.
▷ Symptome: Brennen beim Wasserlassen, häufiger Harndrang, evtl. Fieber.
▷ Kann zu einer chronischen Zystitis, mit gleichen Symptomen übergehen.

▶ Steine

▷ In den Nieren, im Harnleiter und in der Blase können sich Steine bilden. Ein Stein kann zu einem Verschluß der Harnwege führen. Steine können jahrelang ohne Symptome auszulösen vorhanden sein. Oft jedoch ist eine Bewegung dieser Steine mit starken Schmerzen oder gar Koliken für den Betroffenen verbunden. Teilweise können die Steine medikamentös aufgelöst und unter großer Flüssigkeitszufuhr ausgeschwemmt werden. Eine neue Methode ist, die Steine mittels Ultraschall (für den Patienten schmerzlos) zu zertrümmern. Dies ersetzt die bisher übliche Operation.
Die oben genannten Störungen beruhen alle auf Prozessen, die innerlich ablaufen. Natürlich können sämtliche an der Ausscheidung beteiligten Organe durch äußere Einwirkungen, in Folge von Verletzungen oder Unfällen, ihre Funktionsfähigkeit einbüßen.

Beobachten des Urins

Die Niere scheidet über die ableitenden Harnwege die im Wasser gelösten Stoffwechselendprodukte als Urin aus dem Körper aus. Alte Menschen trinken oft nicht genügend, so daß die Schlackenstoffe nicht vollständig ausgeschieden werden. Dies führt zu einer langsamen Eigenvergiftung (Autotoxikation) und kann sogar Verwirrtheitszustände auslösen. In diesem Fall wäre es angebracht, die Menge an Flüssigkeit, die ein Mensch aufnimmt (Zufuhr), mit der Menge des Urins (Ausfuhr), die er ausscheidet, zu vergleichen. Dazu ist über einen Zeitraum von 24 Std. sorgfältig ein schriftlicher Nachweis zu führen. Ein alter Mensch sollte in 24 Std. ca. 1,5–2 l Urin ausscheiden.

Flüssigkeitsbilanz

Ebenfalls gut zu beobachten ist das Aussehen des Urins. Normalerweise ist der Urin klar, seine Farbe reicht von hellgelb bis leicht dunkelgelb. Die Stärke der Färbung hängt davon ab, wie konzentriert der Urin ist. Bei reichlicher Urinmenge ist die Farbe heller, bei weniger ist sie dunkler. Durch bestimmte Nahrungsmittel (z. B. rote Rüben) oder durch einige Medikamente kann der Urin jedoch auch verfärbt sein!

Krankhafte Verfärbung des Urins

Krankhafte Verfärbungen des Urins sind:

- ▷ dunkelgelb bis braun, man sagt auch bierbrauner Urin – bei Lebererkrankung
- ▷ trüb, milchig – bei Fett- und Eiweißrückständen im Urin
- ▷ rot, rotbraun, blaßrot – bei Blutbeimengungen (Hämaturie)
- ▷ wenn man den Urin einige Zeit stehen läßt und er sich dann schwarz verfärbt, deutet dies auf ein Krebsgeschwür hin. Verfärbungen stellen nur eine erste Bewertungsgrundlage dar. Um Krankheitsbilder nachzuweisen, bedarf es sicherer Tests.

Geruch von Urin

Der Geruch von frischem Urin ist unauffällig; folgende Abweichungen können allerdings auftreten:

- ▷ stark übelriechend (es handelt sich meist um eine Infektion der Harnwege)
- ▷ nach Azeton riechend (deutet auf Diabetes mellitus hin).

Der Geruch ist nur erste Bewertungsgrundlage und bedarf weiterer, sicherer Tests, um Krankheitsbilder nachzuweisen.

Nykturie

Bei älteren Menschen mit verminderter Herzleistung ist der Körper nur in Ruhestellung oder bei flacher Lagerung in der Lage, Stoffwechseldefizite aufzuarbeiten. Zu beobachten sind dann ausgeprägte Gewebswasseransammlungen (Ödeme), vor allem abends. Werden diese Ödeme im Liegen, meist nachts, abgebaut, leiden diese Patienten unter häufigem Wasserlassen (Nykturie). Hier hat es sich bewährt, diesen Menschen, nach Absprache mit dem Arzt, nachmittags einen guten Kaffee oder Tee zu reichen, um deren Herzleistung anzuregen. Danach ist es leichter möglich, vor dem Zubettgehen die Blase nochmals zu leeren und somit eine ruhigere Nacht zu haben.

In einigen Fällen ist es auch notwendig, die Zusammensetzung des Urins auf mögliche Beimengungen genauer zu untersuchen. Dies ist aber dem medizinisch technischen Assistenzpersonal vorbehalten. Oft ist der Altenpfleger nur dazu aufgefordert, den Urin sachgemäß aufzunehmen und an den Arzt weiterzugeben.

Folgende Unterscheidungen können dabei vorgenommen werden:

- ▷ Spontanurin, nach dem Säubern der Harnaustrittstelle wird der Urin in einem sterilen Gefäß aufgefangen
- ▷ Mittelstrahlurin – Urin aus der Mitte des Entleerungsvorganges
- ▷ Katheterurin
- ▷ Resturin ist der Urin, der nach der spontanen Entleerung der Blase mittels Katheter noch entnommen werden kann (Restharn).

Schnelltests

Heute werden oft zur Vorkontrolle des Harns schnellreagierende Teststreifen (Stix) verwendet, um aufwendige Laboruntersuchungen einzuschränken. Diese Schnelltests sind zuverlässig und zeitsparend durchzuführen. Es gibt unterschiedliche Methoden verschiedendster Hersteller. Wichtig ist für die Pflegeperson, daß sie sich möglichst vom Arzt in die jeweilige Handhabung einweisen läßt und sich selber mit dem Umgang vertraut macht, bevor sie einen solchen Test vornimmt. In seltenen Fällen wird der Altenpfleger beauftragt, das spezifische Gewicht des Urins zu bestimmen. Hierfür wurde ein Gerät, das Urometer, entwickelt (Vorgehensweise siehe Fachliteratur). Erwähnt sei hier nur, daß das spezifische Gewicht bei geringer, konzentrierter Urinmenge höher und bei großer Urinmenge niedriger ist.

Bestimmung der Urinmenge

Die Bestimmung der Urinmenge wird meist über einen Zeitraum von 24 Std. vorgenommen. Gegebenenfalls wird der Urin auch verschlossen aufbewahrt. Bei Katheterpatienten ist eine Skalierung am Urinbeutel sehr hilfreich und erspart einen Einsatz des früher üblichen Urimeters.

Stuhlbildung

Bei gesunder Ernährung und anschließend normal verlaufender Verdauung ist eine regelmäßige Darmentleerung (Defäkation) gewährleistet. Diese wird ausgelöst, wenn die Stuhlmasse im Enddarm angekommen ist. Dabei zieht sich die Muskulatur des Enddarmes zusammen, der Schließmuskel erschlafft.

Der normale Stuhl (Kot) ist eine weiche, gleichmäßig geformte Masse. Seine Farbe ist hell- bis dunkelbraun. Er enthält 75 % Wasser, 10 % Abfallprodukte, 7 % Schleim, Salze, Epithelien und ca. 8 % Bakterien.

Störungen bei der Stuhlbildung

Ältere Menschen, bei denen eine Bindegewebsschwäche festgestellt werden kann, leiden oftmals an einem Bruch (Hernie) der Bauchwand. In diesen entstandenen Bruchsack rutschen meist die Darmschlingen, die dann nicht mehr ausreichend mit Blut versorgt werden können. Dies kann bis zum Absterben (Nekrose) der Darmwand und damit zur Entleerung des Darminhaltes in den Bauchraum führen.

Bei mangelnder Darmperistaltik, oft die Folge von langjähriger Einnahme von Abführmitteln, ist die Entleerung des Darmes verzögert, oder der Stuhl wird zu lange zurückgehalten. Dadurch wird der Stuhl stark eingedickt und hart und kann nur unter großer Mühe ausgeschieden werden. Dies bezeichnet man als Obstipation.

Im Gegensatz dazu steht die Diarrhöe. Hier wird der Darm häufig und meist wässerig entleert. Dies führt zu starkem Wasser- und Elektrolytverlust! Man unterscheidet eine akute von einer chronischen Diarrhöe.

Treten Behinderungen wie Verengung (Stenose) oder Verlegung der Darmpassage auf, kann es vermehrt zu starken Blähungen mit Druckgefühl kommen.

Eine oft eintretende Erkrankung im Darmbereich stellen die Hämorrhoiden dar. Hierbei handelt es sich um Krampfadern (Venen) im Bereich des Afters (Analbereich). Hämorrhoiden können starken Juckreiz und starke Schmerzen besonders während und nach der Defäkation hervorrufen. Dies wiederum kann zur Zurückhaltung (Retention) des Stuhls und zur Obstipation führen, welche wieder die Entstehung von Hämorrhoiden begünstigt. Oft platzen einige venöse Blutgefäße und es treten mehr oder weniger starke Blutungen auf.

Blutungen können aber auch als Folge von Verletzungen des Darmbereiches auftreten.

Ebenfalls können sich Krebszellen im Darm festsetzen und ausbreiten und so die Funktion lebensbedrohlich einschränken. Als Folge davon ist es immer häufiger notwendig, einen künstlichen Darmausgang operativ zu schaffen. (Pflege und Umgang mit einem anus praeter naturalis siehe Seite 302ff.)

Beobachtung des Stuhls

Am Ende des Verdauungsvorganges scheidet der Darm die unverdauten Speisereste und nicht verwertbaren Substanzen mit dem Kot aus. Die Farbe ist normalerweise von hell- bis dunkelbraun. Farbveränderungen lassen auf krankhafte (pathologische) Vorgänge schließen.

Folgende Farbveränderungen des Stuhls können beobachtet werden:

▷ schwarz – bei Blutungen der oberen Verdauungsorgange (Magen, Dünndarm). Man spricht auch von Teer- oder Pechstuhl. Durch Medikamente wie Eisenpräparate oder bestimmte Nahrungsmittel wie Blaubeeren kann der Stuhl allerdings auch schwarz verfärbt sein.
▷ grün – bei schweren Durchfällen (Diarrhöe)
▷ hell – lehmfarben, ohne Gallenfarbstoff – bei Verschluß der Gallengänge oder Hepatitis,
▷ reiswasserähnlich – bei Cholera.

Folgende Beimengungen lassen ebenfalls Rückschlüsse zu:

▷ Schleim, bei Entzündungen im Darmbereich.
▷ Schleim mit Blut, bei Geschwüren im Darm.
▷ Schleim, Blut und Eiter bei schweren Schädigungen im Darm.
▷ Blutspritzer, bei kleinen Verletzungen des unteren Darmabschnittes, oder bei Hämorrhoiden.
▷ Würmer oder kleine weiße Glieder des Bandwurmes.
▷ Unverdaute Speisereste bei sonstigen Störungen der Verdauung.

Auch die ausgeschiedene Menge und Festigkeit des Stuhles kann krankheitsbedingt variieren:

▷ harter, knolliger, kleinhöckeliger Stuhl, schafskotartig, bei Obstipation oder Stenosen im Dickdarm,
▷ breiig, wäßrig, bei Diarrhöe,
▷ große Mengen, massige Entleerungen, bei Erkrankungen der Bauchspeicheldrüse,
▷ kleine Mengen unverdauter Speisereste, bei Störungen der Verdauung.

Auch hier gilt wiederum, daß die beobachteten Veränderungen nur erste Bewertungsgrundlage sein können. Zum Nachweis von Krankheitsbildern sind sichere Tests nötig.

Beim Geruch des Stuhl zu differenzieren, erscheint uns etwas zuviel verlangt. Dagegen sollte die Häufigkeit der Darmentleerungen, wenn nicht vom Betroffenen selber, vom Pflegepersonal überwacht werden. Besonders bei bettlägerigen und stark behinderten Patienten sollte darüber Buch geführt werden, um möglicherweise mit Hilfsmaßnahmen rechtzeitig eingreifen zu können. Hier empfiehlt sich, bei entsprechenden Personen eine Stuhlgangliste zu führen.

Nach ärztlicher Anordnung ist es auch möglich, mittels eines Schnelltests Blut im Stuhl nachzuweisen. Auch kann es erforderlich sein, Stuhlproben eines Patienten zu nehmen und diese, in Proberöhrchen verpackt und ausführlich beschriftet, an Ärzte weiterzuleiten. Dieser Vorgang erscheint uns allerdings nicht weiter erklärungsbedürftig.

Erbrechen

Das Erbrechen ist eine krankhafte (pathologische) Form der Ausscheidung. Es geschieht oft, um zu verhindern, daß der Körper für ihn unverträgliche Substanzen aufnehmen muß. Normalerweise passiert die Nahrung den Magen-Darm-Kanal und wird teilweise resorbiert und teils wieder ausgeschieden. Erbrechen deutet auf eine Störung hin und ist eine Schutzmaßnahme des Körpers.

Beim Erbrechen wird der Mageninhalt unter Zuhilfenahme der Bauchpresse, Bauchdecke und Zwerchfell und durch Kontraktion der Speiseröhre nach oben gedrückt. Im Rachen wird der Würgereflex ausgelöst und das Erbrochene herausbefördert.

Erbrechen kann folgende Ursachen haben:

- ▷ Vergiftungen
- ▷ Erkrankungen im Verdauungskanal
- ▷ Hirnerkrankungen
- ▷ seelische Störungen

Bei häufigem, wiederholten Auftreten ist besondere Aufmerksamkeit gefordert!

Beobachtung des Erbrochenen

Bei Patienten, die erbrechen, ist es wichtig, die Häufigkeit und die Tageszeiten schriftlich festzuhalten, um Rückschlüsse über die Beziehung zu den Mahlzeiten zu erlauben.

Der Geruch ist nicht genauer zu definieren. Die Menge ist manchmal schwer zu bestimmen und muß dann geschätzt werden. Aber die Art und Weise des Erbrechens kann gut beobachtet werden.

Man unterscheidet folgende Arten des Erbrechens, um es dem Arzt später mitteilen zu können:

- ▷ schwallartig, ohne Brechreiz, unvorhergesehen
- ▷ nach längerem Würgen
- ▷ in Schüben

Ebenfalls aufschlußreich für die Diagnose des Arztes können auch Beimengungen, als die Beschaffenheit des Erbrochenen sein:

- ▷ Blut bei Blutungen der Speiseröhre oder des Magens, Blut, das allerdings aus dem Magen kommt, ist angedaut und somit kaffeesatzartig.
- ▷ Gallensaft bei starkem, andauernden Erbrechen oder bei nüchternem Magen.
- ▷ Schleim bei Magenschleimhautentzündung.
- ▷ Nahrungsreste, teilweise unverdaut.

Das Erbrochene sollte möglichst aufbewahrt und vom Arzt in Augenschein genommen werden.

Unterstützung bei der Ausscheidung

Da eine Verbindung zwischen psychischem Befinden und dem Auftreten von Ausscheidungsproblemen wie Diarrhöe, Obstipation und Blaseninkontinenz nachweisbar ist, kommt es also auch darauf an, sich dem psychischen Gleichgewicht des Betroffenen zu widmen. Neben dem Beheben der Symptome und Ursachen ist es auch sehr wichtig, am Kontext (Gesamtzusammenhang) zu arbeiten (= ganzheitliche Pflege).

Um möglichst keine Störungen entstehen zu lassen, kommt der Vorbeugung eine wesentliche Bedeutung zu. So kann durch ballaststoffreiche Ernährung der Verstopfung vorgebeugt werden. Sinnvoll ist es auch, durch Bewegung die physiologischen Abläufe der Verdauung zu unterstützen.

Unterstützung beim Wasserlassen

Eine Maßnahme, jemanden beim Wasserlassen zu unterstützen, kann es sein, ihn regelmäßig zu bestimmten Zeiten daran zu erinnern, auf die Toilette zu gehen oder gegebenenfalls dabei zu begleiten. Bettlägerigen Patienten wird die Urinflasche gereicht. Bei Männern geschieht dies folgendermaßen:

Ist der Patient selber in der Lage, soll er den Penis in die Flaschenöffnung einführen, Zellstoff sollte unterlegt werden; außerdem darauf achten, daß die Flasche eben zwischen den Beinen liegt. Nach dem Urinieren ist die Harnröhrenöffnung abzutupfen und die Flasche abzunehmen.

Für Frauen gibt es zum Wasserlassen speziell geformte Flaschen. Meist wird jedoch hier die Bettschüssel oder das Steckbecken eingesetzt. Diese werden vorher angewärmt (Kältereiz) und auf der gesunden Seite eingeschoben.

Ist die Patientin in der Lage, ihr Becken zu heben, so ist das Unterschieben keine Schwierigkeit. Im anderen Fall dreht sich die Patientin zur Seite. Die Bettschüssel wird so eingeschoben, daß der Rand der Schüssel unter dem Kreuzbein liegt. Dann wird die Patientin unter Festhalten der Bettschüssel in die Rückenlage zurückgedreht. Nach dem Urinieren wird abschließend mit Zellstoff abgewischt.

Die benutzen Gefäße sind unmittelbar zu entleeren, zu spülen und zu desinfizieren und im Zimmer des Bewohners zu deponieren. Der Abfall (gebrauchter Zellstoff) muß in verschlossene Abfallbehälter abgelegt werden.

Bei Entleerungsschwierigkeiten der Blase können harntreibende Tees oder eine feuchtwarme Auflage im Bereich des Unterleibes sehr hilfreich sein (siehe auch das Kapitel über Physikalische Maßnahmen).

Blasentraining

Sinnvoll ist auch ein Blasentraining. Dabei wird ein Zeitplan für das regelmäßige Wasserlassen erstellt. Dieser muß unbedingt eingehalten werden, um eine Gewöhnung an bestimmte Zeiten zu erreichen. Zusätzlich wird versucht, die bei der Entleerung (Miktion) beteiligte Muskulatur durch entsprechende Übungen (Beckenbodengymnastik) zu trainieren. Dieses Beckenbodentraining hat sich in letzter Zeit als hervorragendes Mittel zur Prophylaxe und Rehabilitation bei Inkontinenz (hier besonders bei der Streßinkontinenz) erwiesen. Nähere Informationen dazu sollten aber einschlägiger Fachliteratur entnommen werden.

Bei schweren Miktionsstörungen muß nach ärztlicher Anordnung ein Katheter eingesetzt werden (siehe dazu Seite 292 ff.). Diese Maßnahme sollte allerdings im Hinblick auf das Wohlbefinden des Patienten und auf die Gefahren nur als letztes Mittel der Hilfe angesehen werden.

Unterstützung bei Darmentleerungsstörungen

Leichte Hilfen bei Darmentleerungsstörungen können durch die Pflegepersonen gegeben werden. Bei der Obstipation zum Beispiel durch die Ernährung und durch Mobilisation.

Einläufe werden in der Altenpflege selten und nur nach ärztlicher Anordnung durchgeführt (siehe dazu Seite 311 ff.). Oftmals werden sogenannte Mikroklists, jedoch auch nur auf ärztliche Bedarfsverordnung, verwendet. Ein Mikroklist ist ein sanftes Abführmittel, das gebrauchtsfertig aus einer Tube direkt in den Darm verabreicht werden kann.

Die meisten Ärzte ziehen eine medikamentöse Unterstützung der Darmtätigkeit mittels Tabletten, Tropfen oder Suppositorien vor. Allerdings kann dadurch ein Gewöhnungseffekt mit einer steigenden Darmträgheit auftreten, so daß die Dosis des Medikaments ständig gesteigert werden muß. In einigen Fällen entwickelt sich so ein Abführmittelmißbrauch, der zu schweren gesundheitlichen Schäden führen kann.

Unterstützung bei Erbrechen

Beim Erbrechen benötigt der Betroffene zum Vorgang selber meist keine Hilfe. Hier sind jedoch der menschliche Beistand und die Zuwendung sehr wichtig.

Zuerst sollte auch hier immer nach den Wünschen des Betroffenen gefragt werden. Zunächst ist ein geeignetes Auffanggefäß bereitzustellen, um das Erbrochene aufzufangen oder auch aufzubewahren, um es dem Arzt zeigen zu können. Weiterhin ist eine Unterlage, ein Schutztuch, anzulegen. Der Patient soll im Sitzen erbrechen. Die Art und Weise des Erbrechens ist zu beobachten.

Im Anschluß an das Erbrechen ist der Patient zu säubern. Man sollte ihm Gelegenheit geben, den Mund zu spülen, das Gesicht zu waschen und verschmutzte Wäsche zu wechseln. In vielen Fällen hat es sich bewährt, ungesüßten Schwarztee zu reichen.

Sollte es notwendig sein, den Brechreiz bewußt herbeizuführen, geschieht dies, indem man entweder einen Finger oder Löffel weit in den Rachen des Patienten einführt. Wenn der Patient diese Methode ablehnt, kann man ihm lauwarmes Salzwasser zu trinken geben.

Magenspülungen werden in der Altenpflege nicht durchgeführt und sollen deshalb in der Ausbildung für Krankenpflegeberufe belassen werden.

Definition •

Inkontinenz ist das Unvermögen, den Stuhl oder den Urin kontrolliert abzulassen.

Pflege bei Inkontinenz

Eine wachsende Zahl alter Menschen hat Probleme und Schwierigkeiten mit der Kontinenz. Man geht davon aus, daß etwa 40 % der über sechzig Jahre alten Menschen in der ambulanten Praxis und bis zu 60 % der Bewohner von stationären Einrichtungen von Formen der Inkontinenz betroffen sind.

Nicht zu vergessen ist hier auch die psychische Belastung der Betroffenen. Man unterscheidet zwischen einer Harninkontinenz, einer Stuhlinkontinenz und einer totalen Inkontinenz, wenn Harn- und Stuhlinkontinenz zusammen bestehen.

Ursachen für die Harninkontinenz

Ursachen für die Harninkontinenz können sein:

- ▷ eine Unterbrechung der Nervenleitung zwischen Gehirn und Schließmuskel = neurogene Harninkontinenz (z. B. bei Querschnittslähmung oder nach einem Schlaganfall).
- ▷ eine Verletzung des Schließmuskels, eine Fehlanlage der Harnwege (Harnleiter, Blase, Harnröhre) oder eine reflexlose, erschlaffte (atonische) Blase = wahre Harninkontinenz.
- ▷ eine Vergrößerung der Prostata (Prostatahypertrophie), die häufig bei älteren Männern auftritt. Die Prostata drückt auf die Harnröhre und führt zum typischen Harntröpfeln beim Wasserlassen = paradoxe Harninkontinenz.

Es gibt auch andere Definitionen der einzelnen Inkontinenzen!

Mögliche Ursachen für eine Stuhlinkontinenz:

▷ Schwierigkeiten, den Schließmuskel willentlich zu betätigen, z. B. bei älteren psychisch behinderten Patienten.
▷ Tumor im Enddarmbereich.
▷ Lähmungen, z. B. Schließmuskellähmungen.

Wichtig •

Psychische Störungen oder Belastungen können sowohl eine Harn- als auch eine Stuhlinkontinenz verursachen.

Um inkontinente Patienten zu versorgen, steht dem Pfleger ein großes Sortiment an technischen Hilfsmitteln zur Verfügung. Die verschiedensten Hersteller haben diesen Markt entdeckt und entwickeln laufend neue (teurere) Produkte.

Wichtig •

Diese technischen Hilfsmittel dienen nur der Versorgung inkontinenter Personen, sie stellen noch keine Behandlung der Erkrankung dar!

Unter bestimmten Umständen sind diese Hilfsmittel durch den Arzt verschreibungsfähig (Siehe auch Rechtskunde, Thomas Klie, 2. Auflage, Seiten 145/146).

Die genaue Behandlung anhand der Diagnose festzulegen, ist Aufgabe des Arztes! Sie sollte sich an den Punkten orientieren, die wir zu Beginn dieses Kapitels erläutert haben (siehe dazu Seite 63ff.).

Das Pflegepersonal hat folgende Aufgaben:

① Den Betroffenen hygienisch sauber und geruchsarm versorgen. Häufiges Waschen mit Wasser und Seife; nach Verschmutzung umgehend die Kleidung wechseln; regelmäßig Ein- oder Unterlagen erneuern; bei häufigem Waschen kann Pflegeschaum eingesetzt werden; für angenehmen Körpergeruch sorgen.

② Mit dem Patienten zusammen, unter Einbeziehung des Arztes, die Hilfsmittel auswählen. Dem Patienten sollte man bei der Auswahl der Hilfsmittel Mitsprache einräumen, denn er weiß meist besser, was ihm am angenehmsten ist.

③ Die Behandlungsmaßnahmen unterstützen. Nach Absprache mit dem Arzt erfolgt die Behandlung. Daneben sollte das Personal ein Blasentraining mit dem Patienten durchführen, wenn dies indiziert ist; mobile Patienten regelmäßig zur Toilette führen; Bettlägerigen im 3-Std.-Rhythmus die Bettschüssel reichen, bei Katheterpatienten die regelmäßige Entleerung der Blase gewährleisten.

④ Den Erkrankten psychisch stabilisieren. Wesentlich für die psychische Verfassung des Patienten ist oft das Verhalten seiner Umgebung auf die Erkrankung. Hierzu sei nochmals die Einleitung zu diesem Kapitel in Erinnerung gebracht!

⑤ Ihn vor weiteren Schädigungen bewahren. Es gilt auch, zu große psychische Belastungen wie Angst- oder Streßsituationen zu vermeiden.

Haut, Körperpflege und Kleidung

Die Art, wie gepflegt jemand erscheint und wie er sich kleidet, bestimmen meist den ersten Eindruck, den wir von einem anderen Menschen gewinnen. Oft sind wir geneigt, diese Äußerlichkeiten zu qualifizieren und schließen dann daraus auf innere Werte unseres Gegenübers. Ein gutes Beispiel hierfür mag die Novelle „Kleider machen Leute“ von Gottfried Keller sein.

Körperpflege und Kleidung können ein Ausdruck des Lebensgefühls und der Individualität eines Menschen sein, müssen es aber nicht. Man kann diese zwei Komponenten auch als Maske benutzen.

Beispiel •

Ein Beispiel aus der Altenpflege:
Sie betreten ein Altenheim, auf dem Flur begegnen Ihnen einige ältere Damen. Alle haben den ähnlichen halbrunden Haarschnitt, tragen Küchenschürzen, teilweise zerrissene Strümpfe und abgetragenes Schuhwerk.
Einige ältere Männer, die Sie sehen, sind unrasiert, haben Hosenträger über dem Hemd, teilweise hängt das Hemd aus der Hose.
Eine Schwester, die rasch und ohne Gruß an Ihnen vorbeigeht, trägt einen zerknitterten, schmutzigen Arbeitskittel.

Fragen zu diesem Beispiel

- ▷ Was denken Sie, wie sich die alten Menschen fühlen?
- ▷ Ziehen Sie Schlüsse auf das Heimleben in dieser Einrichtung?
- ▷ Welchen Eindruck haben Sie bezüglich der Körperpflege und der Kleidung dieser Menschen?
- ▷ Wieviel Zeit und Aufwand verwenden Sie auf Ihre Körperpflege und Kleidung?

Dies waren harmlose Beispiele, aber auch sie zeigen schon, wie wichtig es für die Pflegetätigen ist, ihr Bewußtsein dafür zu schärfen, ihr eigenes Äußeres zu gestalten und dafür zu sorgen, daß die alten Leute ihr Erscheinungsbild pflegen.

Außer Signalcharakter haben Körperpflege und Kleidung noch die Funktion, die Haut des menschlichen Körpers zu schützen und zu deren Gesunderhaltung beizutragen.

Physiologie der Haut

Die Haut überzieht als elastische Hülle den ganzen Körper. Sie schützt uns vor dem Eindringen von Fremdkörpern und Krankheitserregern und vor Austrocknung.

Die Haut ist ein Reizempfänger des zentralen Nervensystems und zählt deshalb zu den Sinnesorganen. Sie nimmt chemische und mechanische Reize auf, die zum zentralen Nervensystem weitergeleitet werden. So ist uns ein der Umgebung angepaßtes Verhalten möglich.

Darüber hinaus ist die Haut an der Entschlackung beteiligt, so z. B. durch Absonderung von Talg und Abgabe von Schweiß.

Ebenso ist sie durch Kohlendioxidabgabe und Sauerstoffaufnahme geringfügig an der Atmung beteiligt.

Veränderungen der Haut

Im Laufe des Alterungsprozesses verändert sich auch die Haut des Menschen, je nachdem, welchen Einflüssen der Umwelt sie ausgesetzt wird. Luft und Sonne gerben die Haut. Allgemein nehmen im Alter die Flüssigkeits- und Fettanteile ab. So wird die Haut trocken und spröde, auch faltiger. „Das Leben ist einem ins Gesicht geschrieben."

Ansonsten kann sich die Haut vorübergehend unter dem Einfluß psychischer Ereignisse verändern.

Beispiele:

- ▷ bei großem Schrecken erbleichen wir
- ▷ bei Zorn oder Scham erröten wir
- ▷ es kann einem heiß und kalt werden, oder man bekommt eine Gänsehaut.

Färbungen

Als krankhafte Veränderungen der Haut können folgende Färbungen auftreten:
Rötung der Haut:
Bei Entzündungen, bei Fieber, bei Ekzemen; auch typisch bei Bluthochdruck.

Blässe:
Bei lokalen Durchblutungsstörungen (meist abgrenzbar); allgemeine Blässe bei Anämie oder Kreislaufversagen; fahlgraue Blässe bei körperlichem Zerfall.

Blaufärbung:
Ist immer ein Zeichen von Sauerstoffmangel, einer Unterversorgung des Gewebes mit Sauerstoff;

bläulich marmorierte Haut bei Sterbenden infolge schlechter Blutzirkulation.

Gelbfärbung:
Bei Leber- und Gallenblasenerkrankungen verantwortlich für die Gelbfärbung ist der Gallenfarbstoff Bilirubin, der sich in der Haut ablagert; schmutziggelbe Verfärbung deutet auf eine chronische Niereninsuffizienz.

Pigmentveränderung:
Braunfärbung bei Überpigmentierung tritt häufig im Alter auf („Altersflecken").

Spannung

Die unterschiedliche Spannung der Haut deutet ebenfalls auf bestimmte Erkrankungen hin:

Erhöhte Spannung:
Bei Schwellungen, Hämatomen oder Tumoren ist die Haut lokal gespannt.

Niedrige Spannung:
Bei Austrocknung oder Mangelernährung kann man die Haut in Falten abheben, diese bleiben längere Zeit stehen. Im Alter läßt die Hautspannung etwas nach.

Gespannte Haut:
Bei Wasseransammlung im Gewebe = Ödem, ohne Schmerzen! Drückt man mit dem Finger auf das Gewebe, bleibt dieser Abdruck lange erhalten.

Hautdefekte

Verletzungen, Schürfungen, Wunden, Gewebedefekte, Dekubitus usw. werden als Hautdefekte bezeichnet.

Unterstützung bei der Körperpflege

Alte Menschen benötigen in unterschiedlichem Ausmaß Hilfe bei der Körperpflege und beim An- und Auskleiden. Es geht darum, dem einzelnen auf seine Person zugeschnittene Unterstützung zu geben. Bevormundung ist zu vermeiden!

Auch bei dieser Hilfeleistung müssen die Ressourcen des Hilfebedürftigen gefunden und genützt werden. Die alten Menschen sollen gefordert werden, indem ihnen die Eigenverantwortlichkeit für ihr Äußeres erhalten bleibt.

Selbständig durchgeführte Körperpflege bedeutet Arbeit an sich selber und steigert das Selbstwertgefühl!

Neben den erforderlichen Handreichungen und Handgriffen kann der Helfer die Zeit sinnvoll zur Kommunikation nützen.

Die Altenpflegekräfte sollten sich von dem Schönheitsideal, welches uns täglich in der Werbung gezeigt wird, lösen. Auch ein alter Mensch mit seinem durch das Leben geprägten Körper kann schön sein, wenn sein Äußeres zu seinem Charakter oder Stil paßt.

Pflegemittel

Als Pflegemittel sind alle Mittel zu verstehen, die am Körper zur Anwendung gebracht werden.

▷ Seifen –
wirken antibakteriell und desodorierend. Bei häufiger Anwendung oder bei empfindlicher Haut sollten hautschonende, milde Seifen eingesetzt werden. Gleiches gilt für Waschwasserzusätze. Badezusätze soll sich der Betreffende selber auswählen können.

▷ Hautschutzsprays –
sollten aus Umweltschutzgründen nicht oft verwendet werden. Um einen Schutz für die Haut zu erreichen, ist ein Massieren mit einer fettigen Salbe (Melkfett) wesentlich effektiver!

▷ Haut- und Handcremes –
soll der alte Mensch soweit wie möglich selbst auswählen.

▷ Mundpflegemittel –
zur Desinfektion und Reinigung der Mundhöhle,

zur Zahnpflege; die Auswahl sollte je nach den Gewohnheiten des Betroffenen erfolgen.

▷ Kosmetika –
wie Make-up, Deo, Parfüm; ebenfalls nach Wahl des Patienten.

Pflegehilfsmittel

Pflegehilfsmittel sind die Gegenstände, die wir für die Durchführung der Körperpflege benötigen. (Badezimmer, Dusche, Waschbecken, Handtücher).

Für ältere Menschen sollte eine Dusche mit einer Sitzmöglichkeit und festmontierten Handgriffen ausgestattet sein. Über dem Waschbecken sollte ein nach unten kippbarer Spiegel angebracht sein, damit auch sitzende Patienten sich betrachten können. Die Waschbecken sollten nicht zu hoch und noch unterfahrbar sein, so daß auch Rollstuhlfahrer die Wasserhähne erreichen.

Mindestens zwei Waschlappen und zwei Handtücher, die unverwechselbar in eine Garnitur für „oben" und eine für „unten" gekennzeichnet sind, werden benötigt. Außerdem sollte ein Lappen und ein Tuch als Wegwerfartikel für die Intimpflege oder eine dritte Garnitur aus Stoff zur Verfügung stehen.

Eine Ganzwaschung ist bei solchen Menschen erforderlich, die nicht in der Lage sind, die Körperpflege selbst durchzuführen. Diese Menschen sind hierbei in starkem Maße von der Arbeitsweise des Altenpflegers abhängig. Eine behutsame Vorgehensweise ist deshalb angebracht.

Ganzwaschung mit Intimtoilette

Die Ganzwaschung sollte auch von verschiedenen Pflegepersonen in gleicher Weise durchgeführt werden, um dem Patienten so weit wie möglich die Mitarbeit zu erleichtern.

Allgemeines zur Ganzwaschung:

▷ während der Körperpflege ist Zeit, mit dem alten Menschen zu sprechen!
▷ der Zustand des Patienten ist auf Veränderungen zu beobachten!
▷ die Mitarbeit des Patienten soll angeregt und gefördert werden!
▷ das Tempo des Vorgehens sollte sich nach dem alten Menschen richten!

Durchführung:

▷ vor Beginn ist der Patient über das Vorhaben zu informieren!
▷ die benötigten Gebrauchsgegenstände sind komplett herzurichten!
▷ alle Lagerungshilfsmittel (bis auf ein kleines Kopfkissen) sind aus dem Bett zu entfernen!
▷ während der Ganzwaschung immer nur den Körperteil aufdecken, der gerade gewaschen wird!
▷ Wünsche des alten Menschen bezüglich eines Sichtschutzes sowie der Raumtemperatur müssen berücksichtigt werden!

Reihenfolge der Ganzwaschung

Bei der Ganzwaschung ist in folgender Reihenfolge vorzugehen (siehe hierzu die Abb. 20 auf S. 174).

① Kopf

▷ Zähne putzen, Mundpflege (näheres hierzu: siehe S. 177)
▷ Handtuch unter den Kopf legen
▷ Gesicht waschen (nach Wunsch mit oder ohne Seife)
▷ Ohren soweit möglich, innen und dahinter waschen
▷ Augenhöhlen von außen nach innen waschen
▷ gut abtrocknen.

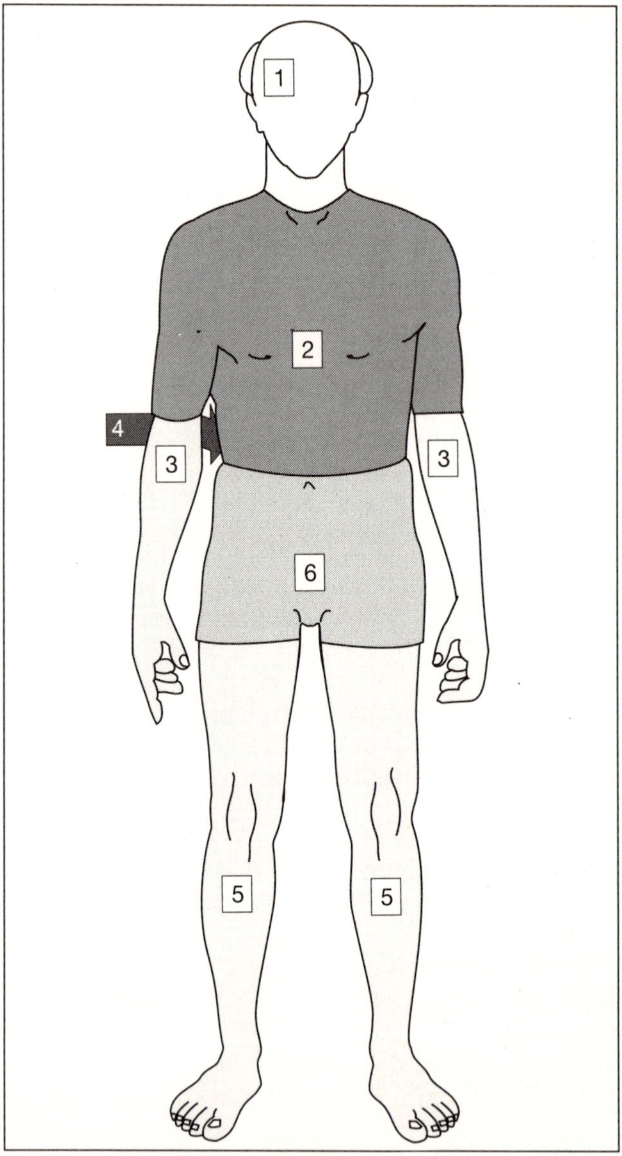

Abb. 20: Reihenfolge der Ganzwaschung

② Hals, Brust, Achseln

- ▷ Bettdecke bis über den Bauch zurückschlagen
- ▷ Handtuch darauflegen
- ▷ Nachthemd ausziehen
- ▷ Hals, Brust, Achseln mit Seife waschen, mit klarem Wasser nachwischen und gut abtrocknen
- ▷ bei Frauen unter der Brust besonders auf gutes Abtrocknen achten.

③ Hände, Arme

- ▷ Tuch unter die zu waschende Hand legen, bei Bedarf Waschschüssel auf das Tuch stellen und Handbad ermöglichen
- ▷ Hand waschen, nachwischen, abtrocknen
- ▷ Tuch unter den Arm legen, waschen, nachwischen und abtrocknen
- ▷ an der anderen Hand und am anderen Arm genauso verfahren
- ▷ wichtig ist dabei, herzwärts zu arbeiten
- ▷ nach dem Waschen sind die Nägel zu reinigen und nach Bedarf zu schneiden.

④ Rücken

- ▷ wenn möglich, Patienten aufsitzen lassen, sonst zur Seite drehen
- ▷ Handtuch auf das Bett, an den Rücken anlegen
- ▷ Rücken waschen, nachwischen, abtrocknen, von unten nach oben vorgehen, auch beim Abfrottieren
- ▷ bei Bedarf gleich Pneumonieprophylaxe durchführen (näheres dazu: siehe S. 335)
- ▷ frisches Nachthemd anziehen
- ▷ Patienten am Oberkörper wieder mit der Bettdecke bedecken

⑤ Füße, Beine

- ▷ Bettdecke im Bereich der Beine nach oben zurückschlagen
- ▷ Handtuch unter das zu waschende Bein legen

▷ an den Zehen beginnend, Fuß und Bein waschen, nachwischen, gut abtrocknen
▷ bei Bedarf Fußbad (wie Handbad) ermöglichen
▷ Tuch unter anderes Bein legen, wie oben weiter verfahren
▷ Beine wieder zudecken.

⑥ Intimwäsche

▷ bei Bedarf Einmalhandschuhe/-lappen verwenden
▷ Bauch waschen, nachwischen, abtrocknen
▷ Handtuch unter das Gesäß schieben
▷ Intimtoilette durchführen.

Wichtig ●

Vor dem Waschen der Füße und Beine sind Waschlappen und Handtuch zu wechseln; vor der Intimwäsche muß neben dem erneuten Wechsel von Waschlappen und Handtuch auch das Waschwasser gewechselt werden.

Intimtoilette

Zur Intimtoilette gehören Bauch, Leistenbeuge, Oberschenkel, Gesäß und äußere Genitalien. Wenn möglich sollten die Patienten die Intimpflege selber vornehmen. Bei der Mithilfe oder Durchführung durch das Personal sollte taktvoll vorgegangen werden.

Beim Mann:

▷ Vorhaut zurückschieben, Eichel gut säubern, Vorhaut wieder vorschieben nicht vergessen.
▷ Penis, Hodensack, Aftergegend waschen und gut abtrocknen.

Bei der Frau:

▷ von vorn nach hinten waschen und trocknen
▷ Schamlippen spreizen, waschen und abtrocknen
▷ auf Hautfalten, Bauchfalten achten
▷ Gesäß abwaschen und abtrocknen

Je nach Schwere der Erkrankung ist die Intimtoilette (z. B. bei Inkontinenz) mehrmals am Tag durchzuführen!

Mundpflege

Die Zahn- und Mundpflege sollte mindestens zweimal am Tag durchgeführt werden. Bei selbständigen Patienten besteht die Hilfestellung meist nur darin, die Pflegehilfsmittel und Pflegemittel bereitzustellen, wobei die Wünsche, wie etwa Pflegemittel (z. B. Zahnpasta), berücksichtigt werden sollten. Es erscheint uns notwendig, darauf hinzuweisen, daß auch ältere Patienten von Zeit zu Zeit neue Zahnbürsten verwenden sollten!

Bei schwerkranken, bettlägerigen Patienten sind folgende Hilfeleistungen angebracht:

- ▷ Kopfteil höherstellen, Oberkörper hochlagern, möglichst in Sitzstellung bringen
- ▷ Handtuch um den Hals legen
- ▷ Zähne des Patienten vorsichtig bürsten
- ▷ Kopf stützen, Becher mit Wasser zum Mund führen
- ▷ den Patienten auffordern, gut zu spülen
- ▷ Nierenschale dicht anhalten, die Spülflüssigkeit ausspucken lassen
- ▷ Mund abtrocknen.

Schwerstkranken Patienten, die zum Spülen des Mundes nicht in der Lage sind, wird die Mundhöhle mit Tupfern ausgewischt. Die Tupfer werden zuvor mit verdünnter Mundwasserlösung oder entsprechend verordneter Lösung benetzt.

Sehr viele alte Menschen sind Zahnprothesenträger. Hier sind spezielle Pflegemaßnahmen erforderlich.

Allgemeines zu Zahnprothesen

- ▷ eine schlechtsitzende Prothese muß vom Zahnarzt korrigiert werden

- die Prothese sollte möglichst auch nachts getragen werden, um Kieferveränderungen vorzubeugen
- zur Ablage sollte ein undurchsichtiger Behälter mit Deckel dienen
- künstlicher Zahnersatz ist teuer, deshalb sollte vorsichtig damit umgegangen werden.

Reinigung der Zahnprothesen

Reinigung der Zahnprothese:

- dem Patienten zur Ablage den Prothesenbehälter reichen
- etwas Wasser ins Waschbecken laufen lassen, damit die Prothese nicht zerbricht, wenn sie herunterfallen sollte
- unter fließendem, lauwarmen Wasser gründlich bürsten
- Prothese einige Zeit in frisches Wasser unter Beigabe von Reinigungsmitteln einlegen
- danach entnehmen, nochmals lauwarm abspülen und dem Patienten wieder reichen.

Augenpflege

Normalerweise genügen die täglichen Maßnahmen, die bei der Ganzwaschung vorgenommen werden. Bei manchen älteren Menschen mit vermehrter Augensekretion können die Augen jedoch verkleben oder verkrusten. Zur Entfernung dieser Krusten kann körperwarmes, klares Wasser benutzt werden.

Bei Schwerkranken mit vermindertem Lidschlag oder mit Augenlidlähmung kann die Hornhaut austrocknen. Um dies zu verhindern, werden die Augen und die Augenwinkel von außen nach innen mit einem feuchten Tupfer mit aqua destillata ausgewischt.

Ohrenpflege

Ohrenpflege betrifft nur die Ohrmuschel, also den äußeren Gehörgang! Ein weiteres Eindringen birgt die Gefahr von Verletzungen.

▷ Ohrmuschel leicht nach hinten oben ziehen
▷ Mit dem Zipfel eines Waschlappens Sekret abwaschen
▷ Mit dem Zipfel des Handtuches abtrocknen.

Nicht mit Instrumenten oder Wattestäbchen arbeiten!

Nasenpflege

Meist können die Patienten durch Schneuzen die Nasenschleimhaut auf natürliche Art und Weise reinigen. Dies kann aber bei Gelähmten, Bewußtlosen oder Sondenträgern teilweise oder ganz eingeschränkt sein, was eine spezielle Nasenpflege notwendig macht.

Die Nase wird mit Kochsalzlösung mittels Watteträgern gereinigt. Anschließend kann die Nasenschleimhaut nach Verordnung eingesalbt werden.

Gesichtspflege

Bei alten Menschen sollte auf eine sorgfältige Gesichtspflege geachtet werden. Die Helfer sollten sich dabei nach den Gewohnheiten der Betroffenen richten. Diese haben im Laufe vieler Jahre die Erfahrung gewonnen, was für ihre Gesichtshaut am besten ist. Die Gesichtspflege sollte vom Patienten selber durchgeführt werden, auch wenn es längere Zeit in Anspruch nimmt. Oft ist es nur eine Frage der Umorganisation des Pflegeschemas, dem Patienten dies zu ermöglichen.

Zur Gesichtspflege gehört die Rasur. Sowohl bei den Männern als auch sehr häufig bei älteren Frauen sollte sie regelmäßig und gründlich vorgenommen werden. Bei den Frauen empfiehlt sich ebenfalls der Einsatz eines dazu geeigneten Rasierapparates.

Haarpflege

Zum äußeren Erscheinungsbild eines Menschen gehört neben der Kleidung und dem Gesicht auch die Haartracht. Das Pflegepersonal sollte das Schneiden der Haare einer dafür ausgebildeten Fachkraft, einem Friseur, überlassen.

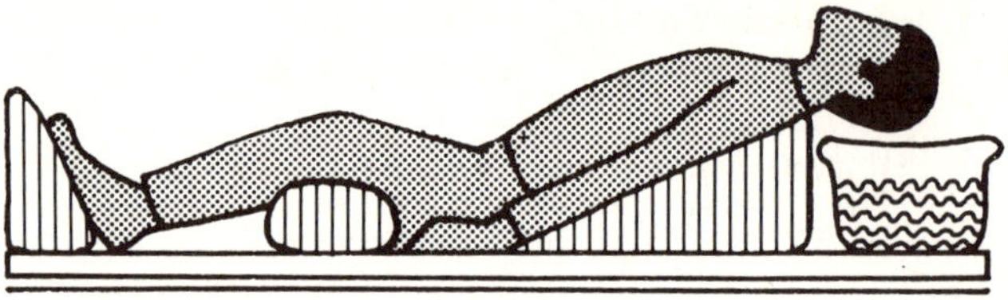

Abb. 21: Haarwäsche im Bett

Niemals dürfen längere Haare gegen den Willen eines alten Menschen abgeschnitten werden!

Um bei bettlägerigen Patienten ein Verfilzen der Haare zu vermeiden, werden diese in der Mitte geteilt und jede Hälfte einzeln durchgekämmt. Anschließend werden sie geflochten oder zusammengebunden.

Bei mobilen Patienten gibt es verschiedene Möglichkeiten, die Haare zu waschen, z. B. unter der Brause, am Waschbecken oder beim Reinigungsbad (auch hier ist der Wille des alten Menschen maßgeblich).

Haarwäsche im Bett

Haarwäsche im Bett:

Um eine schonende und reibungslose Durchführung einer Haarwäsche im Bett zu ermöglichen, sollten zwei Pflegepersonen dem Patienten helfen.

- ▷ Patienten im Bett etwas nach unten rutschen lassen
- ▷ Oberkörper mit Matratzenkeil, Decke oder Rolle hochlagern, so daß der Kopf freiliegt
- ▷ eine Pflegekraft stützt den Kopf des Patienten
- ▷ Gummituch am Kopfteil des Bettes auf die Matratze legen und Schüssel mit warmem Wasser daraufstellen
- ▷ die zweite Pflegekraft wäscht die Haare
- ▷ mit warmem, klaren Wasser spülen
- ▷ Haare ausdrücken und frottieren, mit einem Handtuch den Kopf des Patienten bedecken

▷ Patienten wieder normal lagern
▷ Haare kämmen, fönen und frisieren.

Abbildung 20 zeigt die Lagerung des Patienten bei der Haarwäsche im Bett.

Nagel- und Fußpflege

Bei vielen älteren Patienten ist es erforderlich, daß das Personal die Finger- und die Fußnägel pflegt. Es empfiehlt sich, dies regelmäßig durchzuführen, möglicherweise an das turnusmäßig abgehaltene Reinigungsbad anzuschließen, da auch harte Zehennägel dann leichter zu schneiden sind.

Die Fingernägel sollen kurz und rund geschnitten werden.

Da alte Leute oft trockene und rissige Nägel haben, sollte nach dem Schneiden nachgefeilt werden. Die Fußnägel werden geradegeschnitten. Bei Komplikationen wie eingewachsene Nägel und Hühneraugen sollte eine Fußpflegerin hinzugezogen werden.

Baden

Falls vom gesundheitlichen Zustand nichts gegen das Baden spricht, sollte – wenn der alte Mensch dies auch will – regelmäßig ein Vollbad genommen werden. Ansonsten sei hier auf das Kapitel über physikalische Therapie – hier Badetherapie auf Seite 365 ff. verwiesen.

Bekleidung

Die Bekleidung eines Menschen muß sich immer am jeweiligen Gesundheitszustand des einzelnen und an den Umwelteinflüssen, denen er sich aussetzt, orientieren. Durch sinnvoll angepaßte Kleidung können viele Erkrankungen vermieden und mancher Genesungsprozeß gefördert werden.

Wichtig •

Soweit wie möglich ist der Wille des alten Menschen bezüglich seiner Kleidung zu berücksichtigen!

Bei erkrankten älteren Menschen ist zu vermeiden, daß sie tagsüber nur mit Morgenmänteln und

Hausschuhen bekleidet werden. Sobald ein längeres Aufstehen aus dem Bett möglich ist, müssen diese Patienten voll angezogen werden. Dies fördert möglicherweise auch im Patienten den Willen zur Heilung.

Bei bettlägerigen Patienten sollten die sogenannten Flügelhemden, also offene Hemden, nur in sehr schweren Pflegefällen eingesetzt werden. Wenn es unbedingt nötig ist, sollten keine weißen, sondern bunte, persönliche Nachthemden hinten aufgeschnitten werden.

Grundsätzlich sollte die Bekleidung nicht beengend sein! Auf Pflegeleichtigkeit sollte bei der Anschaffung geachtet werden.

Wiederholungsfragen ●

① In welcher Reihenfolge gehen Sie bei der Ganzwaschung vor?
② Wie verfahren Sie bei der Haarwäsche eines bettlägerigen Patienten?

Ruhe und Schlaf

Ruhe und Schlaf sind lebensnotwendige Bedürfnisse des Menschen. Ruhe ist das Sich-zurückziehen-Können von den Anforderungen und Reizen der Umwelt, sich besinnen und zu sich finden. Schlafen ist für den Menschen die Möglichkeit und Notwendigkeit, verbrauchte körperliche und seelische Energien zu erneuern. Ruhe und Schlaf sind wichtigste Faktoren für die körperliche und psychische Gesundheit und müssen daher sorgfältig beachtet werden.

Physiologie von Ruhe und Schlaf

Ruhe und Schlaf dienen der Regeneration. Das Bedürfnis nach Ruhe und Schlaf bemerken wir meist an bestimmten Anzeichen, z. B. Gähnen, Unaufmerksamkeit, Müdigkeit, Schwäche. Geben wir dem Bedürfnis nach Ruhe und Schlaf nicht nach, so nimmt sich der Körper nach einiger Zeit von selbst, was er benötigt. Wir schlafen ein, ohne daß wir etwas dagegen unternehmen können. Auch Medikamente und Drogen können das Schlafbedürfnis nur kurze Zeit unterdrücken. Der Körper ist also beim gesunden Menschen fähig, für Ruhe und Schlaf zu sorgen, ohne daß wir bewußt etwas dafür tun müssen. Wenn wir die Anzeichen für unser Bedürfnis nach Ruhe und Schlaf kennen, sie beachten und für ausreichende Erholung sorgen, tragen wir viel zur Gesundheit bei.

Der Schlaf ist ein aktiver biologischer Vorgang, der nach bestimmten charakteristischen Mustern abläuft. Durch Untersuchungen mit dem Hirnstrommeßgerät (Elektroenzephalogramm) kann man zwei Phasen des Schlafes unterscheiden:

▷ Die Traumschlafphase (REM-Phase = rapid-eye-movement), in der wir besonders tief und fest schlafen und in der wir träumen (bis zu 60 Min. Dauer).
▷ Die traumlose Schlafphase (NREM = non-rapid-eye-movement) in der wir leichter und weniger fest schlafen, leicht zu wecken sind und nicht träumen.

Während des Schlafes laufen unzählige körperliche und psychische Vorgänge ab, derer wir uns nicht bewußt sind, die aber für die Gesundheit und das Wohlbefinden unerläßlich sind.

Neben den subjektiven, auch „Innere Uhr" genannten Faktoren, gibt es noch eine Menge anderer, äußerer Einflüsse, die Veränderungen unseres Ruhe- und Schlafbedürfnisses bewirken. So hat die Menge der auf uns im Wachzustand einströmenden Reize einen Einfluß auf unser Schlafbedürfnis. Aber auch soziale Faktoren wie etwa Berufstätigkeit, Umgebung und Lärm beeinflussen unseren von der Natur vorgegebenen Schlaf-Wach-Rhythmus.

Das Schlafbedürfnis und die Schlafdauer sind individuell sehr verschieden. Man kann jedoch davon ausgehen, daß das Schlafbedürfnis im Alter zurückgeht.

Anhaltswerte gibt die folgende Tabelle.

	Stunden
Säugling	18–20
Kleinkind	12–14
Schulkind	10–12
Jugendlicher	8– 9
Erwachsener	6– 8
Alter Mensch	um 6

Tabelle 6: Schlafbedürfnis

Von Bedeutung für den gesunden Schlaf sind äußerliche Gegebenheiten wie die Beschaffenheit des Bettes, Wärme oder Kälte, frische Luft, Ruhe, aber auch persönliche Gewohnheiten. Jeder Mensch hat sein eigenes Schlafritual, wie z. B. ein Spaziergang vor dem Zubettgehen, Lesen im Bett und anderes. Auch das Entkleiden und Vorbereiten des Bettes geschieht meist in derselben Weise.

Die Ruhe und der Schlaf sind also sehr individuelle Angelegenheiten, die jeder Mensch in der für ihn angenehmen Art und Weise vornimmt. Schlafstörungen bei älteren Menschen treten vor allem in der stationären Altenpflege auf, weil aus den verschiedensten Gründen (Stationsablauf, früher Dienstschluß am Abend, Bequemlichkeit usw.) auf die individuellen Schlafbedürfnisse der Bewohner keine Rücksicht genommen wird. Ein besseres Eingehen auf die persönlichen Angewohnheiten des älteren Menschen ist also notwendig und hilfreich, um Schlafstörungen zu vermeiden oder zu beheben.

Schlafstörungen

Störungen von Ruhe und Schlaf können durch vielfältige Ursachen bedingt sein. Dazu gehören Umweltfaktoren:

- ▷ Lärm und Unruhe
- ▷ fehlende Möglichkeit, sich zurückzuziehen und allein zu sein
- ▷ ungeeignete Räumlichkeiten
- ▷ schlechtes, ungeeignetes Bett
- ▷ Nichtbeachtung von persönlichen Gewohnheiten und Bedürfnissen

Die Ursachen von Schlafstörungen können aber auch körperlicher oder seelischer Natur sein:

- ▷ als Begleiterscheinungen bei Krankheiten, Fieber und Schmerzen
- ▷ bei Störungen der Gehirnfunktion (Schlafzentrum)
- ▷ durch Medikamente und Drogen, wie Aufputschmittel oder Koffein
- ▷ bei seelischen Erschütterungen, Erschöpfung, bei neurotischem oder psychotischem Verhalten.

Auch die persönliche Einstellung zu Ruhe und Schlaf hat Einfluß auf den Schlaf und kann Schlafstörungen verursachen, z. B.:

- ▷ falsche Vorstellungen über den Schlaf, seine Dauer und Tiefe
- ▷ falsche Einschätzung des eigenen Schlafs (ich schlafe zu kurz, zu lang, nicht tief genug)
- ▷ Leistungsdruck, Leistungswillen und Überforderungen

Die Schlafstörungen treten in zwei unterschiedlichen Erscheinungsformen auf:

- ▷ Einschlafstörungen (langes Wachliegen, nicht einschlafen können)
- ▷ Durchschlafstörungen (der Schlaf wird durch häufiges Wachsein unterbrochen, zerhackter Schlaf)

Man kann davon ausgehen, daß Schlafstörungen und das „Nicht-zur-Ruhe-Kommen“ zu den häufigsten Beschwerden des heutigen jungen wie älteren Menschen zählen.

Unterstützung bei Ruhe und Schlaf

Die Maßnahmen zur Unterstützung bei Ruhe und Schlaf richten sich nach den persönlichen Erfordernissen des alten Menschen. Um mögliche Ursachen von Störungen zu erkennen, zu beheben und zu vermeiden, ist eine sorgfältige Situationseinschätzung nötig. Zu beachten ist:

- ▷ daß der Schlaf- und Wachrhythmus und die besonderen Verhaltensweisen des älteren Menschen bei Ruhe und Schlaf bekannt sind, beachtet und, wenn möglich, unterstützt werden.
- ▷ daß mögliche Störungen wie Lärm, Schmerzen, Erkrankungen auch dem Pfleger bekannt sind und nach Möglichkeit vermieden werden.
- ▷ daß die Möglichkeiten, sich zurückzuziehen und zu ruhen vorhanden und dem älteren Menschen bekannt sind und daß er dabei Hilfe erhalten kann.
- ▷ daß die Nachtruhe mit dem alten Menschen besprochen und gemeinsam mit ihm vorbereitet wird.
- ▷ daß die Sicherheitsmaßnahmen für den älteren Menschen (wie Notruf, Telefon, Bettrahmen) beachtet werden.
- ▷ daß Patienten nicht gegen ihren Willen zu Bett gebracht oder in der Nacht geweckt und gewaschen werden. Hierbei ist auch der verminderte Schlafbedarf des älteren Menschen zu bedenken.

Außerdem müssen der Wunsch und das Bedürfnis der Mitarbeiter nach einem strikt geregelten Tages- und Stationsablauf hinter den individuellen Ruhe- und Schlafbedürfnissen des Bewohners zurückstehen!

Da Ruhe und Schlaf sehr persönliche Angelegenheiten jedes Menschen sind, kann es auch kein allgemeingültiges Vorgehen zur Unterstützung von Ruhe und Schlaf geben. Von Bedeutung, und auf die jeweiligen Bedürfnisse des alten Menschen abgestimmt, sind folgende Maßnahmen:

▶ Information über Ruhe und Schlaf:
▷ der alte Mensch wird über Ruhe- und Schlafzeiten informiert; es wird ihm der Sinn erklärt.
▷ die persönlichen Ruhe- und Schlafzeiten werden mit dem alten Menschen besprochen und seine besonderen Wünsche in Erfahrung gebracht.

▶ Förderung des Schlafes:
▷ Im nicht überheizten (15–18° Celsius) Zimmer sollte die Luft befeuchtet werden, das Bett sollte den Schlafgewohnheiten angepaßt sein.

▷ Gestaltung des Abends:
Einhaltung des individuellen Schlafrituals und Schlafrhythmus. Die Abendstunden könnten eine Zeit der Besinnung sein, wenn sich die Altenpflegerin gemeinsam mit dem Patienten die Zeit dazu nehmen würde! Der vergangene Tag mit seinen positiven und negativen Erlebnissen kann reflektiert, Gefühle und Empfindungen können verarbeitet werden. Ist der ältere Mensch dazu allein nicht mehr in der Lage, werden wir ihm die nötige Hilfe und Anregung geben.

▷ Geborgenheit und Sicherheit:
Sie sind wichtige Bedürfnisse des Menschen und für einen ungestörten Schlaf von Bedeutung. Viele Dinge können das Gefühl der Geborgenheit und Sicherheit fördern oder hemmen. Wichtig ist, auf die individuellen Wünsche einzugehen und sie nach Möglichkeit zu erfüllen. Positive Zuwendung fördert den Schlaf und vermittelt ein Gefühl des Angenommenseins und der Geborgenheit. Besonders bei älteren

Menschen, die sich als verwirrt und unsicher erleben, ist es notwendig, auf sie einzugehen und sie mit ihren Nöten und Sorgen anzunehmen, um damit die erforderliche Sicherheit und Geborgenheit zu schaffen. In keinem Fall sollten diese Menschen mit ihren Kümmernissen, mit ihrer Verwirrtheit und Unsicherheit allein gelassen oder „künstlich" beruhigt werden.
Zur Sicherheit gehören ferner alle Maßnahmen, die die Unabhängigkeit des zu Pflegenden verbessern: z. B. eine funktionierende Klingel, ein Telefon, Urinflasche/Bettschüssel und die persönlichen Dinge, die der Betreffende für die Nacht benötigt. Die Entscheidung darüber fällt der Betroffene, nicht das Pflegepersonal!

▶ Störungen von Ruhe und Schlaf ausschalten:
▷ Mögliche Ursachen von Schlafstörungen werden mit dem alten Menschen besprochen.
▷ Störungen wie Unruhe am Tag, „aufregende" Besuche am Abend, zu schwere Abendmahlzeiten, Körperkrankheiten, Sorgen und Nöte, Ärger mit dem Nachtdienst, geweckt und gewaschen werden in der Nacht (vor 7.00 Uhr), zu Bett gebracht werden, bevor es vom Patienten verlangt wird – müssen erkannt und nach Möglichkeit ausgeschaltet werden.
▷ Störungen von Ruhe und Schlaf können durch aufmerksames Hinhören und Einfühlen in die Sorgen und Probleme des alten Menschen erkannt werden; nicht immer ist es aber leicht, sie zu finden.

▶ Beheben von Schlafstörungen durch Medikamente:

Schlaf- und Beruhigungsmittel

▷ Schlaf- und Beruhigungsmittel werden nur durch den Arzt verordnet!
Auf eine möglichst geringe Dosierung sollte dabei geachtet werden, um eine Anhäufung (Kumulierung) im Stoffwechsel des Patienten zu vermeiden.

▷ Schlafmittel dürfen nie zur Ruhe des Nachtdienstes verabreicht werden.

▷ Die Wirkung und Nebenwirkung von Schlafmitteln muß bekannt sein und genau beobachtet werden. Überdosierungen, die häufiger vorkommen und sich in Benommenheit und Schläfrigkeit des Patienten am Tag ausdrücken, müssen vermieden werden.

▷ Wegen der anhaltenden Wirkung einzelner Medikamente beim älteren Menschen sollen Schlafmittel nicht nach 23.00 Uhr eingenommen werden.

▷ Von Bedeutung beim älteren Menschen ist die Umkehr des Schlaf-Wach-Rhythmus, der häufig durch Schlaf- und Beruhigungsmittel verursacht wird.
Mehr Medikamente oder eine höhere Dosierung helfen da nicht mehr, sie verschlechtern eher die Situation. Sie sollten in Absprache mit dem Arzt verringert oder ganz abgesetzt werden.
(Weitere wichtige Informationen zu Medikamenten finden Sie in dem Buch „Arzneimittellehre" [Band 1 und 2], das ebenfalls in dieser Lehrbuchreihe erschienen ist.)

Schlaflosigkeit

▶ Umgehen mit Schlaflosigkeit:
Schlaflosigkeit ist keine Krankheit. Der ältere Mensch und die Pflegekraft können lernen, mit Schlaflosigkeit in sinnvoller Weise umzugehen und sie anzunehmen.
Schlaflose Stunden während der Nacht können für die Verarbeitung von Traurigkeit, Angst und anderen Gefühlen genutzt werden und eine Zeit für die Vorbereitung auf das Sterben sein. Schlafmittel würden dabei wenig nützen. Sinnvoller ist ein Eingehen auf den Betroffenen und ein einfühlsames, verstehendes Gespräch.
Die Phantasie des Pflegepersonals ist gefordert, mit der Schlaflosigkeit des älteren Menschen

verantwortungsvoll und menschlich umzugehen. Patentrezepte kann es nicht geben.

Lagerung

In der Regel bestimmt der Patient selbst, welche Lage er im Bett einnehmen will!

In bestimmten Fällen können besondere Arten der Lagerung angeordnet werden. Der Patient muß über Sinn und Zweck der Lagerung informiert und zur Mithilfe ermuntert werden. Es ist nicht sinnvoll, den Patienten passiv in eine bestimmte Lage zu bringen, wenn er über den Sinn nicht informiert wurde und nach einigen Minuten seine Lage wieder selbst verändert.

Stehen moderne Krankenbetten zur Verfügung, so werden die Möglichkeiten des Bettes genutzt und möglichst wenige Kissen und anderes Material verwendet. In der ambulanten Altenpflege werden geeignete Hilfsmittel benutzt.

Folgende Arten der Lagerung kommen zur Anwendung:

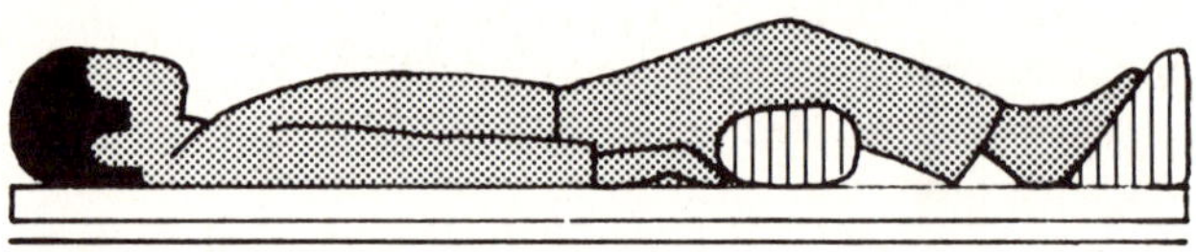

Abb. 22: Flachlagerung (Rückenlage)

Das Bett ist flach eingestellt, nur ein kleines Nakkenkissen, möglicherweise eine Knierolle und nach Bedarf Fußstützen werden als Lagerungshilfen verwendet. Die Flachlagerung wird bei Rükkenerkrankungen eingesetzt.

Sie kann leicht erhöht, halb sitzend oder sitzend sein. Das Kopfteil des Bettes wird erhöht und/oder ein bis zwei Kissen als Rückenstützen verwendet, dazu möglicherweise eine Knierolle; bei kleineren Patienten sollte eine Fußstütze verwendet werden.

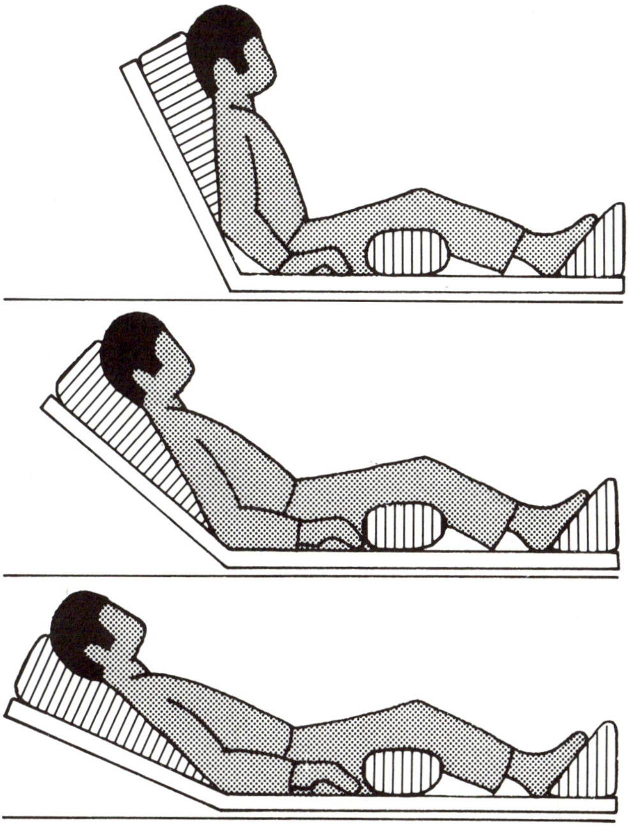

Abb. 23: Oberkörperhochlagerung

Diese Lagerung wird bei Herz- und Lungenkrankheiten und als atemunterstützende Maßnahme angewendet; bei bettlägerigen Patienten auch zum Essen und Trinken. Als Entlastungslage werden hier zusätzlich die Arme abgestützt, der Thoraxraum bleibt frei.

Das ganze Bett wird schräggestellt, Fußende nach unten. Fußstütze und möglicherweise Knierolle verwenden. Beintieflagerung wird bei arteriellen Durchblutungsstörungen angeordnet.

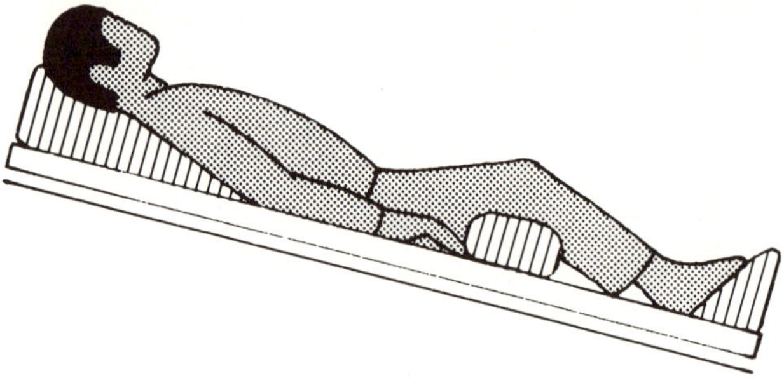

Abb. 24: Beintieflagerung

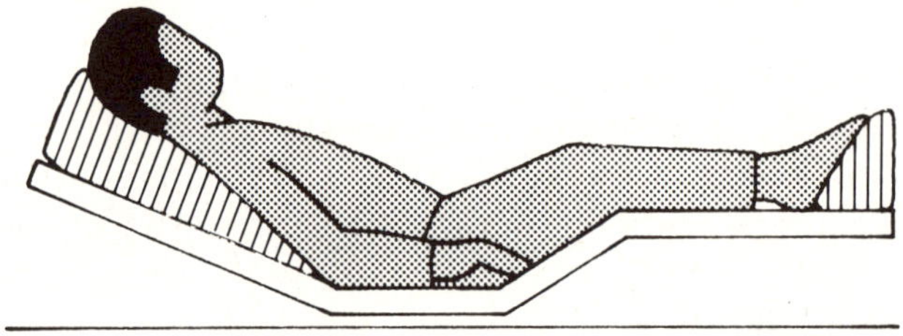

Abb. 25: Beinhochlagerung

Das Fußende wird hoch, Kopfteil flach oder etwas erhöht eingestellt. Zu starkes Abknicken in der Hüfte und Leiste soll vermieden werden. Beinhochlagerung wird zur Förderung des venösen Rückflusses und bei Venenentzündungen verwendet.

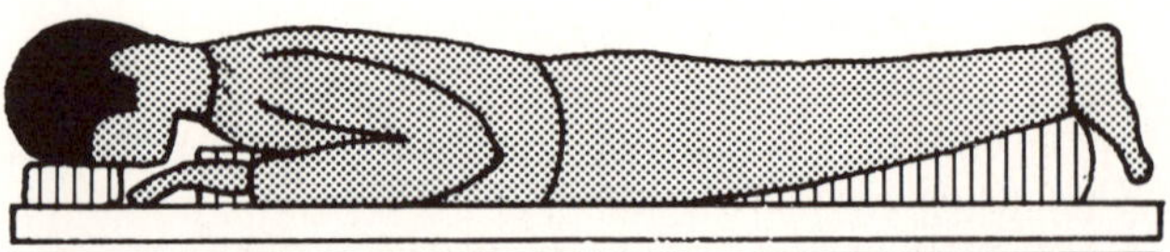

Abb. 26: Bauchlagerung

Das Bett ist flach eingestellt; es werden ein kleines Kopfkissen und möglicherweise ein flaches Bauchkissen sowie immer Fußkissen zur Entlastung der Zehen verwendet. Bauchlagerung wird als Entlastungslage bei Dekubitus, zur Dekubitusprophylaxe und als Korrekturlage bei Kontrakturen verwendet.

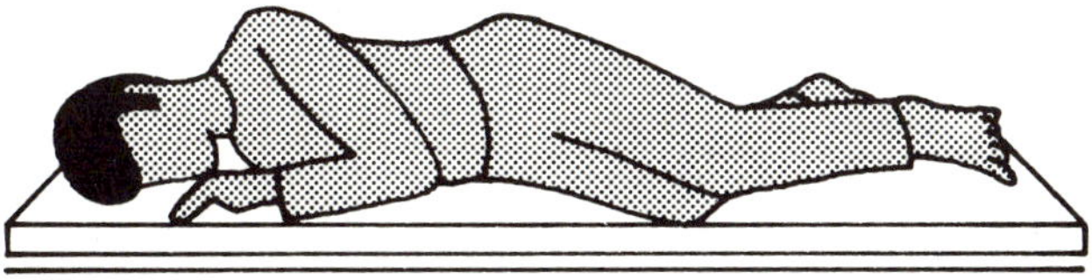

Abb. 27: Seitenlage

Das Bett ist flach, allenfalls das Kopfteil ist leicht erhöht eingestellt. Kleines Kopfkissen, Stützkissen für Nacken, Rücken, Extremitäten und Füße sollen nach Bedarf verwendet werden. Für Druckentlastung an Knie und Knöchel sorgen. Diese Möglichkeit kann als halbe (30°) oder vollständige (90°) Seitenlage angewandt werden. Verwendung bei Halbseitenlähmung (Hemiplegie) und zur Dekubitusprophylaxe.

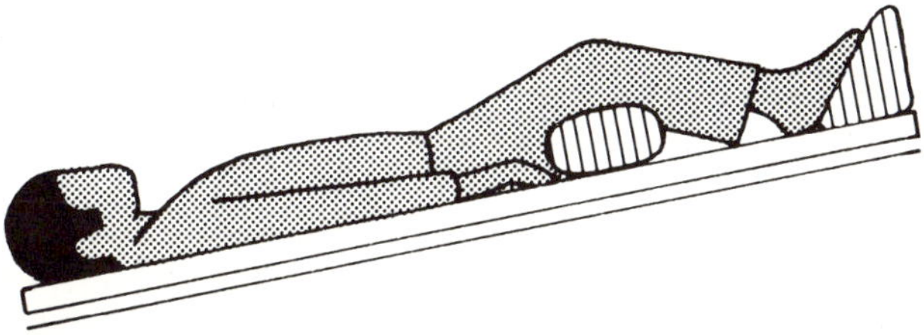

Abb. 28: Schocklagerung (Trendelenburg-Lage)

Das ganze Bett wird schräggestellt (Fußende hoch, Kopf tief). Schocklagerung wird bei Kreislaufversagen und Schock angewendet.

Bei der Sitzstellung mit Beintieflagerung wird das Kopfteil hoch, das Fußende tief eingestellt, die Arme werden bei Bedarf beidseitig abgestützt. Die Sitzstellung mit Beintieflagerung ist eine Entlastung bei Herzerkrankungen und Asthma bronchiale.

Zur Druckentlastung	Zur Stützung/ Ruhigstellung
Felle, synthetisch und kochbar	Spreukissen
Wasserkissen, -Matratzen mit Bezug	Hirsekissen
Luftring	Sandsäcke
Schaumstoffkissen	Schienen
Antidekubitus-Matratze	Knie- und Nackenrollen
Spezialkissen	normale Kissen
Fersen-, Ellenbogenschützer	Fußstützen
Bettbogen	

In Einzelfällen können noch individuelle Lagerungsarten hinzukommen. Das Wohlbefinden des Patienten muß im Vordergrund stehen, und gleichzeitig muß auch der medizinische Effekt erreicht werden. Um die Lagerung zu unterstützen, stehen verschiedene Lagerungshilfsmittel zur Verfügung.

Lagerungshilfsmittel werden zur Druckentlastung (Dekubitusprophylaxe) und zur Ruhigstellung von Gliedmaßen sowie zur Unterstützung gebraucht.

Felle

Felle gibt es in verschiedenen Größen als Naturfelle (Schaffelle) oder als synthetische Felle.

Felle wirken temperatur- und druckausgleichend, absorbieren Feuchtigkeit, sorgen für Luftzufuhr und massieren das Gewebe. Sie sind gut verträglich, da sie elastisch, behaglich und knitterfrei sind.

Patienten werden mit der Haut direkt auf das Fell gelagert, es dürfen keine luftundurchlässigen Zwischenlagen eingebettet werden.

Felle eignen sich als preisgünstiger Dekubitusschutz für die Hauspflege.

Luftringe

Luftringe sind aus Gummi und haben ein Ventil zum Füllen. Sie dienen der lokalen Entlastung im Steißbeinbereich. Luftringe müssen richtig gefüllt werden, d. h. beim Auflegen der Unterarme muß die Unterlage noch leicht spürbar sein. Der Luftring wird mit einem Kopfkissenbezug überzogen und so unter den Patienten gelegt, daß sich der Verschluß zwischen den Beinen befindet.

Wasserkissen

Wasserkissen sind in unterschiedlichen Größen erhältlich. Sie bestehen meist aus weichem Gummimaterial mit Einfüllvorrichtung am Wasserhahn oder mit Trichter.

Sie bewirken einen Druckausgleich sowie eine Druckverteilung. Die richtige Wasserfüllung wird wie beim Luftring geprüft. Vor der Verwendung muß das Wasserkissen luftfrei gemacht werden. Dazu rollt man mit einem Stab von dem dem Verschluß entgegengesetzten Ende diagonal über das Kissen zum Ventil hin und läßt die Luft entweichen. Bei richtig entlüftetem Kissen darf kein Gluckern hörbar sein. Gefüllte Wasserkissen müssen sorgfältig verschlossen werden (Dichtungsgummi prüfen). Über das Wasserkissen wird eine einfache Stoffunterlage gespannt. Verläßt der Patient das Bett länger als zwei Stunden, muß das Wasserkissen mit einer Wärmflasche warmgehalten werden. Ansonsten besteht Unterkühlungsgefahr für den Patienten.

Antidekubitus-Matratzen

Antidekubitus-Matratzen sind Spezialmatratzen verschiedener Hersteller.

Im Prinzip bestehen sie aus zwei voneinander unabhängigen Luftsystemen, die wieder in einzelne Luftkammern unterteilt sind. Im automatischen Wechsel werden z. B. die Kammern 1, 3, 5, 7, 9 gefüllt, die Kammern 2, 4, 6, 8, 10 entleert. Ist dieser Prozeß abgeschlossen, werden die gefüllten Kammern entleert und die leeren gefüllt.

Die beiden Luftsysteme werden mit Schläuchen an ein Luftaggregat angeschlossen, das elektrisch betrieben wird.

Die Antidekubitus-Matratze wirkt durch die kontinuierliche Verlagerung der Druckzonen druck-

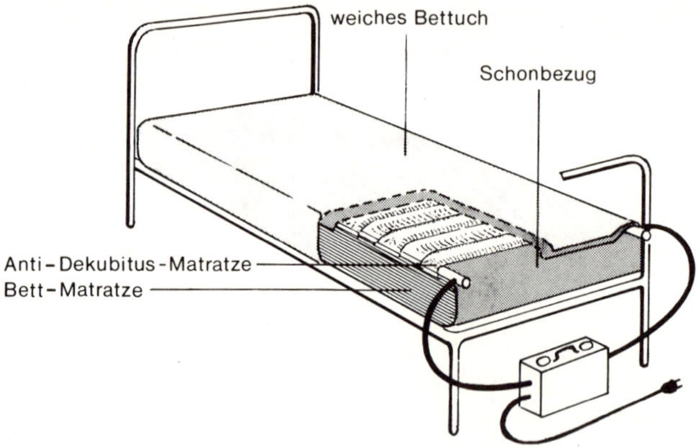

Abb. 29: Anti-Dekubitus-Matratze (Wechseldruck-Auflagenmatratze)

entlastend. Da das Matratzenmaterial häufig sehr empfindlich ist, muß darauf geachtet werden, daß die Matratze aufgepumpt ist, bevor die Enden eingebettet werden, daß keine Heizkissen verwendet werden und daß die Schläuche nicht abgeklemmt werden. Die Funktionsfähigkeit des Luftaggregats muß regelmäßig überprüft werden.

Über die Matratze wird nur eine einfache Stofflage gebettet.

Spezialkissen

Spezialkissen zur Lagerung und Druckentlastung werden in verschiedenen Ausführungen, unterschiedlichen Materialien und Füllungen und in verschiedenen Formen angeboten.

Da die Auswahl der verschiedenen Hersteller sehr groß ist, sollten die Kissen den Bedürfnissen entsprechend ausgewählt werden.

Zur weiteren Information dienen die Herstellerprospekte.

Fersenschützer und Ellenbogenschoner

Fersenschützer und Ellenbogenschoner können aus Fell oder Schaumstoff sein. Sie kommen als Luftkissen oder mit verschiedenen Spezialfüllungen zur Anwendung. Sie dienen der Entlastung und dem Schutz von Ellenbogen, Fersen und Knöchel.

Meist werden sie mit Klettband befestigt, in anderen Fällen können Binden verwendet werden.

Kissen und Rollen

Schaumstoffkissen sind Schaumstoff-Formteile mit abnehmbarem Schutzüberzug. Sie dienen zur Druckentlastung und zur Lagerung. Schaumstoffkissen sind meist preisgünstig; zu beachten ist aber, daß sie auf den Patienten so wirken, daß er möglicherweise stark schwitzt!

Kissen und Rollen werden als Spreu-, Hirse- und teilweise als Roßhaarkissen angeboten. Sie dienen zur Stützung und sind weich und anschmiegsam. Nach Form, Größe und Material werden sie zweckentsprechend verwendet. Normale Feder- und Synthetikkissen werden ebenfalls zur Lagerung und Polsterung benutzt.

Sandsäcke

Sandsäcke sind kleine Kissen, die zur Stützung und bei Bedarf zur Kompression von Wunden dienen.

Bettbogen

Bettbogen sind meist aus Metall und werden zur Druckentlastung von oben benutzt. Die Bettdecke liegt auf dem Bettbogen, nicht auf dem Körper.

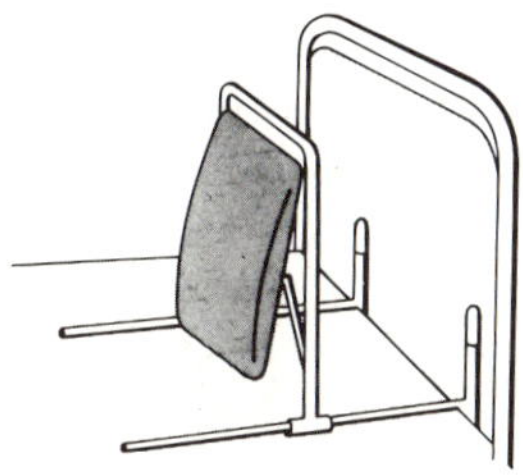

Abb. 30: Fußstütze

Fußstützen

Als Fußstützen können handelsübliche Modelle, aber auch Kissen und bezogene Kartons verwendet werden: Sie dienen der Spitzfußprophylaxe und verhindern außerdem, daß der Patient zum Fußende hinrutscht. Je nach Patient werden unterschiedlich große Fußstützen verwendet.

Harte Unterlagen

Harte Unterlagen wie Brett- oder Lattenkonstruktionen werden unter die Matratze eingebettet und dienen der therapeutischen oder prophylaktischen Stabilisierung des Rückens.

Schienen

Schienen aus unterschiedlichem Material und in verschiedenen Formen kommen nach ärztlicher Anordnung zur Anwendung.

Als weitere Lagerungshilfsmittel können auch eigene Konstruktionen verwendet werden, wenn sie den pflegerischen Effekt erfüllen. Vor allem in der Hauspflege wird man um Improvisation nicht herumkommen.

Das Zimmer im Altenheim

Es ist zwischen Wohnräumen für selbständige, unabhängige ältere Menschen und dem Pflegebereich für pflegebedürftige Patienten zu unterscheiden.

In Wohnräumen für nichtpflegebedürftige ältere Menschen wird sich der Bewohner so einrichten und seine Umgebung so gestalten, wie er es für zweckmäßig und behaglich hält. Der Altenpfleger wird auf Anfrage beratend zur Seite stehen und gewünschte Anregungen geben. Etwaige Veränderungen sollten höchstens aus Sicherheitserwägungen (Brandschutz, elektrische Anlagen) vorgenommen werden.

Auch wenn die Gestaltung des Wohnraumes nicht unseren Vorstellungen entspricht; von Bedeutung sind die Wünsche und Bedürfnisse des älteren Menschen! Das Recht auf eine eigene Wohnung oder das eigene Zimmer muß unter allen Umständen respektiert werden. Alle mehr oder weniger gewalttätigen Versuche, Veränderungen der Wohnsituation älterer Menschen durchzuführen, sind zu vermeiden und ohnehin verboten.

Mit Kooperation und durch Gespräche wird man mehr erreichen können.

Das Zimmer in der ambulanten Altenpflege

Ähnliches trifft auch für die ambulante Altenpflege zu. Die häusliche Umgebung ist Privatbereich, in den der Altenpfleger nur auf Wunsch des Betroffenen eindringen darf. Auch in der Gestaltung des Wohnraumes wird der Altenpfleger vorrangig unter Beachtung pflegerischer Aspekte tätig werden. Was für die Pflege und den pflegerischen Erfolg notwendig ist, wird soweit als möglich verändert; zu berücksichtigen ist aber ebenfalls wieder das Bedürfnis und der Wunsch des Betroffenen und seiner Umgebung.

Das Zimmer im Pflegeheim

In institutionalisierten Pflegeeinrichtungen (Altenheim, Pflegeheim) wird man mit vorgegebenen Räumen und Einrichtungen arbeiten müssen. Änderungen sind meist nicht möglich bzw. für den Altenpfleger nicht durchsetzbar.

Für die Gestaltung des Pflegezimmers kann es daher nur ungefähre Anhaltspunkte geben, die dann anhand der vorgefundenen Situation modifiziert werden müssen. Wieder muß der Patient ein Mitspracherecht haben, um die Einrichtung und Gestaltung des Zimmers seinen Wünschen und Bedürfnissen anzupassen. Ein ungemütliches, abweisendes, fremdwirkendes Zimmer kann für den Mißerfolg von Pflege mitentscheidend sein.

Als Anregung für die Gestaltung und Einrichtung von Pflegezimmern können folgende Anhaltspunkte dienen:

- ▷ Die Lage des Zimmers sollte der günstigen Sonnen- und Lichteinstrahlung wegen nach Süden, Südosten oder Südwesten gerichtet sein.

Farbe	Distanzwirkung	Temperaturwirkung	Stimmung
Blau	entfernt	kalt	beruhigend
Grün	entfernt	sehr kalt bis neutral	sehr beruhigend
Rot	nahe	warm	aufregend beruhigend
Orange	sehr nahe	sehr warm	anregend
Gelb	nahe	sehr warm	anregend
Braun	sehr nahe	neutral	anregend
Violett	sehr nahe	kalt	aggressiv beunruhigend

Tabelle 7: Wirkung von Farben

- ▷ Die Größe des Zimmers richtet sich nach Bau- und anderen Vorschriften. Für ein Einzelzimmer müssen mindestens 14 m^2, für ein Mehrbettzimmer 9,5 m^2 pro Bett gerechnet werden. Eine gewisse „Großzügigkeit“ bei der Planung der Zimmer hilft, den „Zellencharakter“ zu vermeiden!
- ▷ Der Boden sollte leicht zu reinigen und gegen Desinfektionsmittel unempfindlich sein.
- ▷ Wände sollten abwaschbar und möglicherweise desinfizierbar sein. Die farbliche Gestaltung sollte auf die örtlichen Gegebenheiten abgestimmt sein. Die optische Wirkung von Farben kann gezielt eingesetzt werden (s. o.).
- ▷ Türen müssen so hoch und breit sein, daß ein Pflegebett durchgefahren werden kann.
- ▷ Fenster ermöglichen Lichteinfall und Sichtkontakt zur Umwelt. Sie sollten durch ihre Konstruktion das Lüften ohne Zugluftentwicklung ermöglichen und vom Bewohner bedient werden können. Die Fenster müssen durch Rollläden oder andere Vorrichtungen zur Verdunkelung des Raumes abgedeckt werden können.
- ▷ Die Beleuchtung soll hell sein, aber nicht blenden. Sie muß von jedem Bewohner benutzbar und individuell regulierbar sein.

- ▷ Die Heizung sollte im Zimmer durch Thermostate einstellbar sein. Die Bewohner müssen innerhalb eines bestimmten Rahmens die Temperatur selbst bestimmen können.
- ▷ Notrufanlagen, Glocke, Telefon, Lautsprecher und andere technische Einrichtungen müssen vom Bewohner auch bei Bettlägerigkeit erreichbar und bedienbar sein.

Zur Veranschaulichung zeigt die Abbildung 31 den Grundriß eines Pflegezimmers.

Folgende Einrichtungsgegenstände kommen in Betracht:

Persönliche Möbel

Eigene Möbel erhöhen das Wohlbefinden des Bewohners beträchtlich. Aus diesem Grund sollte die Möglichkeit zum Aufstellen des eigenen Tisches, Schrankes oder anderer Möbelstücke gegeben sein.

Das Bett wird ausführlich auf Seite 203 behandelt.

Nachttisch

Der Nachttisch ist zweckmäßigerweise fahrbar, die Tischplatte kann in der Höhe verstellt werden. Er steht neben dem Bett und dient dem Bewohner zum Aufbewahren von persönlichen Dingen. Aufgeklappt wird er zum Eß-, Arbeits- oder Lesetisch. Manche Nachttische haben eine Vorrichtung zur Aufbewahrung der Bettschüssel.

Tisch und Stühle

Tisch und Stühle können privat sein oder von der Institution gestellt werden. Sie müssen den Erfordernissen der jeweiligen Bewohner entsprechen und pflegeleicht sein. Holz und waschbare Stoffbezüge schaffen eine behaglichere Atmosphäre als Kunststoffmöbel.

Schrank

Für jeden Bewohner muß genügend Schrankraum zur Verfügung stehen. Zur Sicherheit der Bewohner sollte der Schrank oder ein Teil davon abschließbar sein.

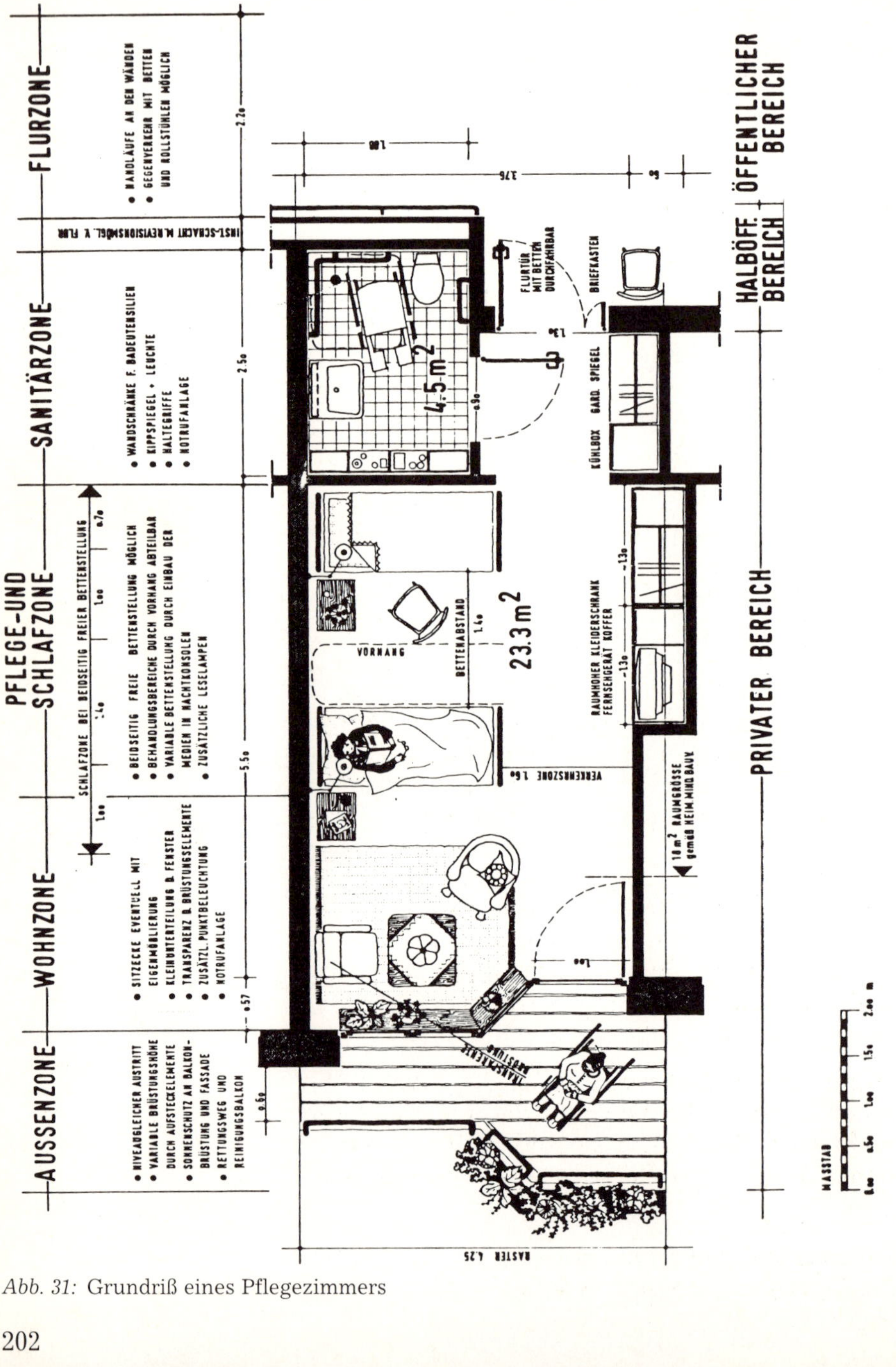

Abb. 31: Grundriß eines Pflegezimmers

Waschgelegenheit

Eine abschließbare Naßzelle mit Waschbecken, WC und Bad oder Dusche sollte inzwischen selbstverständlich sein. Ist keine Naßzelle vorhanden, muß ein Waschbecken zur Verfügung stehen. Zur Wahrung der Intimsphäre sollte ein Vorhang oder ein Wandschirm vorhanden sein.

Bilder und Wandschmuck

Eigentlich selbstverständlich, aber häufig übersehen ist der Wandschmuck. Nach Möglichkeit sollte der Bewohner eigenen Wandschmuck anbringen. Ist dies nicht der Fall, werden Bilder vom Haus zur Verfügung gestellt. Wünsche und Geschmack der Bewohner werden dabei berücksichtigt. Eine markante und auffällige Wandgestaltung dient auch der Orientierung der Bewohner.

Bei der Einrichtung und Gestaltung der Zimmer in der Altenpflege muß berücksichtigt werden, daß es nicht nur als Pflegeraum benutzt wird, sondern vor allem Wohnraum für die Bewohner ist. Hygienische und arbeitserleichternde Maßnahmen müssen in die Gestaltung mit einfließen, dürfen aber nicht dominierend in Erscheinung treten. Einen ausgewogenen Kompromiß zu finden, ist nicht einfach; mit Phantasie und aktiver Beteiligung der Bewohner ist dies aber zu verwirklichen.

Das Bett

In der häuslichen Pflege und bei leicht pflegebedürftigen älteren Menschen kann durchaus das eigene Bett Verwendung finden. Je nach Bedarf kann es erhöht oder erniedrigt werden. Nackenstützen und andere Lagerungshilfen können angebracht werden.

Wenn man bedenkt, was es für den älteren Menschen bedeutet, kein eigenes Bett mehr zu haben, nicht im eigenen Bett zu sterben, wird man mit dem Einsatz von Pflegebetten zurückhaltender sein.

Andererseits wird bei schwer pflegebedürftigen, bettlägerigen Patienten in der stationären Pflege –

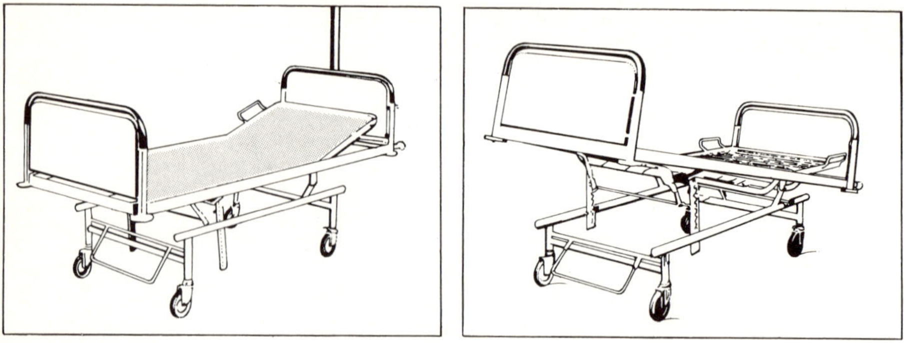

Abb. 32: Pflegebett

wie auch in der ambulanten Versorgung – der Einsatz eines speziellen Kranken-, bzw. Pflegebettes notwendig werden.

Die verschiedenen Ausführungen der Pflegebetten weisen folgende Gemeinsamkeiten auf:

- ▷ Höhe der Liegefläche ca. 60 cm
- ▷ Beweglichkeit durch Räder
- ▷ spezielles Material des Bettgestells (Metall und Kunststoff, seltener Holz)
- ▷ spezielles Bettzubehör
- ▷ eine oder mehrere Verstellmöglichkeiten des Rahmens und der Matratzenauflage, die elektrisch, hydraulisch, pneumatisch oder manuell betätigt werden.

Anhand der Gebrauchsanleitung kann die Bedienung der unterschiedlich ausgerüsteten Pflegebetten erlernt werden.

Besondere Spezialbetten wie in der Krankenpflege sind in der Altenpflege nicht üblich.

Die in der Altenpflege gebräuchlichen Pflegebetten sind meist Metallkonstruktionen mit einem Fuß- und einem Kopfbrett aus Holz oder Kunststoff. Statt der weißen Lackierung werden grüne und braune Farbtöne bevorzugt. Dieses Pflegebett läßt sich leicht transportieren, gut reinigen und desinfizieren.

Das Bettzubehör besteht aus folgenden Teilen:

Matratze

Statt der früher gebräuchlichen Federkernmatratze werden nun im Pflegebereich überwiegend Schaumstoffmatratzen eingesetzt. Sie bestehen aus Latex- oder Polyesterschaum, der formbeständig und leicht zu desinfizieren ist. Die Matratzen sind meist einteilig, es gibt sie aber auch zwei- und dreiteilig, sie werden mit einer Schutzhülle überzogen, die abnehmbar und waschbar ist.

Leinentuch/Laken

Das Laken ist aus Baumwollstoff oder Mischgewebe und kochbar. Das Leinentuch wird über die Matratze gespannt und eingeschlagen. Dabei ist darauf zu achten, daß Falten vermieden werden, die zu Druckgeschwüren führen könnten. In der Altenpflege können auch „Immerstraff"-Bettlaken verwendet werden, die durch die spezielle Ausrüstung kaum verrutschen und Faltenbildung vermeiden.

Unterlage/ Durchzug

Die Unterlage, der Durchzug wird in Höhe der Matratzenmitte quer über das Leinentuch gespannt. Durchzüge können aus strapazierfähigem Gewebe und auch wasserundurchlässig sein.

Kopfkissen

Zu jedem Bett gehören ein bis zwei große Kopfkissen oder ein großes und ein kleines Kissen, manche Menschen bevorzugen auch Nackenrollen. Hier ist unbedingt der Wunsch des Betroffenen zu berücksichtigen.

Kopfkissen sollten locker und luftig, gleichmäßig und gut gefüllt sein. Sie müssen gewaschen (90 °C) und gereinigt werden können.

Bettdecke

Übliche Bettdecken sind: Frotteedecken, Antirheumadecken, Steppdecken oder Federbetten.

Sie können mit Federn oder Synthetikmaterial gefüllt und kochbar sein. Nach Möglichkeit sollte der Wunsch des Bewohners nach einer bestimmten, möglicherweise eigenen Bettdecke respektiert werden. Bettdecken und Kopfkissen werden mit geeigneten, kochbaren Bezügen überzogen.

Aufrichter

Aufrichter, auch Bettbügel genannt, sind aus Metall und werden am Kopfende befestigt. Ein Handgriff aus Kunststoff oder Holz dient dem Patienten zum selbständigen Aufrichten und Bewegen im Bett. Aufrichter sollen von Bewohnern, die unter einer Hemiplegie leiden, nicht benutzt werden (Pflege nach dem Bobath-Konzept). Für die Wirbelsäule ist eine „Strickleiter“ am Ende des Bettes gesünder und strengt nicht so sehr an.

Bettrahmen

Der Bettrahmen, auch Bettgitter oder Seitenschutz genannt, verhindert bei unruhigen Patienten das Herausfallen aus dem Bett. Es gibt gepolsterte und ungepolsterte Bettrahmen. Sie müssen zum Bett passen und leicht montierbar sein. Die Konstruktion sollte Verletzungen vermeiden. Sie können auf einer oder an beiden Seiten angebracht werden. Die Verwendung darf nur mit Zustimmung des Patienten unter genau bestimmten Bedingungen geschehen. (Siehe auch Klie, Rechtskunde, 3. Auflage, Seite 105 ff.).

Fußstütze

Die Fußstütze verhindert ein Hinunterrutschen des Patienten und beugt der Spitzfußbildung vor.

Trennvorhang

Trennvorhänge oder Trennwände zwischen den Betten ermöglichen dem Patienten den Schutz der Intimsphäre bei Pflegemaßnahmen. Sie sollten in der Altenpflege mehr Anwendung finden.

Halterungen

Halterungen für Urinflaschen oder Urinauffangbeutel gibt es in verschiedenen Ausführungen. Sie werden seitlich am Bett, und wenn sinnvoll und notwendig, in Reichweite des Patienten angebracht.

Betten und Versorgen des Bettes

Das Betten wird, nachdem es gelernt wurde, zur Routine. Daher ist es sinnvoll, daß man sich bestimmte Handgriffe richtig aneignet und nach folgenden Überlegungen vorgeht:

- ▷ rückenschonende Arbeitsweise anwenden (siehe hierzu auch Seite 213)
- ▷ unnötige Schritte vermeiden
- ▷ gute Zusammenarbeit mit dem Partner
- ▷ Hygiene beachten (Aufwirbeln von Staub vermeiden, Gebrauchtwäsche nicht auf den Fußboden, sondern in den Wäschesack).

Es gibt unterschiedliche Möglichkeiten des Bettens und man sollte versuchen, es zu vereinheitlichen. Zumindest auf jeder Station oder in jeder Einrichtung sollte eine einheitliche Technik angewendet werden.

Vorbereitungen für das Betten

Folgende Vorbereitungen für das Betten sind zu treffen:

- ▷ Frische Wäsche wird am besten auf einem Mehrzweckwagen mitgeführt oder vom Wäscheschrank geholt, sie sollte nur mit sauberen, desinfizierten Händen berührt werden.
- ▷ Da sich Pflegemaßnahmen (Prophylaxen usw.) gut mit dem Betten verbinden lassen, wird das übliche Pflegematerial wie Franzbranntwein, Salben, Einreibemittel zum Betten bereitgestellt.
- ▷ Die verwendeten Hilfsmittel zur Inkontinenzversorgung werden zum Betten bereitgestellt.
- ▷ Für die gebrauchte Wäsche werden Wäschesäkke, die meist farblich gekennzeichnet sind, benutzt.
- ▷ Nicht nur hygienische Belange, sondern auch Höflichkeit und Anstand verlangen, daß man mit sauberen und desinfizierten Händen auf den Patienten zugeht.
- ▷ Das Betten ist vor allem für bettlägerige Patienten eine Möglichkeit, Zuwendung zu bekom-

men. Während des Bettens haben wir die Möglichkeit, mit dem Patienten in ein Gespräch zu kommen. Er kann Fragen stellen, über sich und andere sprechen und seine Gefühle zeigen. Wir werden ihm die Gelegenheit dazu geben, indem wir für ihn tätig werden, auf ihn eingehen und ihm zuhören. Beim Betten sprechen wir mit dem Patienten, nicht über ihn oder andere.

Daneben haben wir beim Betten die Möglichkeit, den Patienten zu berühren, ihm körperliche Zuwendung zu geben.

Technik des Bettens beim leeren Bett

Folgende Arbeitsvorgänge umfaßt das Neubeziehen eines leeren Bettes:

- ▷ zwei Stühle (dem Bett zugewandt) ans Fußende stellen
- ▷ Nachttisch wegstellen und Bettbügel aufhängen
- ▷ Bett flachstellen und geeignete Arbeitshöhe einstellen
- ▷ Decke von oben nach unten in der Mitte falten und auf die Stühle legen (die dem Patienten aufliegende Seite nach innen)
- ▷ Kissen umgekehrt auf die Decke legen
- ▷ Bettlaken und Durchzug rundherum lösen
- ▷ Durchzug mit der gebrauchten Seite nach innen falten, Bettlaken mit der gebrauchten Seite nach innen falten und beides ablegen, oder wenn nötig in den Wäschesack geben
- ▷ Matratze bzw. Matratzenschoner glattziehen
- ▷ Frisches oder gebrauchtes Bettlaken auf die Matratze legen und zurechtziehen
- ▷ Bettlaken möglichst weit am Kopfende unter die Matratze stecken
- ▷ Ecken bilden und unter die Matratze schieben
- ▷ Leinentuch straffziehen und am Fußende einbetten, Ecken bilden und unter die Matratze schieben

▷ Leinentuch an den Seiten straff unter die Matratze schieben
▷ Unterlage und Durchzug in der Mitte quer über das Leinentuch legen
▷ Unterlage und Durchzug einzeln an den Seiten straff unter die Matratze schieben
▷ bei Bedarf Einmalunterlage darauf legen
▷ Kissen frisch beziehen, leicht aufschütteln („mit Luft“ füllen) und plazieren
▷ Decke frisch beziehen und auf das Bett legen, bei Bedarf Falte für die Füße umschlagen

Das Betten bei bettlägerigen Patienten

Die Wahl der Methode richtet sich nach der Behinderung oder Bewegungseinschränkung des Patienten, je nachdem ob er sich auf die Seite drehen oder hochheben kann.

Das Neubeziehen eines Bettes, in dem der Patient während der Arbeit liegen bleibt, umfaßt folgende Schritte:

▷ zwei Stühle (dem Bett zugekehrt) ans Fußende stellen
▷ der Bettbügel wird weggehängt, wenn ihn der Patient nicht benutzen kann. Nachttisch wegstellen, Bett auf Arbeitshöhe bringen, Kopfteil möglichst flach stellen
▷ Decke von oben nach unten in der Mitte falten und auf die Stühle legen
▷ darauf achten, daß der Patient nicht friert
▷ alle Bettücher ringsum lösen
▷ alle Kissen außer kleinem Nackenkissen wegnehmen und auf die Decke legen.

Das weitere Vorgehen ist nun davon abhängig, in welchem Maße sich der Patient bewegen kann.

▶ Der Patient kann sich auf die Seite drehen.
▷ Den Patienten auf die Seite drehen, bzw. drehen lassen, Kopf mit kleinem Kissen stützen

▷ Unterlage und Durchzug einzeln zusammenraffen oder zusammenrollen und möglichst weit zum Patienten schieben
▷ Leinentuch straffen und unter die Matratze schieben, oder benutztes Leinentuch zusammenraffen oder -rollen und möglichst weit zum Patienten schieben
▷ frisches Leinentuch seitlich einbetten, zusammenraffen oder zusammenrollen und möglichst weit zum Patienten schieben
▷ frische Unterlage und Durchzug seitlich quer zum Bett einbetten, zusammenraffen oder -rollen und möglichst weit zum Patienten schieben
▷ frische Einmalunterlage zur Hälfte einrollen und zum Patienten schieben
▷ Patienten auf die andere Seite drehen oder drehen lassen, Kopf mit Kissen stützen
▷ gebrauchte Unterlage und Durchzug (auch Leinentuch) wegnehmen und in den Wäschesack geben
▷ Leinentuch, Unterlage und Durchzug ausrollen und einzeln straff einbetten
▷ Einmalunterlage ausrollen
▷ Patient kann sich auf den Rücken drehen.

▶ Der Patient kann sich hochheben.
(Leinentuchwechsel kann bei Bedarf in der gleichen Weise erfolgen).
▷ Unterlage und Durchzug von einer Seite nahe an den Patienten heranschieben
▷ Leinentuch straffen und einbetten
▷ frische Unterlage und Durchzug an der Seite quer zum Bett einbetten, zusammenraffen oder -rollen und an den Patienten heranschieben
▷ bei Bedarf Einmalunterlage bereitlegen
▷ Patient hebt sich hoch, gebrauchte und frische Unterlage und Durchzug werden durchgeschoben, Einmalunterlage plazieren
▷ gebrauchte Wäsche in den Wäschesack geben
▷ Leinentuch, Unterlage und Durchzug an der anderen Seite straffen und einbetten

Das Beenden des Bettens ist bei beiden erwähnten Möglichkeiten gleich.

▷ den Patienten in die gewünschte Lage bringen
▷ Kissen bei Bedarf frisch beziehen und unter den Kopf betten
▷ Decke bei Bedarf frisch beziehen und auf den Patienten legen.

Wechseln der Bettwäsche

Beim Wechseln der Bettwäsche sind feste Regeln gegenüber dem Bedarf zweitrangig. Ausschlaggebend sind:

▷ der Bedarf und die Bedürfnisse des Bewohners
▷ unser eigenes gesundes Empfinden für Sauberkeit, Frische und Schönheit
▷ einrichtungsinterne Möglichkeiten und Grenzen (Wäscherei, Wäsche, Wäscheumlauf usw.) in der stationären Pflege, vorhandene Möglichkeiten in der ambulanten Pflege.

Eine gute Zusammenarbeit mit der Hauswirtschaft und der Wäscherei ist notwendig, um die reibungslose Versorgung mit frischer Wäsche zu gewährleisten.

In der ambulanten Pflege wird man nach Möglichkeiten suchen, die Arbeitsbelastung für die Angehörigen durch großes Wäscheaufkommen zu vermindern, indem man Bettwäsche außer Haus gibt.

Wiederholungsfragen ●

① Welche Faktoren sind für guten Schlaf von Bedeutung?
② Was kann bei älteren Menschen mit Schlafstörungen unternommen werden?
③ Welche Arten der Lagerung kennen Sie und wie würden Sie sie durchführen?
④ Wie kann das Zimmer in der Altenpflege sinnvoll und nützlich gestaltet werden?
⑤ An was ist beim Betten zu denken?

Fallbeschreibung

Frau H. beklagt sich seit drei Tagen, immer am Morgen, daß sie schlecht schläft. Sie sei morgens unausgeruht, schläfrig und ihr Körper schmerzt sie.

▷ Welche Fragen würden Sie ihr weiter stellen?
▷ Wie könnte ein mögliches Pflegeziel aussehen?
▷ Wie können Sie das Pflegeziel erreichen?
▷ Wen würden Sie zu Rate ziehen?
▷ Welche Maßnahmen würden in Frage kommen?

Bewegung und Mobilisation

Bewegung und Mobilisation nehmen einen großen Stellenwert in der Altenpflege ein; ihrer Bedeutung wird man aber nur gerecht, wenn man dahinter mehr als nur Technik und Mechanik sieht. Die Bewegung steht in engem Zusammenhang mit der Stimmung und den Gefühlen, sie ist eine Möglichkeit, Gefühle auszudrücken und zu zeigen. Störungen im Gefühlsleben können auch zu Störungen der Bewegung und umgekehrt führen.

Funktion des Bewegungsapparates

Der Bewegungsapparat ermöglicht es dem Menschen, sich in seiner Umwelt zu bewegen, auf andere zuzugehen oder sich von ihnen zu entfernen. Ein funktionsfähiger Bewegungsapparat erlaubt es, sich seinen Standort selbst zu wählen und läßt auch nötige oder erwünschte Veränderungen zu.

Muskel (aktiver Bewegungsapparat), Knorpel, Knochen und Gewebe (passiver Bewegungsapparat) ermöglichen, wenn sie harmonisch zusammenwirken, Aktivitäten, die man unter dem Begriff „Bewegung“ zusammenfaßt.

Die Gelenke, bewegt durch den Muskel, (gesteuert durch das zentrale Nervensystem) arbeiten nach dem Gesetz der Mechanik. Ihre Wirkung hängt vom Hebelarm ab, d. h. vom Abstand des Muskelansatzes von der Gelenkachse sowie vom Gelenktyp (Kugel-, Scharnier-, Ei- oder Drehgelenk). Sechs Hauptbewegungen sind möglich:

▷ Beugen
▷ Strecken
▷ Anziehen

- ▷ Abspreizen
- ▷ Außenrollen
- ▷ Innenrollen.

Gesunde Bewegung

Die Sorge um eine gesunde Bewegung und Beweglichkeit muß bei jedem selbst beginnen. Nur wenn ich mich gesund bewege, kann ich anderen kompetente Hilfe bei der Bewegung geben. Als Möglichkeiten bieten sich Gymnastik, Muskeltraining, Ausdauertraining und Belastungssport an.

Rückenschonende Arbeitsweise

Eine rückenschonende Arbeitsweise trägt dazu bei, akute und chronische Schäden des Bewegungsapparates beim Pflegepersonal zu vermeiden. Leider wird darauf immer noch wenig Wert gelegt, Rückenbeschwerden wie Schmerzen und Verspannungen sind die Folge.

Eine rückenschonende Arbeitsweise ergibt sich aus der Anwendung der folgenden Punkte:

- ▷ Richtige Ausgangsstellung
- ▷ Grätschstellung, Schrittstellung
- ▷ Fußspitzen nach vorn gerichtet, nicht nach außen
- ▷ ganze Fußsohle am Boden.

Durch die richtige Schritt- und Grätschstellung wird die Unterstützungsfläche größer, dadurch verbessern sich Gleichgewicht und Standfestigkeit.

Richtige Schwerpunktverlagerung

Die richtige Schwerpunktverlagerung wird durch die richtige Ausgangsstellung ermöglicht:

- ▷ wechselnde Belastung der Beine
- ▷ Mitschwingen des Rumpfes und federndes Nachgeben in Hüft-, Knie- und Fußgelenken

Hochheben einer Last

Das Hochheben einer Last kann durch folgende Maßnahmen wesentlich erleichtert werden:

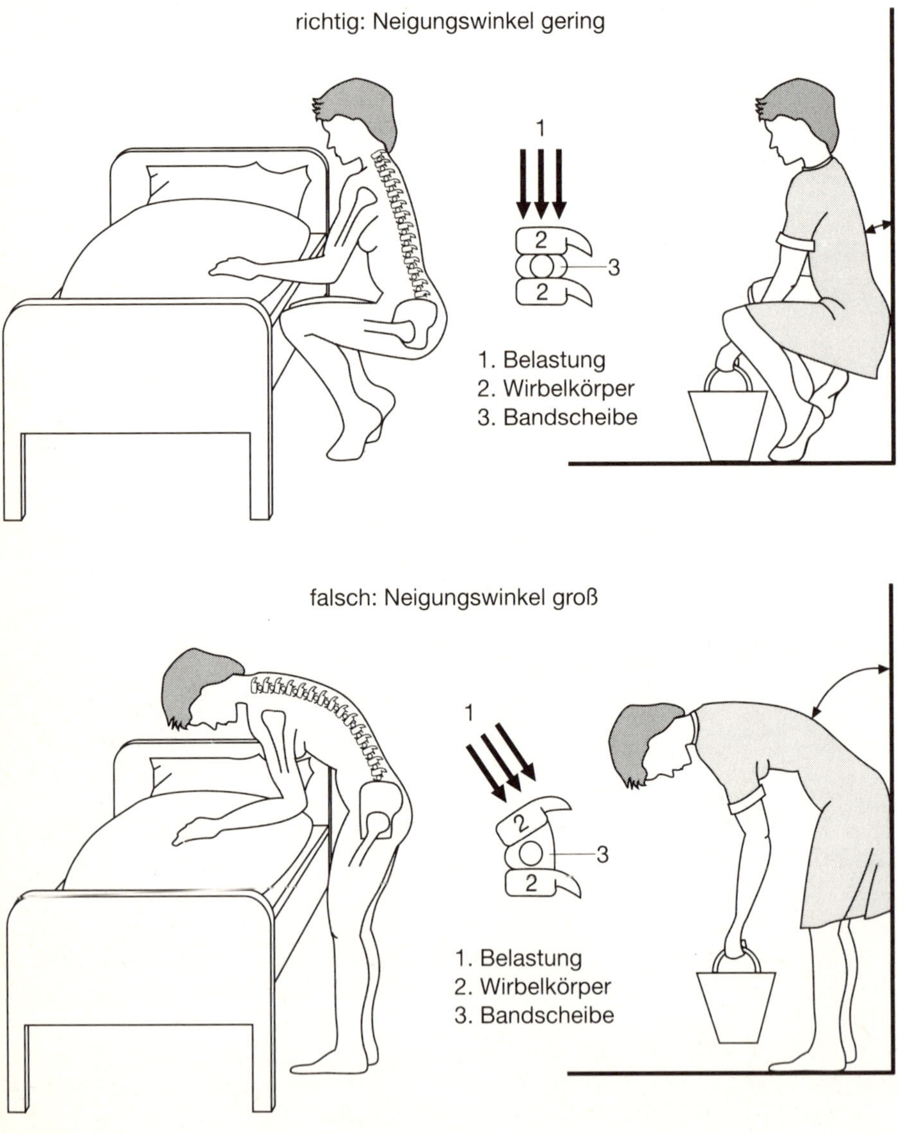

Abb. 33: Rückenschonendes Arbeiten

- ▷ Abschätzen der Last, richtig zufassen und die Last von den Beinen her durch langsames Strecken der Fuß-, Knie- und Hüftgelenke hochheben
- ▷ eine stabile Bein-Rumpf-Haltung erlaubt ein freies Bewegen des Schultergürtels
- ▷ die Last so körpernah wie möglich hochheben
- ▷ schwere Patienten immer zu zweit hochheben.

Seitliches Verschieben einer Last

Beim seitlichen Verschieben einer Last ist folgendes zu beachten:

- ▷ stabiler Stand
- ▷ Gewichtsverlagerung zur entsprechenden Seite, wobei Beine, Becken und Rumpf die Stabilität übernehmen und die Arme lediglich die Last mitnehmen.

Rhythmisches und abgestimmtes Arbeiten

Sind zwei oder mehrere Personen gleichzeitig mit einer Arbeit beschäftigt, so ist rhythmisches und koordiniertes Arbeiten unerläßlich.

Hierbei gilt es, folgendes zu beachten:

- ▷ Patienten und Hilfspersonal gut informieren
- ▷ gegenseitige Abstimmung der Kräfte und Bewegungen
- ▷ einheitlich befolgtes Kommando.

Regelmäßiges Atmen

Regelmäßige Atmung mit ruhigem Ein- und Ausatmen beim Tragen von Lasten über längere Strekken kann sich sehr hilfreich auswirken. Einatmen und Atmung bei kurzem, schweren Anheben anhalten. Die Last wird während der Ausatmung abgesetzt.

Geeignete Schuhe

Schuhe müssen bequem und sicher sein. Unzweckmäßige Schuhe gefährden die Stabilität des Fußes, besonders bei der Schwerpunktverlagerung nach der Seite (Abrutschen der Ferse, Verdrehen des Fußes).

Hilfsmittel einsetzen

Oft ist es eher die Bequemlichkeit als die überflüssige Kraft, die dazu verleitet, Lasten zu tragen. Das Organisieren und der Einsatz von Hilfsmitteln oder Helfern ist eine Sache der Selbstverantwortung. Eine große Anzahl von Hilfsmitteln wie Wagen, Hebeeinrichtungen und Lifte steht zur Verfügung. (Dazu mehr auf den Seiten 324 ff).

Störungen der Bewegung

Störungen der Bewegung können alle Ebenen des menschlichen Seins betreffen. Wenn man den Menschen unter ganzheitlichen Gesichtspunkten betrachtet, gibt es bei Störungen der Bewegung kein entweder-oder, alle Bereiche, physische und psychische, können betroffen sein.

Wie eng die Bewegung mit Gefühlen und dem psychischen Erleben zusammenhängt, ergibt sich aus vielen umgangssprachlichen Redewendungen:

Jemand steht mit beiden Beinen auf dem Boden oder er schwebt über den Wolken, jemand zeigt Rückgrat oder er hat Rückgrat, man hat weiche Knie, man ist halsstarrig usw.

Gerade die Körpersprache (nonverbale Kommunikation) ist es, die meist den tatsächlichen Gefühlen entspricht. Mit Worten die Unwahrheit zu sagen, ist ungleich leichter, als mit dem Körper zu lügen.

Die Körpersprache und die auftretenden Störungen zu erkennen und zu verstehen, erleichtert den Umgang mit anderen und die Pflege des älteren Menschen.

Störungen der Beweglichkeit zeigen sich entweder als überschießende, unkontrollierte Bewegung oder als eingeschränkte Beweglichkeit.

Überschießende oder unkoordinierte Bewegung

Ursache einer überschießenden Bewegung ist meist eine zentrale Störung. Häufig findet man die überschießende Bewegung auch bei nervösen Menschen. Bei Erkrankungen des Nervensystems sind die Bewegungen nicht nur überschießend, sondern zum Teil auch unkoordiniert. Kleinste Veränderungen sind schon im Schriftbild des Betroffenen zu erkennen.

Stereotype Bewegungen

Stereotype Bewegungen sind gleichförmige Wiederholungen bestimmter, meist uns zwecklos erscheinender Kopf-, Hand- oder Beinbewegungen. Sie können Zeichen einer psychischen Erkrankung sein.

Eingeschränkte Bewegung

Eingeschränkte Bewegung ist die Folge von Erkrankungen und Verschleiß des Bewegungsapparates (Muskeln, Sehnen und Gelenke). Diese Störung finden wir in der Altenpflege sehr häufig. Die Muskeln können lokal (z. B. Muskelschwund bei längerer Immobilität) oder zentral (spastische oder schlaffe Lähmungen) betroffen sein. Aber auch chronische Gelenksveränderungen führen zu eingeschränkter Bewegung.

Bewegungsverarmung

Von Bewegungsverarmung spricht man z. B. beim Parkinson-Syndrom. Die Willkür-, Mit- und Ausdrucksbewegungen können eingeschränkt oder sogar erstarrt sein. Die Bewegungsverarmung findet man auch bei Menschen, die sich depressiv verhalten.

Verspannung

Verspannung ist eine häufige Störung beim modernen Menschen. Sie kann mehr oder weniger stark ausgeprägt und schmerzhaft sein. Man findet sie als Rücken-, Schulter-, Nacken- und Kopfschmerzen. Immer verspannte Menschen sind meist ängstlich, mißtrauisch, perfekt oder extrem leistungsorientiert.

Störungen der Haltung

Der „Verlust" des Rückgrats kann organisch durch Rückenerkrankung und/oder psychisch durch Verkrampfung und Verspannung verursacht sein.

▷ Stehen
Das Stehen kann steif, unsicher, unharmonisch sein. Schwäche aus verschiedenen Gründen macht das Aufrechtstehen unmöglich, der Patient sinkt ein oder zusammen.

▷ Sitzen
Das Sitzen wird durch Erkrankungen der Gelenke beeinträchtigt oder ganz unmöglich, auch Haltungsverlust durch Rückenerkrankung, Lähmung und psychische Leiden wirkt sich schnell auf das Sitzen aus.

▷ Haltungsschäden
Mit dem Begriff Haltungsschäden werden Veränderungen der Wirbelsäule zusammengefaßt.

▷ Lähmungen
Neben körperlichen Ursachen können auch psychische Probleme zu Lähmungen führen.

Aktive und passive Lage

Für den gesunden Menschen ist ein mehr oder weniger häufiger Wechsel der Lage im Bett charakteristisch. Bei zunehmender Schwäche oder Erkrankungen des Bewegungsapparates läßt der Muskeltonus nach. Der Betreffende liegt schlaff oder verspannt im Bett. Wir können daher zwischen einer aktiven und einer passiven Lage unterscheiden.

▷ Aktive Lage
Sie ist dem Gesunden und dem wenig Behinderten möglich. Er verändert seine Lage selbständig, kann sich drehen, aufsetzen oder aufstehen.

▷ Passive Lage
Sie ist typisch für gelähmte oder behinderte Menschen. Sie können sich selbst nicht in die gewünschte Lage bringen, sondern benötigen dazu Hilfe und Unterstützung. Sie müssen so liegen bleiben, wie sie gebettet werden. Dies kann eine große psychische Belastung bedeuten, außerdem besteht die Gefahr von Kontrakturen, Pneumonien und Dekubitus.

▷ Schonlage
Davon spricht man, wenn der Betreffende eine bestimmte Lage einnimmt, um Schmerzen zu vermeiden, z. B. Aufrechtsitzen bei Atemnot, angezogene Beine bei Bauchbeschwerden.
Störungen der Beweglichkeit werden von einzelnen Menschen unterschiedlich erlebt. Für die Pflege ist nicht nur das Kennen der Erkrankung oder Behinderung (medizinischer Aspekt) von Bedeutung, sondern vielmehr das Kennen des Patienten (psychischer Aspekt). Jeder mechanische, technische Umgang mit bewegungsbehinderten Menschen zeugt von mangelndem Einfühlungsvermögen!

Unterstützung bei der Bewegung

Als Unterstützung bei der Bewegung können vielfältige Maßnahmen, abgestimmt auf die Bedürfnisse des jeweiligen Patienten, in Frage kommen. Patentrezepte kann es nicht geben, allenfalls Orientierungspunkte, die ein strukturiertes Vorgehen erleichtern.

▷ Information des Patienten
Information des Patienten und älteren Menschen über den Sinn und die Notwendigkeit der Bewegung. Unter Beachtung der jeweiligen Einstellung und Motivation des einzelnen können Anregungen zur Gymnastik, zu Spaziergängen, Schwimmen usw. gegeben werden.

▷ Angebote planen
Die Wünsche und Bedürfnisse des älteren Menschen nach geeigneten Möglichkeiten der Bewegung sind zu erfragen. Es ist nicht sinnvoll, Programme zu planen, die die Bedürfnisse der Betroffenen übergehen.

▷ Angebote erstellen
Als Beispiel seien hier folgende Angebote genannt: Seniorengymnastik, Seniorenschwimmen, Altensport, Spaziergänge oder kleine Wanderungen, Bewegungsübungen für Bettlägerige.

Eine genaue Kenntnis etwaiger Behinderungen oder eines Leidens fördert eine realistische und nicht überfürsorgliche Pflege. Eine Unterforderung des älteren Menschen hat gerade im Bereich der Bewegung nachteilige Folgen. Nur, was regelmäßig trainiert und bewegt wird, behält seine Leistungsfähigkeit.

Hilfeleistung bei eingeschränkter Beweglichkeit

Um dem Patienten mit eingeschränkter Beweglichkeit entsprechende Hilfe leisten zu können, sind folgende Punkte zu beachten:

- ▷ Die Gewohnheiten des Patienten bezüglich seiner Art und Weise, sich zu bewegen und aktiv zu sein, müssen bekannt sein. Wichtig ist vor allem zu klären, wann, wie oft, wie lange und wo er sich bewegen will.
- ▷ Es muß bekannt sein, welche Möglichkeiten sich zu bewegen bestehen, und welche Bewegungen Schmerzen verursachen.
- ▷ Mit dem Patienten muß über seine eingeschränkte Beweglichkeit gesprochen werden und er muß vom Arzt und dem Pflegepersonal Informationen über seine Einschränkungen erhalten.
- ▷ Maßnahmen zur Mobilisation und Rehabilitation müssen vorher gemeinsam abgesprochen werden.
- ▷ Alle zur Verfügung stehenden Hilfsmittel, die für den Betroffenen sinnvoll und nützlich sind, müssen von den Fachkräften in geeigneter, die Beweglichkeit des Patienten unterstützender Weise eingesetzt werden.
- ▷ Die Möglichkeiten des Patienten zur Selbsthilfe müssen immer wieder mit ihm besprochen und dann auch vollständig ausgeschöpft werden. Eine Unterforderung ist dabei zu vermeiden.

Mobilisieren

Mobilisieren heißt beweglich machen. Man spricht in der Altenpflege von Mobilisation, wenn Übungen und Pflegemaßnahmen dazu dienen sollen,

den Patienten zu bewegen, seine Beweglichkeit zu erhalten und/oder seine Beweglichkeit zu verbessern.
Zur Mobilisation zählen auch Maßnahmen, die durch eine Krankengymnastin durchgeführt werden. Patienten, die in krankengymnastischer Behandlung sind, werden von der Altenpflegerin ermuntert, diese Übungen auch selbständig durchzuführen. Eine Absprache zwischen Pflegepersonal und Krankengymnastin ist sinnvoll und notwendig. Mobilisation beginnt nicht erst mit dem Aufstehen aus dem Bett, sondern kann in jeder Pflege- und Rehabilitationsphase, individuell auf den jeweiligen Patienten abgestimmt, begonnen werden. Der mobilisierende Aspekt verschiedener Pflegemaßnahmen wird von der erfahrenen Altenpflegerin immer beachtet und gezielt eingesetzt.

Mobilisation im Bett

▶ Aufrichten im Bett
Die Altenpflegerin steht rechts (oder links) vom Patienten, sie schiebt ihren linken (bzw. rechten) Arm so weit unter Nacken und Schulter des Patienten, bis sein Kopf in ihrer Ellenbeuge liegt. Mit der anderen Hand greift sie nun unter die entgegengesetze Achsel und richtet den Patienten vorsichtig auf.
Bei zwei Pflegekräften faßt eine Pflegekraft mit der einen Hand von vorne unter die Achsel und stützt mit der anderen Hand den Nacken und/oder die Schulter des Patienten. Die andere Pflegekraft faßt mit der einen Hand von vorn unter die Achsel und unterstützt mit der anderen den Rücken des Patienten. Gemeinsam richten sie den alten Menschen auf.

▶ Heben und Höherrutschen

▷ Durch den Patienten selbst:
Er wird aufgefordert, seine Beine anzuwinkeln, sie fest auf die Matratze zu stellen und sich dann mit den Füßen abzustoßen (bei Bedarf mit Hilfe des Bettbügels).

▷ Mit Hilfe des Pflegepersonals:
Ein Arm liegt hinter dem Kopf, die Hand in der Achselhöhle des Patienten. Mit der anderen Hand greift man vorne unter der Achsel durch. Beim Anheben hebt der Patient seinen Kopf mit.
Bei zwei Pflegekräften legt jede Pflegekraft je eine Hand von beiden Seiten unter die Schulterblätter und unter das Gesäß. Der Patient hebt seinen Kopf wieder mit.
Kann der Patient gar nicht mithelfen, werden die rechten Hände der Pflegekräfte unter dem Gesäß miteinander verhakt, die linke Hand der einen Pflegekraft kommt unter den Nacken, die der anderen unter die Kniegelenke und der Patient wird angehoben.

Die Anwendung des Hebekissens wird auf Seite 326 beschrieben.

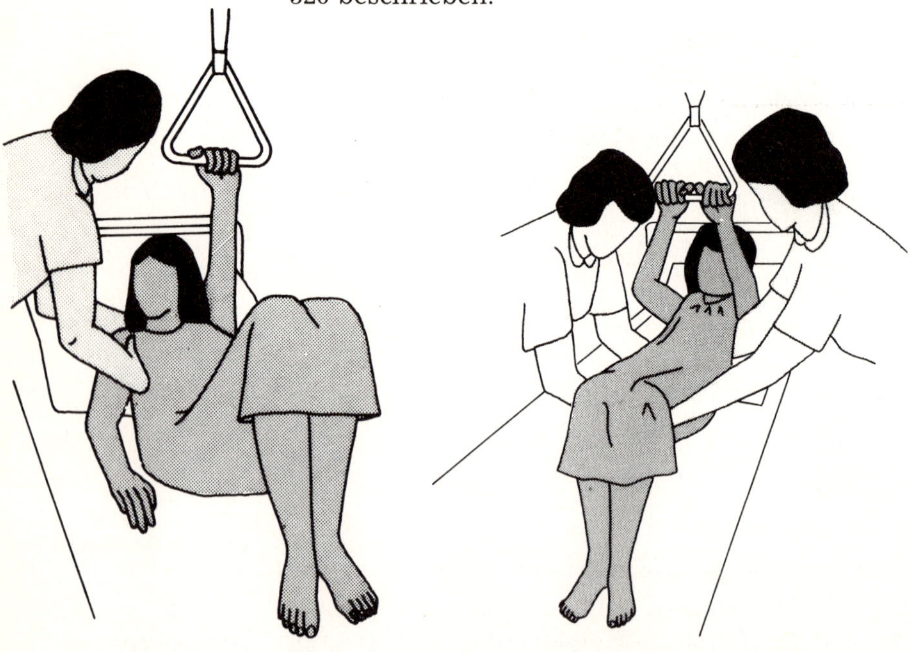

a) eine Pflegekraft *b) zwei Pflegekräfte, Mithilfe der Patientin*

Abb. 34: Hilfestellung zum Höherrutschen im Bett

▶ Anheben kranker Extremitäten
Eine Hand hebt nahe am Gelenk, die andere am Ende der Extremitäten an.

▶ Drehen und Aufsetzen
Die Pflegekraft steht auf der Seite, nach der der Patient gedreht werden soll. Der Patient liegt auf dem Rücken, das Kopfteil des Bettes ist flachgestellt. Die Beine werden angewinkelt, Schultern und Beine rollen gleichzeitig auf die Seite, wobei der Arm in die Bewegungsrichtung mitgenommen wird. Die Füße werden mit gebeugten Knien vor die Bettkante gebracht.

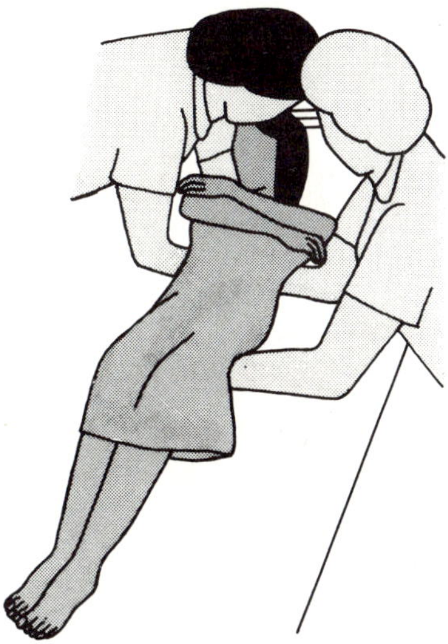

c) zwei Pflegekräfte, keine Mithilfe der Patientin

Aufstehen aus dem Bett

Nach längerer Bettlägerigkeit muß das Aufstehen aus dem Bett in kleinen Schritten und mit viel Geduld und Ausdauer geübt werden.

Folgende unterschiedliche Stufen können erreicht werden:

- ▷ auf dem Bettrand sitzen
- ▷ vor dem Bett stehen
- ▷ im Stuhl sitzen
- ▷ umhergehen.

Zur Vorbereitung für das Aufstehen sollten, je nach Dauer, Strümpfe, Unterwäsche, Hausschuhe und Morgenrock oder die übliche Tageskleidung angezogen werden sowie Gehhilfen, Stuhl oder Rollstuhl bereitgestellt werden.

Sitzen auf dem Bettrand

Zum Sitzen am Bettrand werden folgende Schritte vorgenommen:

- ▷ Patienten beide Beine anwinkeln lassen, von der Rückenlage in die Seitenlage drehen, beide Unterschenkel über den Bettrand schieben, Oberkörper seitlich anheben und den Patienten aufsitzen lassen.
- ▷ Der Patient soll aufrecht sitzen, gut durchatmen und die Beine baumeln lassen.

Vor dem Bett stehen

Beim Stehen vor dem Bett muß auf den Kreislauf geachtet werden. Wird der Patient blaß, sollte er sofort wieder ins Bett zurückgelegt werden. Folgende Vorbereitungen sind zu treffen:

- ▷ Aufrichten und am Bettrand sitzen wie oben.
- ▷ Hausschuhe anziehen lassen und wenn möglich Bett auf niedrigstes Niveau stellen.
- ▷ Der Altenpfleger faßt nun mit der linken Hand (bzw. rechten) unter die linke Achsel und mit der rechten um den Rücken unter die rechte Achsel des Patienten.
- ▷ Beim Herunterrutschen von der Bettkante stellt man einen Fuß vor die Füße des Patienten, damit er nicht wegrutscht. Der Patient wird aufgefordert, gerade zu stehen und gut durchzuatmen. Dabei soll er seinen Blick nicht auf den Bo-

den richten, sondern in Augenhöhe umherblikken. Beim Zurückgehen ins Bett wird in umgekehrter Reihenfolge vorgegangen.

Sitzen im Stuhl

Ältere Menschen sollen sich so lange und so häufig wie möglich außerhalb des Bettes aufhalten.

Bei der Wahl eines Stuhls wird man auf die Wünsche des Patienten eingehen und auch die Zweckmäßigkeit (z. B. Rollstuhl, Lehnstuhl usw.) berücksichtigen.

Die Vorbereitung und das Aufstehen erfolgen wie oben. Wenn der Patient nicht gehen kann, stellt man den Stuhl neben das Kopfteil des Bettes. Beim Hinsetzen wird der Patient unter den Achseln unterstützt. Dann wird der Stuhl so gestellt, daß der Patient dorthin sehen kann, wohin er will, z. B. an den Tisch, vor den Fernseher oder das Fenster.

Der Patient erhält die Gegenstände, die er direkt bei sich braucht, z. B. ein Buch, Getränke und vor allem die Klingel, gereicht.

Die Rückkehr in das Bett geschieht in umgekehrter Reihenfolge. Beim Aufstehen oder Anheben kann der Patient von der Seite oder von vorne unterstützt werden.

Bleibt der Patient für längere Zeit im Stuhl sitzen, wird er auf jeden Fall vollständig angezogen!

Heben und Fahren des Patienten

▷ Der Rautek-Griff kann zum Anheben und Hochheben eines Patienten verwendet werden. Die Pflegekraft steht in Grätschstellung hinter dem Patienten. Der Patient winkelt Beine und Arme an, die Pflegekraft greift mit beiden Händen von hinten unter der Achsel durch und faßt das Handgelenk bzw. den Unterarm des Patienten. (Daumenhaltung beachten, s. Abb. 35.) Nach Anweisung aufrichten.

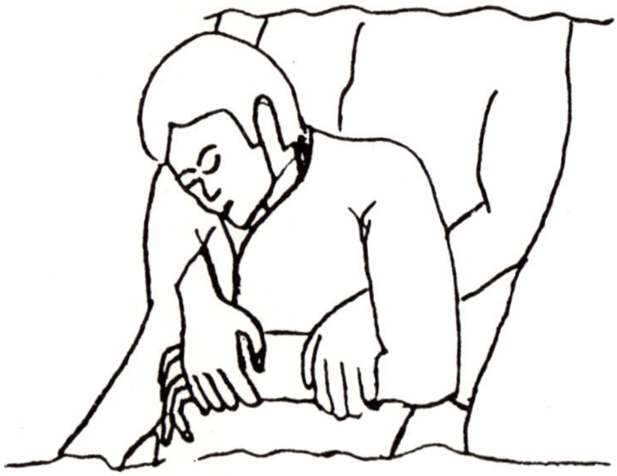

Abb. 35: Rautek-Griff

▷ Das Heben und Tragen ohne Hilfsmittel sollte möglichst vermieden werden. Muß der Patient von einem Bett in das andere umgelagert werden, benutzt man dazu einen Lifter. Ist ein solcher nicht vorhanden, immer zu zweit, besser zu dritt arbeiten.

▷ Der Transport eines nicht gehfähigen Patienten innerhalb eines Heimes geschieht mit dem Rollstuhl, mit einem Liegewagen oder mit einem Bett. Der Patient wird dabei immer in Blickrichtung gefahren. Zu beachten ist dabei die angemessene Lagerung und Bekleidung des Patienten sowie das vorsichtige Fahren, vor allem bei Schwellen, Kanten, Türen und Ecken.

Unterstützung beim Gehen

Zur Unterstützung beim Gehen kommen verschiedene Hilfsmöglichkeiten zur Anwendung:

▷ Führen des Patienten
Beim Gehen hinter dem Patienten wird am Brustkorb und unter den Achseln gestützt.

▷ Beim Gehen vor dem Patienten
wird mit beiden Armen von vorn gestützt. Da weder Altenpfleger noch Patient den Weg sehen, müssen sich beide sehr vorsichtig bewegen.

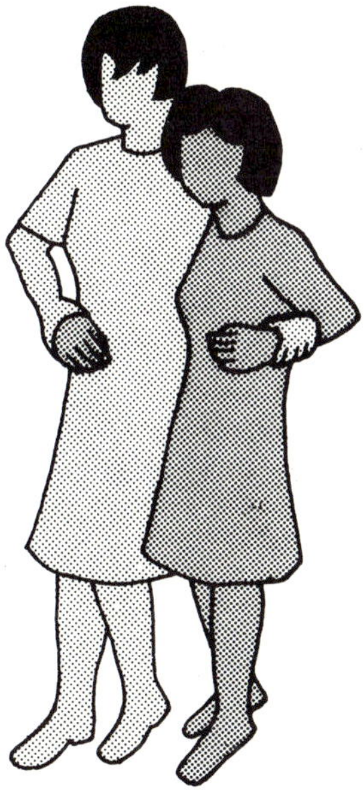

Abb. 36:
Führen des Patienten – neben ihm (mit nur einer Pflegeperson)

▷ Beim Gehen neben dem Patienten
stützen zwei Altenpfleger jeweils rechts und links. Dies ist die sicherste Führung des Patienten.

▷ Gehen mit dem Gehwagen
Der Gehwagen ist eine sinnvolle Hilfe bei der Mobilisation älterer Menschen. Der Gehwagen muß auf die jeweilige Größe des Patienten eingestellt werden.
Hierzu stellt sich der Patient gerade hin (evtl. Unterstützung) und läßt die Schultern locker hängen. Die Achselpolster werden zwei Finger breit unter den Achseln befestigt. Die Polster sollen ganz am Körper anliegen.
Der Patient kann mit dem Gehwagen selbständig gehen, wenn er das Körpergewicht auf Arme und Beine abstützt und das Becken möglichst gerade hält.

▷ Gehen mit Gehstöcken
Das Gehen mit Gehstöcken erlernt der Patient sinnvollerweise durch eine Krankengymnastin.

Auch die Anpassung geeigneter Gehstücke sollte durch einen Fachmann erfolgen.
Ältere Menschen, die oft schon lange einen Gehstock benutzen, kommen damit gut zurecht und benötigen meist keine Anleitung.

Beim Gehen ist allgemein darauf zu achten, daß der ältere Mensch gut sitzende und funktionelle Schuhe trägt (keine „Schlappen", sondern feste Schuhe), daß eine einseitige Belastung vermieden wird und Gehwagen und -stöcke funktionsfähig sind.

Die Einrichtung in Heimen muß zweckmäßig und unfallverhütend sein. Geländer und Handläufe, keine Stolperkanten; dies sind auch schon bauliche Vorschriften.

Der Mobilisation in der Altenpflege kommt größte Bedeutung zu, da sie mit dazu beiträgt, die Selbständigkeit des älteren Menschen zu erhalten oder zu verbessern und ihm ein selbstbestimmtes Leben ermöglicht.

Die Vernachlässigung der Mobilisation ist gefährliche Pflege.

Technische Hilfsmittel

Technische Hilfsmittel zur Steigerung der Beweglichkeit werden in großer Zahl angeboten. Allein bei Rollstühlen kann man unter Hunderten von Modellen und Ausführungen wählen.

Eine genaue und fachmännische Anpassung an die jeweilige Behinderung, bzw. an die jeweiligen Bedürfnisse ist daher unumgänglich.

Bevor man also kostspielige Investitionen tätigt, sollte der Rat vom Arzt, Krankengymnastin oder Bandagisten eingeholt werden. Von großer Bedeutung ist auch die Akzeptanz des Hilfsmittels durch den Patienten. Vor allem bei körpernahen Hilfsmitteln wie Prothesen und Körperersatzstücken muß die Annahme des Patienten erreicht werden.

Die technischen Hilfsmittel müssen in regelmäßigen Abständen auf ihre Funktionstüchtigkeit überprüft werden, Beschädigungen und Defekte sofort repariert werden.

Ungeeignete oder defekte Hilfsmittel können zu einer großen Gefahr für Patient und Pflegepersonal werden! (Zu Hebeeinrichtungen und anderen technischen Hilfsmitteln finden Sie weitere Informationen auf den Seiten 324 ff.).

Wiederholungsfragen ●

① Was ist bei der rückenschonenden Arbeitsweise zu beachten?
② Was bedeutet Mobilisation für den älteren Menschen?
③ Beschreiben Sie die schrittweise Mobilisation eines bisher bettlägerigen Patienten.
④ Welche Führungstechniken beim Gehen mit dem älteren Patienten kennen Sie?

Sicherheit und Hygiene

Das Erleben von Sicherheit und Schutz ermöglicht dem Menschen, sich auf die Umwelt und die Mitmenschen einzulassen, Vertrauen aufzubauen, sich auf Werte wie Zuverlässigkeit, Geborgenheit und Sicherheit stützen zu können und ist unerläßlich für persönliches Wachstum und persönliche Entwicklung.

Das Funktionieren des Organismus wird durch den Sicherheitsgrad beeinflußt. Innere und äußere Sicherheit fördern die normalen Funktionen, Unsicherheit stört sie und wirkt als „Streß“ auf den Organismus.

Sicherheitsbedürfnis

Das Bedürfnis nach Sicherheit als elementares Grundbedürfnis umfaßt unter anderem folgende Bereiche:

▷ Stabilität
▷ Geborgenheit
▷ Schutz

▷ Angstfreiheit
▷ Bedürfnis nach Struktur
▷ Ordnung
▷ Grenzen

Es berührt damit wesentliche Aspekte menschlicher Existenz. Eine Vernachlässigung des Sicherheitsbedürfnisses kann zu schweren physischen und psychischen Schäden führen, die den Menschen in seiner Ganzheit bedrohen.

Gefahren für die Sicherheit

Wenn wir den Menschen in seiner Ganzheit sehen, als ein Individuum, das in ständiger Wechselbeziehung mit sich selbst und seiner sich ständig ändernden Umgebung steht, erscheint ein Unterscheiden in verschiedene Gefahrenbereiche unnütz. Der besseren Übersicht wegen werden die verschiedenen Gefahrenbereiche dennoch einzeln aufgeführt.

▶ Physischer Bereich – Körper

Homöostase

Der menschliche Körper hat die Fähigkeit zur Selbsterhaltung, Selbstregulation und Regeneration innerhalb bestimmter Grenzen. Dieser Mechanismus wird als Homöostase bezeichnet. Darunter versteht man die automatische, nicht vom Willen gesteuerte Anstrengung des Körpers, ein Gleichgewicht der Funktionen und Strukturen trotz aller äußeren Einflüsse aufrechtzuerhalten (z. B. Energiehaushalt, Sauerstoff, Kälte, Wärme, Schlaf, Aktivsein).

Krankheit ist immer ein Zeichen für Störungen und Mängel des Organismus, ein Signal für den Verlust des physiologischen und psychischen Gleichgewichts; gleichzeitig ist Krankheit aber auch ein Zeichen für den Versuch des Organismus zur Homöostase zurückzukehren. So kann Fieber ein Zeichen für das Eindringen von Krankheitserregern in den Körper sein, es ist jedoch auch ein Zeichen für das Bemühen des Körpers, die Krankheitserreger durch erhöhte Temperatur zu bekämpfen. Krankheit kann also auch der Weg zur Gesundheit, zu Gleichgewicht und Homöostase sein.

Im Alter kann die Fähigkeit zur Homöostase durch langjährige, chronische Störungen beeinträchtigt sein. Unsere Maßnahmen müssen also auf die Stärkung und Förderung der Homöostase abzielen.

▶ Psychischer Bereich – Persönlichkeit
Auch im psychischen Bereich kennen wir das Prinzip der Homöostase, mit dem wir auf Störungen und Bedrohungen unseres Personseins reagieren. Für unsere Ganzheit und Erfülltheit brauchen wir im psychischen Bereich folgendes:

▷ Zuwendung und Liebe:
  Beziehung zu anderen, Kommunikation, Vertrauen, Glauben, Geborgenheit, Zuwendung und Liebe bekommen und geben.
▷ Achtung und Standpunkt:
  Wertschätzung, Selbstsicherheit, Selbstachtung, Unabhängigkeit und Freiheit (Autonomie), Würde, Status, Anerkennung, Kompetenz und Prestige (in der Beziehung zur Umwelt).
▷ Selbstverwirklichung:
  Sinnfindung im Leben und Selbsterfüllung.

Für ein gesundes Leben, für ein Eins-sein mit uns selbst brauchen wir also ein mehr oder weniger großes Maß an Erfülltheit und Angenommensein.

Durch ungünstige Erziehung und durch eine gestörte Entwicklung, aber auch durch schädliche Umwelteinflüsse und durch Einbrüche in die Eigenwelt (Distanzlosigkeit, Verletzung des Schamgefühls) kann das Personsein, die Ganzheit im psychischen Bereich gestört werden und zu Verletzung, Hilflosigkeit, Entmutigung und psychischer Störung führen.

Psychische Auffälligkeiten können jedoch auch als Versuch des Menschen zur Herstellung eines Gleichgewichtes, der Homöostase angesehen werden.

► Sozialer Bereich – Umwelt, Mitwelt
Jeder Mensch lebt in einer Umwelt und steht in irgendeiner Beziehung (bzw. in vielen Beziehungen) zu ihr. Diese Beziehung ist wechselseitig und durch andauernde gegenseitige Beeinflussung gekennzeichnet.

Beziehungen zur Umwelt sind Beziehungen zur Familie, Freunden, Bekannten und anderen Menschen sowie die Stellung des einzelnen in der Gesellschaft, im Beruf und im Leben.

Umwelt, Mitwelt und die Eigenwelt des Menschen formen im Verlauf des Lebens eine in sich zusammenhängende (und in sich schlüssige) Folge von Verhaltensweisen, die auf das Verhalten anderer abgestimmt ist. In dieser Wechselwirkung wird die Rolle des Menschen bestimmt.

Besonders im Umgang mit dem alten Menschen ist dies von Bedeutung. Der alte Mensch, der seine Sicherheit, seine Anerkennung und sein Selbstbewußtsein auf bestimmte, für ihn sinnvolle Verhaltensweisen aufgebaut hat, kann sich plötzlich als hilflos und lebensunfähig erleben, wenn eine veränderte Umwelt (Altenheim, Pflege) völlig neue und fremde Verhaltensweisen von ihm abverlangt. Der Altenpfleger wird sich auf den alten Menschen und sein Verhalten einstellen und nicht die völlige Anpassung des alten Menschen an ihn und die Umwelt verlangen.

Eine verunreinigte (kontaminierte) Umwelt sowie eine ablehnende, Grenzen verletzende Mitwelt können eine Bedrohung der Gesundheit durch Infektion bzw. Krankheit und/oder den Verlust der sozialen Integrität und des Personseins bedeuten.

Hygiene

Das Wort Hygiene ist griechischen Ursprungs und bedeutet Gesundheitslehre und im modernen Sinn auch Krankheitsverhütung (Prävention, Prophylaxe).

Hygiene als Krankheitsverhütung bezieht sich auf den ganzen Menschen in seiner Umwelt. Es besteht eine ausgeprägte Wechselwirkung zwischen Körperhygiene, Psychohygiene und Umwelthygiene.

Individualhygiene

Individualhygiene (siehe dazu auch den Abschnitt über persönliche Hygiene auf Seite 238).

Im allgemeinen ist mit Individualhygiene die Körper- und Kleidungshygiene (persönliche Hygiene) gemeint. Als allgemeine Regeln für das Pflegepersonal können gelten: ordentliche persönliche Körperpflege, saubere, gepflegte Dienstkleidung, kein übertriebener Schmuck, saubere gepflegte Haare, gepflegte Hände (waschen, desinfizieren, pflegen), Abstinenz von Alkohol und Nikotin während der Arbeitszeit, Halt und Sicherheit gewährende Schuhe, die möglichst wenig Lärm machen.

Psychohygiene

Psychohygiene (gemeint ist die Erhaltung der psychischen Gesundheit) ist die persönliche Sorge um den Erhalt des inneren Gleichgewichts und die Frage der Sinnfindung und Werthaftigkeit des Lebens.

Psychohygiene als Teilbereich der Gesundheitsförderung beeinflußt alle Bereiche der existenziellen Grundbedürfnisse und damit die körperliche und die geistige Ebene des Menschseins.

Wichtig •

Die Altenpflege, mit ihrem immer noch negativen gesellschaftlichen Prestige, mit ihren hohen, täglichen, körperlichen und psychischen Anforderungen und der Konfrontation mit Alter, Sterben und Tod verlangt nach Ausgeglichenheit, Selbstbewußtsein und persönlicher Sicherheit. Welche Möglichkeiten der einzelne für seine Psychohygiene nutzt, bleibt ihm überlassen; wichtig ist, daß er dafür aktiv sorgt.

Sozialhygiene

Die Sozialhygiene hängt eng mit der Psychohygiene zusammen. Belastende soziale Beziehungen in der Familie (Spannungen, Konflikte) und im Beruf (Leistungsdruck, Streß, schlechtes Betriebsklima) wirken sich sehr schnell auf die Gesundheit aus.

Dynamisches Gleichgewicht nach innen und nach außen zu erreichen, muß das Bestreben jedes beruflich in der Sozialarbeit engagierten Menschen sein. Dieses Gleichgewicht muß allerdings immer wieder neu erstrebt und strukturiert werden. Dieses Gleichgewicht ist nicht statischer Natur, sondern ein ständiger lebendiger Wechsel. Maßnahmen der Sozialhygiene bestehen darin, einen Ausgleich herbeizuführen und flexibel auf Veränderungen zu reagieren.

Umwelthygiene

Mit Umwelthygiene ist der sinnvolle Umgang mit den Möglichkeiten und Grenzen der unbelebten und belebten Natur gemeint. Die Umweltprobleme, die wir uns durch rücksichtsloses Ausbeuten der Natur und unserer Mitmenschen selbst geschaffen haben, verlangen nach Umwelthygiene bzw. Umweltschutz. Umwelthygiene kann schon im Kleinen, am Arbeitsplatz beginnen, wenn beispielsweise auf folgende Aspekte geachtet wird:

- ▷ Sicherheit am Arbeitsplatz, im Alltag und auf der Straße
- ▷ Unfallverhütendes Verhalten (Beachten der Unfallverhütungs-Vorschriften)
- ▷ Umweltschonendes Verhalten (Sparsamer Umgang mit Einwegmaterial, Lösungsmitteln, Medikamenten, kein Einsatz von Sprays)
- ▷ Teilnahme an Gesundheitsvorsorgemaßnahmen
- ▷ Infektionsverhütung

Infektionsschutz

Jeder Mensch ist durch die folgenden, natürlichen Mechanismen weitgehend vor Infektionen geschützt:

▷ den äußeren Schutzmantel (Haut, Hautflora)
▷ den Schutz des Verdauungstrakts (Magensäure, Darmflora, Rachen- und Nasenflora)
▷ die weißen Blutkörperchen (Leukozyten) und die unspezifischen Antikörper.

Infektionsverhütende Maßnahmen werden bestimmt durch den gesunden Menschenverstand (einwandfreies hygienisches Verhalten, nahen Kontakt mit Erkrankten vermeiden), durch Fachkenntnis über Infektionen und durch die Gesetzgebung (Meldepflicht, Isolierung).

Pflegehygiene

Für die Pflegehygiene in der stationären, aber auch in der ambulanten Altenpflege ist jeder verantwortlich; ein Versagen von Maßnahmen der Pflegehygiene kann jeden treffen. Sachgemäße Pflegehygiene kann eine Vielzahl von Erkrankungen beim alten Menschen sowie bei den Mitarbeitern verhindern.

Infektion

Unter Infektion (inficere = hineintun) versteht man das Eindringen und die Vermehrung von Erregern im Organismus und die Reaktion des Körpers darauf.

Für das Zustandekommen einer Infektion sind einerseits die Eigenschaften des Erregers (Fähigkeit, Krankheiten zu erregen „Pathogenität“, Ansteckungsfähigkeit „Virulenz“ und Keimzahlgröße), andererseits Eigenschaften des Organismus (Empfänglichkeit, Widerstandsfähigkeit „Resistenz“, Anfälligkeit, körperlicher und psychischer Zustand, Unempfindlichkeit „Immunität“) maßgebend.

Hospitalismus

Unter Hospitalismus versteht man:

1. eine Infektion (durch Erreger, die gegen die üblichen Antibiotika resistent sind),

2. körperliche und psychische Veränderungen, die durch einen längeren Krankenhaus- oder Heimaufenthalt entstehen.
   Die Verhütung des Hospitalismus und einer entsprechenden Infektion durch zweckmäßige Desinfektion ist auch in der Altenpflege von großer Bedeutung.

Kontamination

Unter Kontamination versteht man die Verunreinigung von Oberflächen, Händen und Flüssigkeiten mit Erregern oder anderen Schadstoffen.

Ursachen von Infektionen

Ursachen von Infektionen im stationären Bereich sind vor allem:

- ▷ herabgesetzte körperliche Abwehrkraft = Resistenz
  (Alter, allgemeine Erkrankungen)
- ▷ herabgesetzte psychische Abwehrkraft
  (Einzug in stationäre Einrichtung, Einsamkeit)
- ▷ Störung des natürlichen Infektionsschutzes
  (Verletzung)
- ▷ pflegerische Maßnahmen
  (Dauerkatheter)
- ▷ Antibiotikabehandlung
  (kann zu verminderter Immunabwehr und Resistenz von Erregern führen)
- ▷ Ansammlung von Mikroorganismen und Übertragungsmöglichkeiten
  (typische stationäre Situation)
- ▷ mangelndes Hygienebewußtsein
- ▷ mangelnde Information und Aufklärung von Bewohnern und Personal
- ▷ mangelnde Durchführung vorbeugender Maßnahmen wie Desinfektion, Sterilisation, Reinigung
- ▷ Vermehrung und Ausbreitung von antibiotikaresistenten Keimen
- ▷ Verwendung schlecht desinfizierbarer Geräte
  (Inhalatoren, Luftbefeuchter)
- ▷ Betreuung von Bewohnern mit Immunschwäche

(Diabetiker, Krebspatienten, sehr alte Menschen)
- ▷ zu häufiges Anlegen von Blasenkathetern
- ▷ unzureichende Beseitigung von infiziertem Material.

Infektionswege

Erreger können auf verschiedene Art und Weise in den Organismus gelangen:

- ▷ Orale Infektion (über den Mund) vor allem durch kontaminierte Lebensmittel, Medikamente, Gegenstände und die Hände.
- ▷ Aerogene Infektion (über die Luft) – durch Tröpfcheninfektion durch Anhusten oder Niesen.
- ▷ Haut- und Schleimhaut-, Wundinfektion – über den direkten Haut- bzw. Schleimhautkontakt.
- ▷ Trans- bzw. perkutane Infektion – Mikroorganismen können durch Insekten (Stich, Biß) oder Verletzungen der Haut (z. B. Injektion) übertragen werden.

Innerhalb der stationären Einrichtung, aber auch in der ambulanten Pflege werden Krankheitserreger durch Personal, Mitbewohner oder durch kontaminierte Geräte zwischen den Bewohnern übertragen.

Spezielle Pflegehygiene

Spezielle Hygienemaßnahmen in der Altenpflege sollten geplant und organisiert werden. Sinnvoll ist es, wenn ein, besser zwei Mitarbeiter einer stationären oder ambulanten Einrichtung speziell für die Planung, Organisation und Durchführung von Hygienemaßnahmen zuständig sind. Diese Mitarbeiter müssen eine spezielle Hygieneweiterbildung absolvieren und sich kontinuierlich fortbilden können. Diese Fachkräfte können dann detaillierte Hygieneanleitungen und Desinfektionspläne für die jeweiligen Einrichtung erstellen und die Einhaltung überwachen. Ferner ist für eine regelmäßige Information und Instruktion aller im Pflegebereich Tätigen zu sorgen.

Verantwortlich für die Ausführung der Hygienemaßnahmen ist aber jeder, der im Pflegebereich arbeitet.

▶ Persönliche Hygiene
Alle hygienischen Maßnahmen beginnen bei der persönlichen Hygiene des Pflegepersonals. Es muß alles getan werden, um das Übertragen körpereigener und körperfremder Keime zu vermeiden. Eine Gefährdung von Heimbewohnern oder Patienten durch Keimübertragung muß ausgeschlossen werden. Die persönliche Hygiene ist die individuelle Sache jedes einzelnen Mitarbeiters, wenn er dabei Gefahren für den Heimbewohner oder Patienten vermeidet.

Körperliche Sauberkeit (Körperhygiene) muß bei allen in der Pflege Tätigen vorausgesetzt werden. Die Haare müssen sauber und gepflegt sein (Haarhygiene). Lange Haare müssen bei Pflegeverrichtungen hochgesteckt werden; sie dürfen weder ins Gesicht fallen, noch die Schultern bedecken. Die Haare sollten während der Arbeit nicht mit den Händen berührt werden.

Die Berufsbekleidung kann ihre Schutzfunktion (Bekleidungshygiene) nur erfüllen, wenn sie häufig gewechselt wird, schmutzig auf dem kürzesten Weg in den Wäschesack oder zum Waschen gebracht wird und nur im Heim bzw. nur bei Patienten getragen wird. Die zusätzliche Verwendung von Schürzen bei besonderen Arbeiten kann empfohlen werden.

Privatkleidung ist in der Personalgarderobe aufzubewahren. Wollsachen, wie Jacken und Pullover sollten in der Pflege möglichst nicht getragen werden.

Schuhe sollten glattes Oberleder, das sich leicht reinigen läßt und eine rutschfeste Sohle haben. Kork-, Stoff- oder Wildlederschuhe sind zu vermeiden. Die Arbeitsschuhe sollten regelmäßig desinfiziert und gepflegt werden.

Wegen der Verletzungs- und Verkeimungsgefahr sollten während der Arbeit kein (übertriebener) Schmuck und keine Armbanduhren getragen werden. Gesichtsmasken werden in der Altenpflege selten benutzt. Werden sie verwendet, müssen sie Nase und Mund vollständig bedecken und nach oben und unten gut abschließen.

Die Hand ist der häufigste Keimüberträger. Aus diesem Grund muß eine sorgfältige Händehygiene durchgeführt werden. Die Hände müssen desinfiziert werden:

- ▷ vor jeder Pflegevorrichtung
- ▷ nach jeder Pflegevorrichtung
- ▷ vor dem Umgang mit Medikamenten
- ▷ vor dem Essenverteilen
- ▷ vor und nach jeder Mahlzeit (Kaffeepause)
- ▷ bei Beginn und Ende der Arbeit.

Bei der Händedesinfektion wird folgendermaßen vorgegangen:

Aus dem Spender oder der Flasche in die hohle Hand mit Desinfektionsmittel (ca. 3–5 ml) füllen, dann Hände und Unterarme einreiben, bis die Haut trocken ist, Desinfektionsmittel nicht abtrocknen.

Beim Händewaschen werden Hände und Unterarme mit Wasser und Seife gründlich gewaschen und sorgfältig abgetrocknet. Nach dem Händewaschen folgt die Händedesinfektion.

Die Fingernägel sollten kurz gehalten und nicht lackiert werden. Die Haut sollte mit geeigneten Pflegemitteln oder Hautcreme gepflegt werden.

Aseptische Maßnahmen

Unter Asepsis versteht man Keimfreiheit. Aseptisches Arbeiten ist auch in der Altenpflege erforderlich und bedeutet die konsequente Trennung von unsteril und steril!

Es gilt der Grundsatz: „Steriles wird nur mit Sterilem berührt!“

Wo immer eine Verbindung in das Körperinnere hergestellt oder aufrechterhalten wird, ist absolute Asepsis eine dringende Notwendigkeit. In der Altenpflege ist dies vor allem bei Wunden (Dekubitus), Injektionen und Dauerkatheter der Fall.

Grundregeln zur Asepsis

Folgende Grundregeln sollten zur Asepsis beachtet werden:

- ▷ keine Verschleppung körpereigener Keime
- ▷ keine Verschleppung fremder Keime
- ▷ unnötige Luftbewegung und Durchzug vermeiden
- ▷ während aseptischer Arbeiten unnötige Gespräche vermeiden (Patienten vorher informieren)
- ▷ nicht über offenem sterilem Material hantieren
- ▷ steriles Verpackungsmaterial nicht feucht werden lassen
- ▷ Schmutzwäsche möglichst nicht mit der Berufskleidung in Berührung bringen
- ▷ saubere Wäsche nicht von einem Zimmer in das andere bringen.

Außerdem muß folgendes beachtet werden:

- ▷ Was ins Pflegebett gehört, darf nicht mit dem Boden in Berührung kommen.
- ▷ Was auf den Verbandwagen oder in Schränke zurückkommt, darf nicht ins Bett gelegt werden (z. B. Verbandmaterial, Blutdruckmeßgerät).
- ▷ Was mit dem Boden in Berührung kommt, darf nicht in das Pflegebett (z. B. Gehstöcke, Schuhe).

Die wichtigsten aseptischen Maßnahmen in der Altenpflege sind:

▷ die Desinfektion
▷ Reinigung
▷ die Sterilisation

Desinfektion

Desinfizieren bedeutet die Abtötung oder Inaktivierung aller Krankheitserreger mittels chemischer Mittel (Desinfektionsmittel) oder mittels physikalischer Verfahren.

Die wichtigsten Faktoren für eine wirksame Desinfektion sind:

▷ die Dosierung der Desinfektionsmittel bei der chemischen Desinfektion
▷ die Temperatur bei der physikalischen oder thermischen Desinfektion
▷ die Einwirkungszeit sowohl bei der chemischen als auch bei der physikalischen Desinfektion

Physikalische, thermische Methoden sind Feuer (abflammen, verbrennen) und feuchte Hitze (Heißluft, kochen, strömender Dampf).

Chemische Methoden sind praktikabler und werden häufiger angewandt.

Sie sind in der Altenpflege sowohl im stationären als auch im ambulanten Bereich überall einsetzbar. Die verwendeten Mittel sind regional und nach den Einrichtungen verschieden. Die angebotenen Mittel sind, wenn sie nach der Gebrauchsanweisung verwendet werden, sicher und zuverlässig.

Bei der chemischen Desinfektion unterscheidet man die Einlegemethode (einlegen), die Sprühmethode (absprühen – wird allerdings wegen der möglichen Einatmung der Aerosole als zu gefährlich eingeschätzt) und die Naßwischmethode (abwaschen).

Ein gutes Desinfektionsmittel sollte folgenden Anforderungen entsprechen:

- ▷ antimikrobielle Wirksamkeit
- ▷ Haut- und Schleimhautverträglichkeit
- ▷ Metall- und Textilienverträglichkeit
- ▷ Geruchlosigkeit (keine unangenehmen Gerüche)
- ▷ gute Benetzungsfähigkeit und Reinigungskraft
- ▷ Ungiftigkeit
- ▷ Wirtschaftlichkeit (Preis-Leistungsverhältnis).

Grundregeln zur Desinfektion

Folgende Grundregeln sind bei der Desinfektion zu beachten:

- ▷ Immer zuerst desinfizieren, dann reinigen
- ▷ Hautkontakt mit dem Desinfektionsmittel vermeiden! (Handschuhe tragen, Spritzer verhindern)
- ▷ Richtige Dosierung! Über- oder Unterdosierung sind wirkungslos. Genau an die Anweisung des Herstellers halten („Viel hilft hier nicht viel").

Formel zur Herstellung einer Desinfektionslösung:

$$\frac{\text{Menge} \times \text{\%igkeit der Lösung}}{100}$$

= Menge des Desinfektionsmittel-Konzentrats

Beispiel:
Sie sollen eine 5 %-Lösung eines Oberflächen-Desinfektionsmittels herstellen. 3 Liter werden benötigt.

$$\frac{3000 \text{ ml} \times 5}{100} = 150 \text{ ml}$$

Sie benötigen also 150 ml Desinfektionsmittel-Konzentrat und 2850 ml Wasser.

▷ Richtige Temperatur!
Die meisten Desinfektionslösungen werden mit kaltem Wasser hergestellt.

▷ Richtige Einwirkungszeit!
Verkürzte Einwirkungszeiten machen die Desinfektion wirkungslos (vor allem bei der Haut- und Händedesinfektion zu beachten).

Sterilisation

Sterilisieren bedeutet, einen Gegenstand keimfrei zu machen. Verschiedene Möglichkeiten, die sich nach der Art des Sterilisationsgutes richten, stehen zur Verfügung.

In der Altenpflege findet durch die zunehmende Verbreitung von sterilem Einwegmaterial hauptsächlich der Dampfsterilisator (Autoklav) Verwendung.

Die wichtigsten Sterilisationsmethoden sind:

▷ Dampfsterilisation (Einwirkung von gespanntem Dampf im Autoklav)
▷ Heißluftsterilisation (Einwirkung von trockener Hitze)
▷ Gassterilisation (Einwirkung eines Gasgemisches)
▷ Einwirkung von Formaldehyd und Dampf
▷ Strahlensterilisation

▶ Dampfsterilisation
Bei der Dampfsterilisation handelt es sich um die Anwendung des gespannten, gesättigten Wasserdampfes in einem Autoklav. Unter gespanntem Dampf versteht man Wasserdampf, der unter Druck auf über 100 °C erhitzt wird.

Der Autoklav ist ein Mehrzweckapparat. Außer empfindlichen Textilien und bestimmten Kunststoffen kann damit fast alles sterilisiert werden.

▶ Sterilisieren im Autoklav:
▷ Gebrauchsanweisung des Gerätes beachten
▷ Autoklaven nur mit Aqua destillata befüllen
▷ Sterilisationszeit und Druck beachten, bzw. einstellen
▷ Zu sterilisierendes Material in geeignete Schlauchfolien verpacken und mit Indikatorstreifen verschließen. (Material muß vorher gereinigt und desinfiziert sein)
▷ Abkühlungszeit einhalten
▷ Elastische Gegenstände (Handschuhe) 24 Stunden ruhen lassen, damit sie ihre Elastizität zurückerhalten.
▷ Mängel am Autoklav müssen beachtet und gemeldet werden. Reparaturen sowie regelmäßige Kontrollen (spätestens alle zwei Jahre) nur durch einen Fachmann ausführen lassen.

Auch ordnungsgemäß sterilisiertes Material bleibt nicht für immer steril. Aus diesem Grund sollte das Datum der Sterilisation vermerkt werden.

Verpackungsmaterial von Sterilgut muß auf Unversehrtheit (Löcher, Brüchigkeit, Auflösung der Schweißnähte) überprüft werden, der Farbindikator muß beachtet werden.

Sterilgut, das nicht mehr einwandfrei verpackt ist, (auch bei Einwegmaterial) muß weggeworfen werden.

Vermeiden von Gefahren

Da der ältere Mensch möglicherweise nicht mehr selbst in der Lage sein kann, Gefahren zu erkennen und zu vermeiden, ist es die Aufgabe des Altenpflegers in Zusammenarbeit und in Absprache mit dem Betroffenen dafür zu sorgen, daß mögliche Gefahren vermieden werden. Es ist für eine sichere Pflege zu sorgen!

Sichere Pflege ist die mindestens notwendige Stufe der Pflegequalität, die den älteren Menschen so versorgt, daß er nicht gefährdet ist und keinen Schaden erleidet.

Gefahren, die bei unsachgemäßer Pflege für den Betroffenen auftreten können, sind:

- ▷ Psychische Schäden durch Verhaltensweisen, die sich auf das Befinden des älteren Menschen nachteilig auswirken können; dazu gehören Bevormundung, Nicht-Informieren, Abwerten, Überversorgen, Nicht-Beachten, Nicht-Ernstnehmen.
- ▷ Lagerungsschäden wie Dekubitus oder Kontrakturen.
- ▷ Infektionen (Wundinfektionen, Infektionen durch Injektionen, Harnwegsinfekte, Pneumonie).
- ▷ Schäden durch Verwechseln von Medikamenten, durch Verabreichen nicht verordneter Medikamente, falsches oder gar fahrlässiges Handhaben von Pflegemaßnahmen, Pflegemitteln oder Geräten.
- ▷ Unfälle (Fall aus dem Bett, Verbrennungen, unzureichende Absicherung von Treppen, Fluren).
- ▷ Brände z. B. durch menschliches Versagen oder unsachgemäß angewandte elektrische Geräte.

Sicher können nicht alle möglichen Gefahren immer vermieden werden. Die Verantwortung dafür, daß kein älterer Mensch durch den Aufenthalt in einer stationären Einrichtung oder durch die ambulante Versorgung geschädigt wird, trägt jeder Mitarbeiter!

Wichtig •

Zur Vermeidung von Gefahren für den älteren Menschen gehört auch die Beachtung seiner Rechte. Es ist ein Symptom für die Praxis der Altenpflege, daß darauf extra hingewiesen werden muß.

Zu den unabdingbaren Rechten des älteren Menschen, ob in stationärer oder ambulanter Pflege, gehören:

- ▷ Das Recht auf (wahre) Information
- ▷ Das Recht auf Selbstbestimmung und Anerkennung seiner Mündigkeit
  (Auch in den Grenzen einer Pflegschaft oder Vormundschaft)
- ▷ Das Recht auf Behandlung, Pflege, Beratung und soziale Hilfe
- ▷ Das Recht auf Kontakte zur Außenwelt
- ▷ Das Recht auf Schutz seiner Privatsphäre
- ▷ Das Recht auf Respektierung seiner menschlichen Würde
- ▷ Das Recht auf Respektierung und Anerkennung seiner religiösen und weltanschaulichen Überzeugung
- ▷ Das Recht auf Beschwerde.

Wiederholungsfragen ●

① Welche Gefahrenbereiche gibt es in der Altenpflege, und wie können Gefahren vermieden werden?
② Welche Aufgabe hat die Hygiene in der Altenpflege?
③ Wer ist für hygienische Maßnahmen zuständig?
④ Was wird in ihrem Arbeitsbereich an hygienischen Maßnahmen durchgeführt? Reichen diese Maßnahmen ihrer Ansicht nach aus?
⑤ Stellen Sie 2 Liter einer 1,5 %igen Desinfektionslösung her.

Fallbeschreibung

Herr M. leidet seit einigen Tagen an einer Diarrhoe. Der Arzt hat Stuhlproben zur bakteriologischen Untersuchung genommen. Auf Anraten des Arztes soll Herr M. nicht in Kontakt mit anderen Bewohnern kommen.

⑥ Welche Maßnahmen ergreifen Sie im Hinblick auf Herrn M.?
⑦ Welche Maßnahmen ergreifen Sie im Hinblick auf die anderen Bewohner?
⑧ Welche Maßnahmen kommen noch in Frage?
⑨ Wie können diese Maßnahmen geplant werden?

Besondere Formen der Pflege – Behandlungspflege

Über die Maßnahmen der Grundpflege hinaus hat eine qualifizierte Altenpflegekraft im auch medizinisch-pflegerischen Bereich Aufgaben zu erfüllen. Einige Beispiele (in der Reihenfolge dieses Kapitels): Versorgung von Wunden, Verabreichen von Injektionen, Vorbereiten und Überwachen von Infusionen, Handhabung von Magensonden, Legen und Kontrolle eines Katheters, Durchführung eines Klistiers oder von Einläufen. Teilweise führt der Altenpfleger solche Tätigkeiten unter Aufsicht des Arztes oder auch selbständig durch. Ziel ist hierbei, in Zusammenarbeit mit dem alten Menschen seine Homöostase wiederherzustellen.

Wie im vorhergehenden Teil des Buches besprochen, beginnt eine sinnvolle Behandlung zunächst mit der Beobachtung und setzt sich im Erstellen der Diagnose sowie der Bestimmung des Pflegeziels und der Pflegeplanung fort. Bis auf die Diagnose, die Sache des Arztes ist, sollte eine gute Altenpflegekraft in den anderen Bereichen rege Mitsprache ausüben! Zur genauen Diagnosestellung ist der Arzt allerdings oftmals auch auf die Beobachtung der Bewohner im Tagesablauf durch die Pfleger angewiesen.

Wundbehandlung

Manchmal erleiden ältere Menschen leichte oder schwerere Unfälle, so daß eine Altenpflegerin in die Situation kommt, hierbei entstandene, unfallbedingte Wunden nach den Regeln der Ersten Hilfe zu versorgen.

Wichtig •

Ziel jeder Wundbehandlung ist:
1. die Wunde keimarm bzw. keimfrei zu machen
2. die Wunde steril zu verschließen.

Unfallwunden werden zunächst steril versorgt und anschließend bei Bedarf einer weiteren Behandlung durch den Arzt zugeführt. Operationswunden im Nachsorgebereich z. B. nach Amputationen sollte ein Altenpfleger nur nach vorheriger Einweisung und Anleitung durch den Arzt versorgen.

Sehr oft treten im Altenpflegebereich leider schlecht heilende Gewebsdefekte wie z. B. Dekubitus, Gangrän oder Ulzera auf. Diese erfordern gute Grundkenntnisse, Sorgfalt und Ausdauer bei der Behandlung. Deren Heilungsprozeß kann sehr lange andauern und ist personal-, material- und sehr kostenintensiv. Daneben bedeutet es für den betroffenen alten Menschen immer eine schwere Erkrankung! Deshalb sei hier auf die Bedeutung des Kapitels über Prophylaxen hingewiesen! Bei Vorliegen mehrerer Wunden werden zuerst die sauberen und frischeren versorgt!

Die Wundbehandlung erfolgt folgendermaßen:

1. abgestorbene Gewebeteile (Nekrosen) auflösen (z. B. mit Trypsin, Iruxol) oder durch den Arzt ausschneiden lassen,
2. Wundränder desinfizieren und versorgen (bei Bedarf mit Salbe abdecken),
3. reinigen der Wunde (durch Spülen z. B. mit Kochsalzlösung mittels steriler Einmalspritze),
4. Desinfektion der Wunde durch Spülen mit Betaisodonalösung oder Wasserstoffsuperoxyd, 3%.

Wichtig •

Nach dem Spülen mit Wasserstoffsuperoxyd muß die Wunde mit Kochsalzlösung ausgespült werden.

5. anschließend könnte folgendermaßen verfahren werden: feuchte Tupfer mit Betaisodonalösung in die Wunde legen und dort belassen oder

Salben- oder Puderbehandlung oder Auflage einer Paraffingaze,

6. Wundverband als Abschluß nach außen, möglichst locker und luftdurchlässig anlegen, bei Bedarf Polsterungen anbringen.

Bei oberflächlichen Wunden, wie beispielsweise Abschürfungen, entfallen natürlich die Punkte 1., 2. und 3.

Wundpflege

Man unterscheidet bei der Wundpflege:

▷ aseptische Wunden
= z. B. Operationswunden, die unter keimfreien Bedingungen in nicht infiziertem Gewebe gesetzt wurden

▷ septische Wunden
= z. B. Decubitus, Abszeß, Verbrennungen, also infizierte Wunden

In der Altenpflege hat man selten mit aseptischen Wunden, welche ein äußerst bedachtes Vorgehen erfordern, zu tun.

Das bedeutet nun allerdings nicht, daß bei septischen Wunden weniger Sorgfalt angebracht sei. Auch bei diesen häufiger auftretenden Wunden sollten alle Möglichkeiten ausgeschöpft werden, um vorhandene Krankheitskeime zu bekämpfen und eine weitere Verbreitung der Keime zu verhüten. Das bedeutet, daß auch bei septischen Wunden mit sterilem Material und sterilen Instrumenten fachgerecht gearbeitet werden muß. Darüber hinaus sind sämtliche Regeln der Hygiene zu berücksichtigen.

Verbandwechsel

Wichtig bei jedem Verbandwechsel ist eine sorgfältige Vorbereitung:

Dazu gehört zunächst, daß der Patient über die durchzuführende Maßnahme informiert wird, daß er möglichst mithelfen kann, daß er aber auch weiß, was mit ihm geschieht und ob er dabei Schmerzen erleiden muß. Es empfiehlt sich auch, den Patienten über den Zustand einer für ihn nicht einzusehenden Wunde sachlich zu informieren. Bei Verbesserungen sollte man ihm Hoffnung machen, im Falle einer Verschlechterung sollte dies aber auch dem Patienten mitgeteilt werden. Es nützt nichts, dem Patienten etwas vorzumachen, da er Veränderungen auch selber spürt.

Sämtliche benötigten Instrumente sowie das notwendige Material sind zusammenzustellen: zuerst wird das unsterile Material bereitgestellt, dann das sterile! (Nicht mehr Material als nötig später ins Zimmer nehmen!).

Durchführung:

- ▷ im Zimmer die Fenster schließen, Patienten vor neugierigen Blicken abschirmen und so lagern, daß die Wunde leicht zugänglich ist (Arbeitshöhe)
- ▷ Arbeitsgegenstände auf Tablett in Reichweite abstellen. Sie dürfen mit dem Bett nicht in Berührung kommen!
  (Verbandswagen sollten wegen der Gefahr der Keimverschleppung nicht in verschiedene Zimmer gefahren werden.)
- ▷ Hände desinfizieren.
- ▷ Patienten aufdecken
- ▷ alten Verband abnehmen (mit Pinzette), verklebte oder verkrustete Wundenauflagen können mit Wasserstoffsuperoxyd 3% abgelöst werden
- ▷ infiziertes Material in Abfallbehälter werfen
- ▷ gebrauchte Pinzette in Desinfektionslösung einlegen oder verpacken und anschließend im Stationszimmer desinfizieren, reinigen und sterilisieren
- ▷ alles weitere siehe Wundbehandlung!

Zum Verbandsmaterial gehören:

▶ Verbandsstoffe:
▷ unsteriles Material für den äußeren Wundverband, z. B. Heftpflaster
▷ sterile Kompressen, sterile Tupfer, sterile Wundauflagen (Gaze)

▶ Instrumente, je nach Bedarf steril oder unsteril
▷ Scheren, spitz oder stumpf
▷ Pinzetten, anatomisch oder chirurgisch
▷ sterile Einmalspritzen
▷ sterile Knopfsonde, um Wundtaschen zu erkunden
▷ Spatel

Bewährt haben sich moderne Sterilisationsverfahren, bei denen die Instrumente nach Bedarf einzeln oder zu mehreren eingeschweißt werden können. So wird das Mitnehmen ganzer Instrumentenkästen, auch die Mitnahme einer Kornzange im Standgefäß mit Desinfektionslösung überflüssig.

Wichtig •

So wenig Material wie möglich mit ins Zimmer nehmen.

Verbände

Bei der Ersten Hilfe werden möglichst alle Wunden steril abgedeckt und die Wundauflagen fixiert. Anschließend werden die Wunden einer fachgerechten Weiterbehandlung zugeführt.

Neben der Verwendung von Pflaster ist ein Bindenverband in der stationären Altenpflege die gebräuchlichste Art eines Wundverbandes. Damit eine längerfristige Fixierung der Wundauflage erreicht werden kann, müssen unterschiedliche Techniken angewendet werden. Für diese Art von Verbänden werden meist Mullbinden verwendet, und zwar in folgenden Größen:

2– 4 cm für Finger und Zehen
6– 8 cm für Hand, Fuß, Unterarm, Unterschenkel oder Kopf
10–12 cm für Oberschenkel, Schulter oder Rumpf.

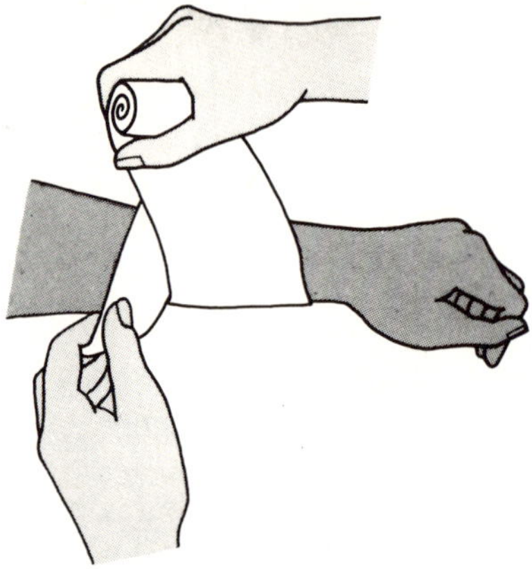

Abb. 37: Haltegang

Die Binde soll von innen nach außen so geführt werden, daß sie „von selber läuft".

Sie soll in ihrer ganzen Breite faltenlos anliegen, so daß sie sich weder verschieben läßt, noch mit den Bindenrändern einschneidet. Der Wickelvorgang ist immer herzwärts gerichtet.

Man unterscheidet:

a) den Kreisgang
b) den Haltegang
c) den Spiralgang
d) den Umschlaggang
e) den Achtergang

a) Kreisgang = eine Lage (Umrundung) dekkungsgleich auf die andere
b) Haltegang
   – Binde schräg ansetzen
   – ein Kreisgang, dann überstehenden Anfang einschlagen
   – zweiter Kreisgang
c) Spiralgang
   – Umwicklung herzwärts in der Art und Weise, daß die vorhergehende Lage mindestens zur Hälfte die erste überdeckt

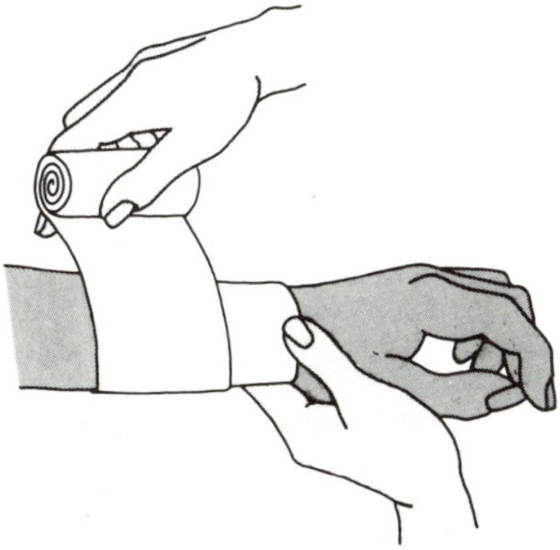

Abb. 38: Spiralgang

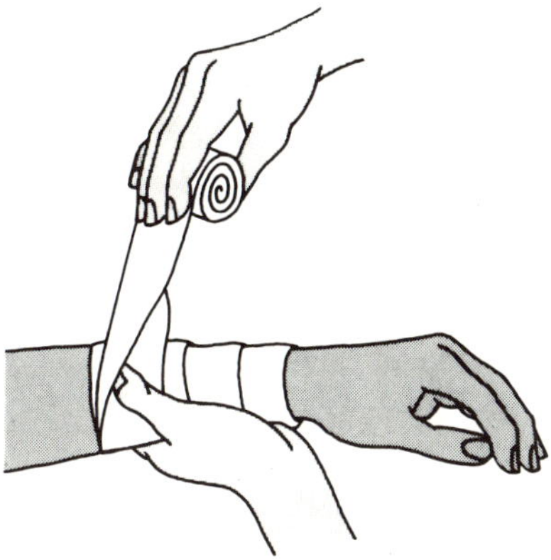

Abb. 39: Umschlaggang

d) Umschlaggang
   - hauptsächlich angewendet an sich verdikkenden Gliedmaßen (z. B. Unterarm), da ein Spiralgang nicht genügend fest anliegen würde.

e) Achtergang
   - wird am Ellenbogen- oder Kniegelenk angewendet
   - Gelenk in Beugestellung
   - Beginn an Gelenkmitte auf der Wundauflage

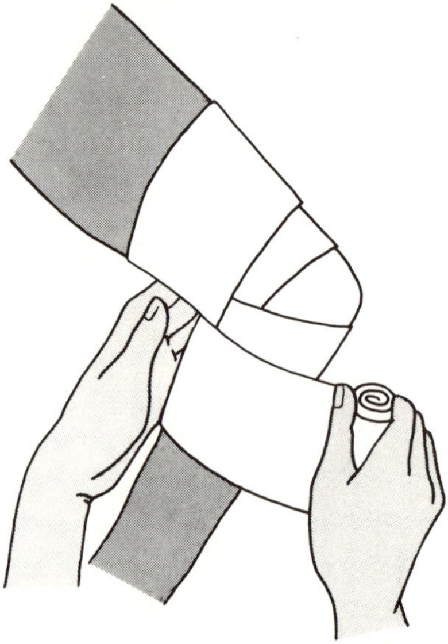

Abb. 40: Achtergang

- Achtergänge vom Gelenk aus nach oben und unten
- Bindengänge kreuzen sich immer auf der Gelenkinnenseite, Beugeseite

Im folgenden werden einige Verbände zum Üben vorgestellt.

Allen diesen Bindenverbänden geht eine Wundbehandlung voraus, deshalb denken Sie an die Wundauflage! Lassen Sie den zu Verbindenden sich setzen und möglichst mithelfen!

Fingerverband

Fingerverband (in gleicher Weise Zehenverband)
Haltegang am Handgelenk, über den Handrücken Binde zu den Fingern führen, mit Spiralgang zur Fingerspitze, dort Haube bilden, mit Spiralgängen zurück zum Fingerursprung, über den Handrükken zurück zum Handgelenk, Abschluß am Handgelenk.

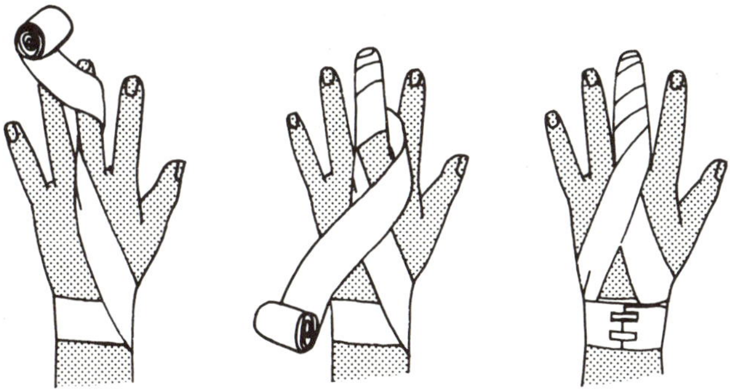

Abb. 41: Fingerverband

Handverband

Handverband (in gleicher Weise Fußverband)
Haltegang am Handgelenk, über den Handrücken bis zu den Fingern, einmaliger Kreisgang, über den Handrücken wieder zurück zum Handgelenk, nächste Lage etwas versetzt auf die erste, aber ohne den Kreisgang, Abschluß am Handgelenk.

Ellenbogenverband

Ellenbogenverband (in gleicher Weise Knieverband)
Haltegang auf der Wundauflage am Gelenk, dann Achtergänge vom Gelenk mit jeder Lage weiter nach außen. Abschluß am Oberarm. (Zum Ellenbogenverband siehe Abbildung 39)

Schulterverband

Schulterverband
Haltegang an der verletzten Seite hoch am Oberarm, über den Brustkorb, unter der gegenüberlie-

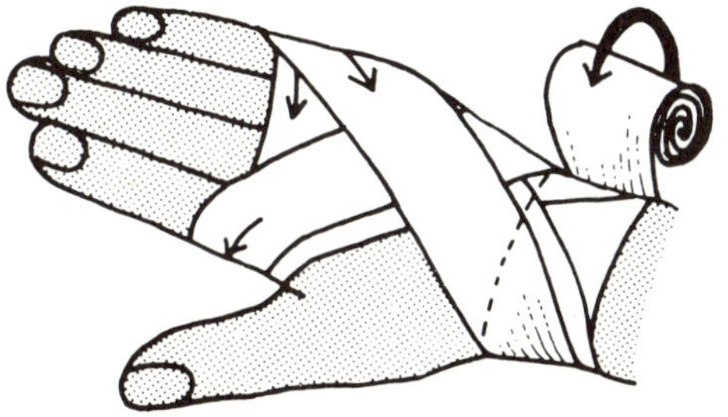

Abb. 42: Handverband

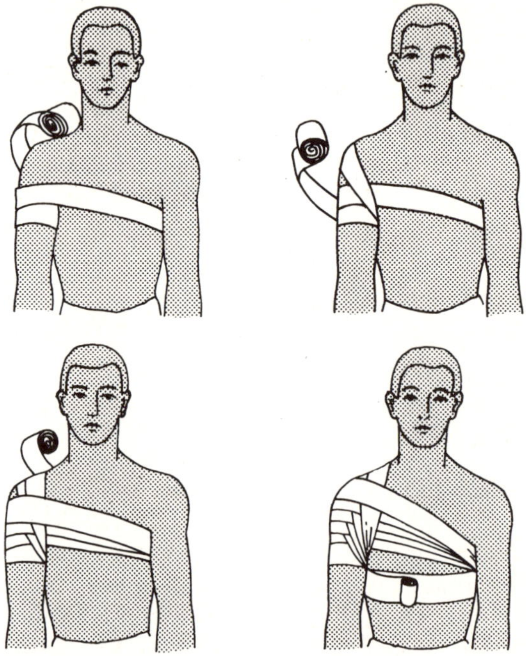

Abb. 43: Schulterverband

genden Achselhöhle hindurch, über den Rücken zur Schulter, über die Schulter nach vorne, unter der Achselhöhle durch, um den Oberarm, über den Brustkorb; an der verletzten Schulter jede Lage etwas versetzt halswärts anbringen, bis die Schulter ausreichend bedeckt ist. Abschluß mit Kreisgang am Oberarm.

Kopfverband

Kopfverband
Haltegang über die Stirn, weiter über den Nacken und Hals, unter dem Kinn durch, an der Schläfe vorbei, Ohren stets frei lassen! Über den Scheitel zum Hinterkopf, zur anderen Halsseite, unter dem Kinn durch zur zweiten Schläfe, über den Scheitel zum Hinterkopf, wieder zur ersten Halsseite usw. Kein Kreisgang um den Hals oder das Kinn, da sonst die Gefahr einer Strangulation besteht!

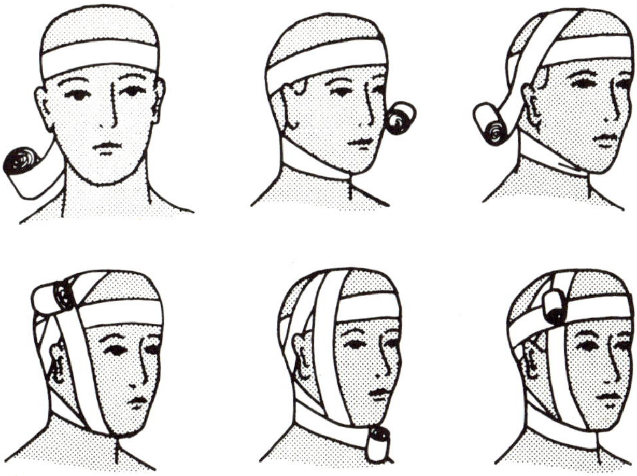

Abb. 44: Kopfverband

Schlauchverbände

Schlauchverbände

Schlauchverbände sind schneller anzulegen als Mullbindenverbände, auch sind sie in der Handhabung etwas einfacher. Ein weiterer Vorteil ist, daß der richtige Sitz der Wundauflage gut zu korrigieren ist.

Der übliche Schlauchverband besteht aus Mullgewebe. Es gibt ihn in den Größen 1R bis 8R.
Dir gebräuchlichsten Größen sind:

▷ 1R für Finger oder Zehen
▷ 2R/3R für Hand oder Fuß
▷ 3R/4R für Achselhöhle, Schulter
▷ 4R/5R für den Kopf

Wichtig •

Der Schlauchverband muß in der entsprechenden Größe ausgewählt und in der richtigen Länge zugeschnitten werden!
Es ist ratsam, immer etwas mehr zuzuschneiden als angegeben ist!

Bei den folgenden Beispielen wird am Anfang in Klammern die Größe sowie die Länge des Verbandes erwähnt:

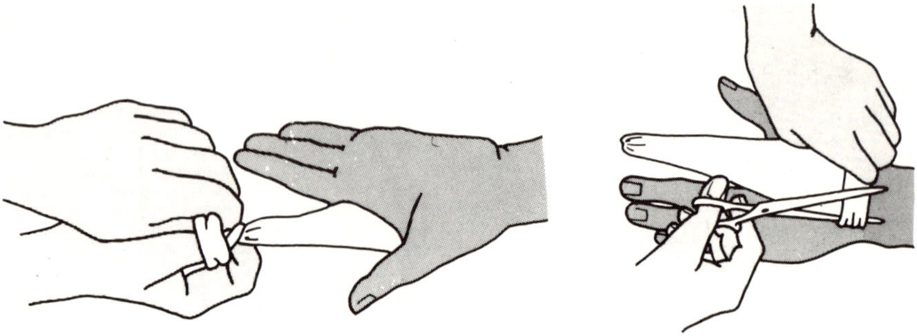

Abb. 45: Fingerverband

Fingerverband

Fingerverband (1R, fünffache Fingerlänge)
Bis auf eine Fingerlänge raffen, dieses über den Finger führen, gerafften Teil zweimal vor der Fingerkuppe drehen, gerafften Teil etwas dehnen und zum Fingeransatz führen, auf der Innenhandseite

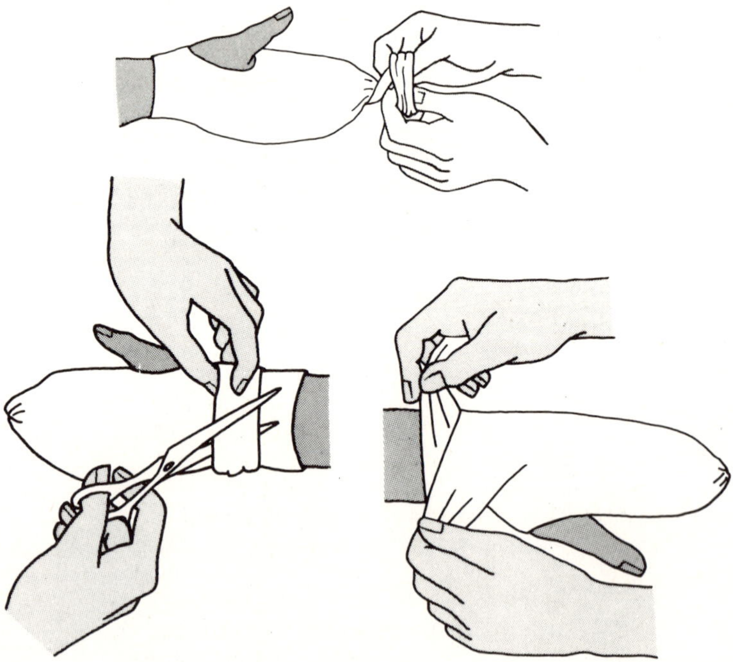

Abb. 46: Handverband

den Wulst einschneiden und über den Handrücken bis zum Handgelenk führen, diesen weitergeführten Wulst durchschneiden und die beiden Enden um das Handgelenk ziehen und verknoten.

Handverband

Handverband (2R/3R, vierfache Handlänge)
Schlauch über die Hand zum Handgelenk ziehen, Rest des Schlauches raffen und zweimal drehen, gerafften Teil dehnen und über die Hand stülpen, in Höhe des Daumengrundgelenkes in beide Lagen kleines Loch einschneiden, Daumen freilegen, Wulst oberhalb und unterhalb des Handgelenkes einschneiden, Zipfel kreuzen und verknoten.

Fußverband

Fußverband (2R/3R vierfache Fußlänge)
Schlauch über den Fuß bis über den Knöchel ziehen, Rest raffen und unter den Zehen zweimal drehen, gerafften Teil dehnen und unter leichtem

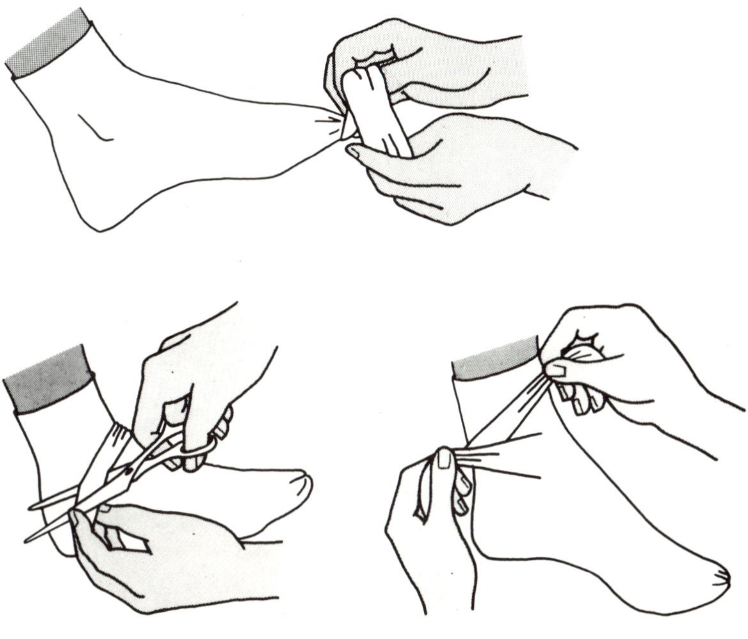

Abb. 47: Fußverband

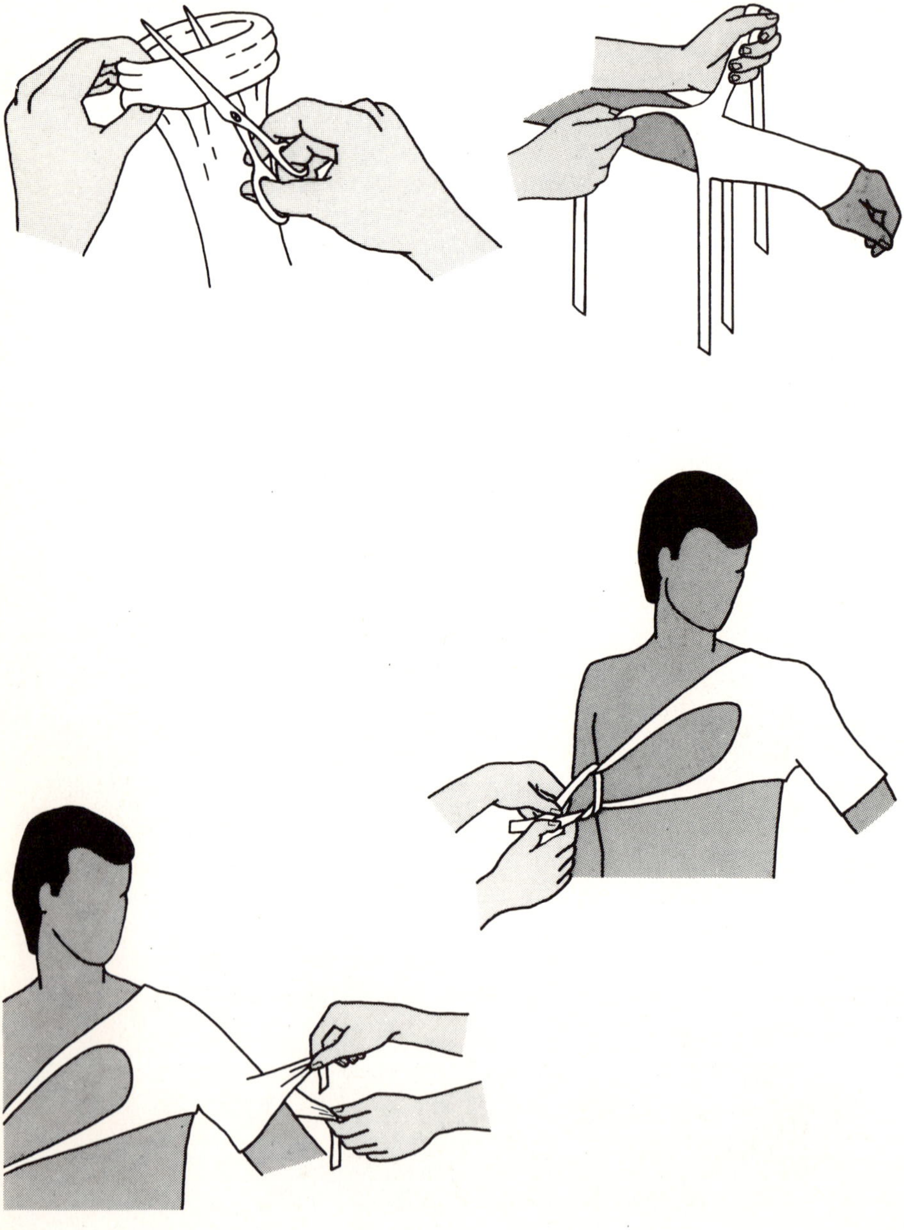

Abb. 48: Achselhöhlenverband

Drehen über den Fuß legen, Rand einschneiden, Zipfel kreuzen und um den Unterschenkel verknoten.

Achselhöhlenverband

Achselhöhlenverband (3R/4R zweifache Schulterbreite)
Schlauch zur Hälfte aufrollen, aufgerollten Teil viermal einschneiden, so daß vier Bänder entstehen, Schlauch über den Arm der verletzten Seite zur Achselhöhle und über die Schulter ziehen (Bänder voraus!), die beiden oberen Bänder unter der gegenüberliegenden Achselhöhle verknoten, die unteren Bänder unter Zug, unter Einbeziehen des ersten Knotens ebenfalls dort verknoten.

Sollte der Schlauchverband im Bereich des Oberarms zu locker sein, kann er dort eingeschnitten und die Zipfel um den Oberarm verknotet werden.

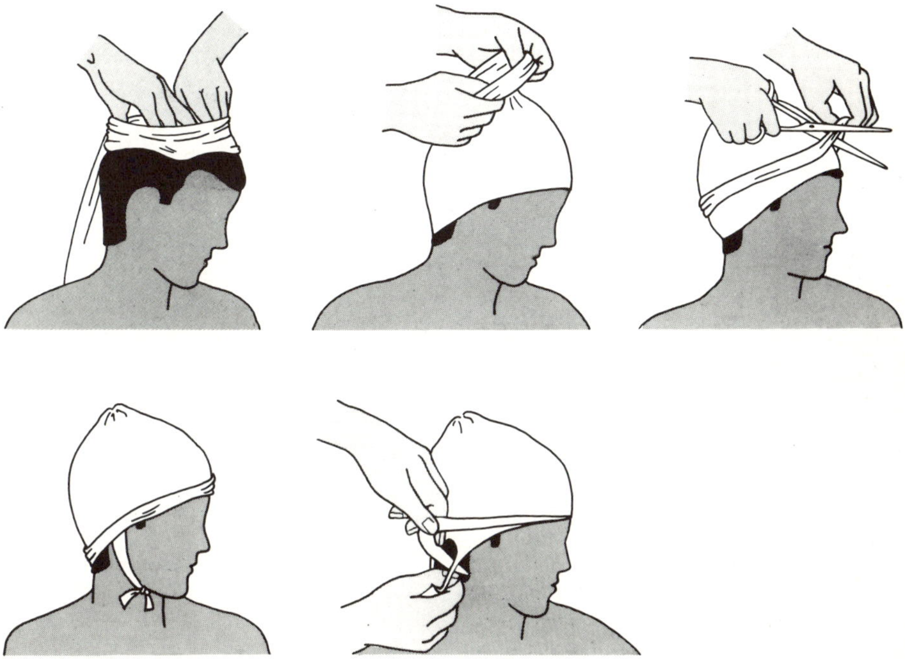

Abb. 49: Kopfverband

Kopfverband

Kopfverband (4R/5R, zweifacher Kopfumfang) Etwa ein Drittel des Schlauches raffen und bis zur Stirn über den Kopf führen, Rest raffen, dehnen und zweimal drehen, vorn am Kopf beginnend über die erste Lage stülpen, obere Lage in Stirnmitte einschneiden, in Höhe der Ohrläppchen in die erste Lage kleine Löcher schneiden und die obere Lage durchziehen und seitlich am Hals verknoten, zum Abschluß untere Lage nach oben umschlagen.

Wiederholungsfragen ●

① Welchen Sinn hat eine Wundbehandlung?
② Bei Vorliegen mehrerer Wunden werden zuerst welche versorgt?
③ Was bedeutet septische Wunde?
④ Was ist bezüglich des Materials zu beachten, wenn sie eine Wundversorgung im Zimmer eines Patienten durchführen?
⑤ Welchen Vorteil haben Schlauchverbände gegenüber Mullverbänden?
⑥ Was beachten Sie beim Zuschneiden eines Schlauchverbandes?

Injektionen

Zur Zeit besteht große Unsicherheit bei Altenpflegern und Altenpflegerinnen über die rechtliche Kompetenz zur Durchführung von Injektionen. Die Rechtslage hierzu ist, daß Injektionen vom Altenpflegepersonal nur unter bestimmten Voraussetzungen durchgeführt werden dürfen.

Voraussetzungen

Im folgenden werden wir diese Voraussetzungen kurz erläutern, ansonsten kann dies ausführlicher im Rechtskundebuch dieser Reihe nachgelesen werden.

Wenn eine Altenpflegerin eine Injektion am Patienten vornimmt, müssen folgende Voraussetzungen erfüllt sein:

1. die Einwilligung des Patienten, daß die Injektion von der Altenpflegerin durchgeführt wird, muß vorliegen. In der Regel kann man von einer

Einwilligung ausgehen, wenn der Patient nicht zu erkennen gibt, daß er die Maßnahme vom Arzt durchgeführt sehen will.
Eine Verabreichung einer Injektion gegen den Willen des Patienten ist Körperverletzung!

2. die Maßnahme muß vom Arzt verordnet sein; die Formulierung „bei Bedarf" genügt in der Regel nicht! Es ist erforderlich, daß die Verordnung des Arztes schriftlich dokumentiert ist.

3. die Art des Eingriffs darf das persönliche Handeln des Arztes nicht erfordern. Dies wäre in schwierigen Fällen oder bei der Gabe stark wirksamer Medikamente notwendig.

4. die Altenpflegerin muß zur Durchführung der Maßnahme befähigt sein. Das bedeutet:
   a) das Verabreichen von Injektionen muß Bestandteil der theoretischen und praktischen Ausbildung gewesen sein. Es müssen die nötigen Fachkenntnisse und die Fertigkeit hierfür erlangt worden sein. (Leider ist dies in vielen Ausbildungsstellen noch nicht der Fall).
   b) der Arzt muß sich davon überzeugen, daß die Altenpflegerin alle theoretischen und praktischen Aspekte einer Injektion beherrscht. Dies muß vom Arzt von Zeit zu Zeit kontrolliert werden!

5. die Altenpflegerin muß zur Durchführung der Injektion bereit sein. I. m. Injektionen können abgelehnt werden, auch wenn die Voraussetzungen erfüllt sind. Sie muß sich weigern, diese Maßnahme durchzuführen, wenn die Voraussetzungen erfüllt sind, ansonsten haftet sie selbst!

Aus einer Weigerung diesbezüglich, oder wenn sich die Altenpflegerin dies nicht zutraut, dürfen ihr keine arbeitsrechtlichen Nachteile entstehen!

Das Verabreichen einer s. c. oder i. m. Injektion ist keine besondere Kunst, die nicht erlernbar wäre. Weshalb sollte eine qualifizierte Altenpflegerin nicht nach entsprechender Ausbildung und Anleitung diese pflegerische Maßnahme übernehmen können?

Wichtig •

I. v. Injektion oder die Punktion von Venen sind Aufgabe des Arztes!

Injektionstechnik

Wird ein Arzneimittel injiziert, hat dies folgende Vorteile:

- ▷ der Verdauungstrakt wird umgangen, damit der Abbau oder Umbau von Stoffen verhindert wird
- ▷ eine bessere Resorption ist möglich
- ▷ die Wirkung eines Medikamentes läßt sich gezielter beeinflussen
- ▷ es kann eine Depotwirkung erzielt werden, so daß ein Medikament nach Bedarf allmählich vom Körper abgebaut werden kann.

Injektionen dürfen nur auf ärztliche Anordnung verabreicht werden. Diese beinhaltet folgende Punkte: (Fünferregel!)

- ▷ welcher Patient?
- ▷ welches Medikament?
- ▷ welche Dosierung?
- ▷ welche Verabreichungsart?
- ▷ welcher Zeitpunkt?

Somit ist in der ärztlichen Anordnung genau festgelegt, in welcher Art und Weise die Altenpflegerin vorzugehen hat.

Meist handelt es sich bei der Verabreichungsart um subcutane (s. c. z. B. Insulin) oder intramuskuläre (i. m. z. B. Schmerzmittel) Injektionen.

Die intracutane i. c. wird in der Altenpflege selten angewendet.

Injektionsspritzen

Heute werden überwiegend Injektionsspritzen aus Einwegmaterial nach internationaler Anpassung mit Luer Ansatz (Konus) eingesetzt; zweiteilige Einmalspritzen, bestehend aus Kolben und Spritzenzylinder von 2 ml bis 20 ml, oder Insulinspritzen mit einer Skalierung in Insulineinheiten I. E. meist bis 50 I. E.

Stehen keine Insulinspritzen zur Verfügung, kann auch eine 2 ml Spritze benutzt werden. Dazu müssen die ml in I. E. umgerecht werden!

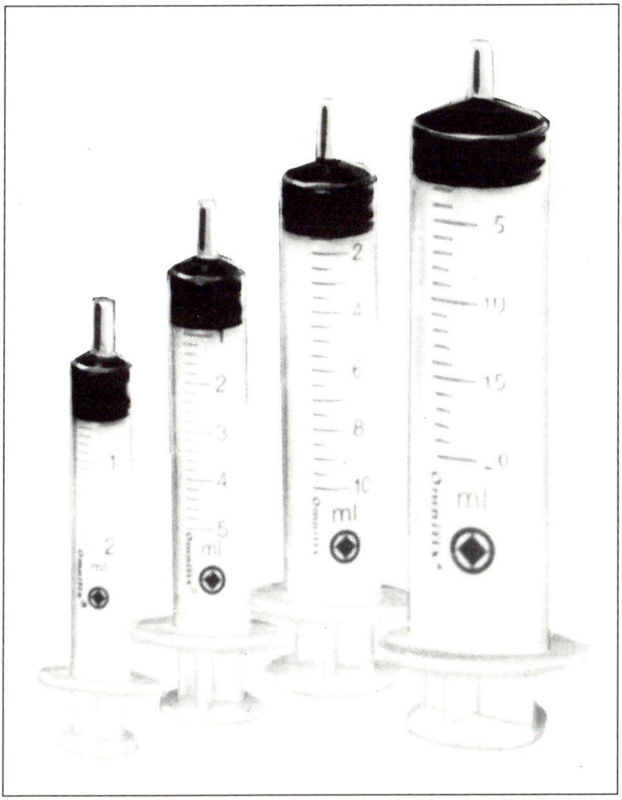

Abb. 50: Einmalspritzen

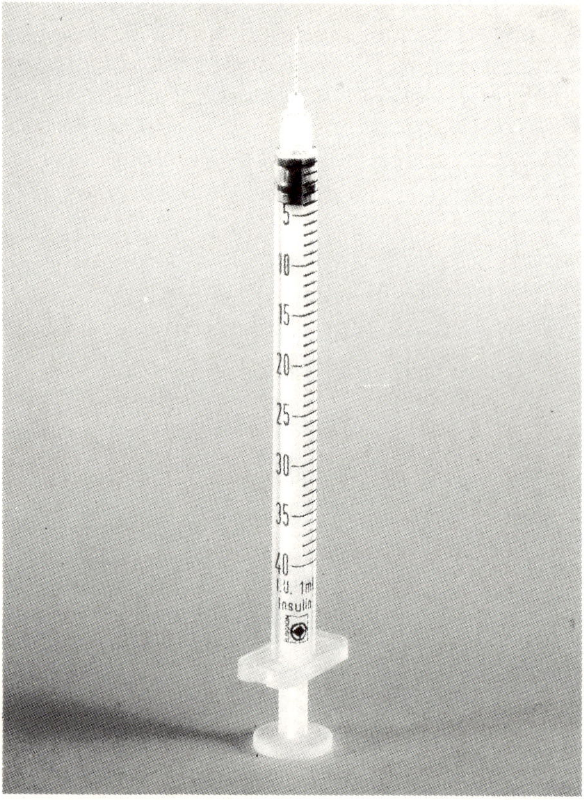

Abb. 51: Insulinspritze

Dies geschieht nach folgender Formel:
0,1 ml = 4 I. E.

Ein kleiner Teilstrich der 2 ml Skala entspricht also 4 Insulineinheiten.

Dazu ein Beispiel: Ein älterer Herr soll morgens etwa eine halbe Stunde vor dem Frühstück 32 I. E. Depot Insulin CR, s. c. bekommen. Hierfür müßten Sie dann 0,8 ml Insulin entsprechend aufziehen.

Injektionskanülen

Injektionskanülen sind Hohlnadeln, die in das Gewebe eindringen und durch die die Injektionslösung ins Gewebe abgegeben wird. Sie werden heute ebenfalls mit Luer Ansatz, zum Spritzenkonus passend, meist mit farbigem Plastikansatz verwendet. Die Auswahl der Kanüle ist abhängig von:

- ▷ der Injektionsart
- ▷ der körperlichen Verfassung (Konstitution) des Patienten
- ▷ der Zusammensetzung der Injektionslösung.

Gebräuchlichste Größen der Kanülen sind folgende:

für s. c. und i. c.:	Nr. 18 oder Nr. 20
für i. m.:	Nr. 1 oder Nr. 2 bei älteren abgemagerten Patienten auch Nr. 12

Injektionslösungen

Injektionslösungen können bis zu 20 ml, z. B. Dextrose-Ampullen, beinhalten. Bei größeren Mengen spricht man von Infusionen. Im folgenden werden verschiedene Aufbewahrungsarten von Injektionsstoffen aufgezählt:

▷ Spritzampullen (= Fertigspritze)

Zur Verabreichung mancher Medikamente wie z. B. Penicillin werden auch Fertigspritzen eingesetzt. Diese enthalten bereits die fertige Injektionslösung und sind nach beiliegender Beschreibung einsatzbereit zu machen.

▷ Glasampullen (werden am häufigsten verwendet)

Nach desinfizieren des Ampullenhalses werden sie dort an der engsten Stelle mit einer Ampullensäge angesägt und mittels eines Tupfers, zum Schutz vor Schnittverletzungen, aufgebrochen.

Ist die Ampulle am Hals mit einem farbigen Ring gekennzeichnet, so braucht sie nicht angesägt zu werden, bevor sie aufgebrochen wird.

▷ Stechampullen
Sie sind mit einem Gummipfropfen verschlossen. Vor dem Einstechen der Aufziehkanüle ist dieser jedesmal zu desinfizieren! Auch sollte das Datum der ersten Entnahme auf der Ampulle vermerkt sein.

Vor der Entnahme soviel Luft in die Spritze aufziehen, wie anschließend Lösung zu entnehmen ist. Luft in die Ampulle drücken, Ampulle mit dem Verschluß nach unten halten und Lösung aufziehen.

▷ Trockenampullen
Zuerst das Lösungsmittel in die Spritze aufziehen und dann in die Trockensubstanz applizieren. Die Lösung durch Kippen der Ampulle unterstützen. Wenn die Substanz restlos aufgelöst ist, Lösung aufziehen.

Vorbereitung einer Injektion

Bei der Vorbereitung und der Durchführung einer Injektion muß die Sterilität gewährleistet sein!

▶ Kontrolle des Medikamentes (Fünferregel!)

▶ Spritzentablett zusammenstellen

▷ Hautdesinfektionsmittel, möglichst mit mechanischem Sprühkopf (Umweltschutz)
▷ Einmaltupfer oder Fertigtupfer mit Desinfektionslösung

▷ Einmalspritze in passender Größe
▷ 2 Kanülen in entsprechender Größe, Aufzieh- und Injektionskanüle!
▷ Ampullensäge und Einmaltupfer
▷ Injektionslösung

▶ zur Vorbereitung einer i. v. Injektion durch den Arzt zusätzlich:
▷ Stauschlauch
▷ Heftpflaster

Aufziehen der Injektionslösung

Beim Aufziehen einer Injektionslösung werden folgende Arbeitsschritte durchgeführt:

- ▷ Hände desinfizieren
- ▷ Ampullenhals desinfizieren, aufsägen oder aufbrechen, bei Stechampulle den Gummipfropfen desinfizieren
- ▷ Spritze aus der zuvor geöffneten Verpackung nehmen, nicht durchbrechen
- ▷ Aufziehkanüle aus der geöffneten Verpackung nehmen
- ▷ Aufziehkanüle fest auf die Spritze aufsetzen
- ▷ Injektionslösung aufziehen
- ▷ Aufziehkanüle abnehmen und Injektionskanüle fest aufsetzen
- ▷ Aufziehkanüle fachgerecht entsorgen
- ▷ Luft aus der Spritze und der Kanüle entfernen. Dazu die Spritze mit der Kanüle nach oben, senkrecht, halten und den Stempel langsam nach oben drücken bis die Spritze luftleer ist und sich oben an der Kanülenspitze ein Flüssigkeitstropfen zeigt.

Wichtig ●

Das Aufziehen von zwei Medikamenten in eine Spritze, ist nur auf ausdrückliche Anordnung des Arztes erlaubt!

Wegen der Gefahr der Hämatonbildung und/oder Blutung keine i. m. Injektionen bei:

- ▷ Gerinnungsstörungen
- ▷ Patienten, die blutgerinnungshemmende Mittel einnehmen

Wegen ungenügender oder verzögerter Resorption keine i. m. Injektion bei:

- ▷ Patienten im Schock
- ▷ Patienten mit nicht-stabilen Kreislaufverhältnissen

Kontraindizierte Körperstellen zur i. m. Injektion:

- ▷ Ödeme
- ▷ Entzündungen
- ▷ Narben
- ▷ feuchtes Gewebe
- ▷ Exantheme

Vorbereiten des Patienten

Zur Vorbereitung des Patienten ist folgendes zu tun:

- ▷ Als erstes muß der Patient eingehend über die Maßnahme informiert werden. Am besten sollte dies der behandelnde Arzt selber übernehmen.
- ▷ Sinnvolle Lagerung des Patienten vornehmen, so daß die Einstichstelle gut zugänglich ist. Bei einer s. c. Injektion sollten ältere Patienten sitzen, bei i. m. Injektion liegen! Bettlägerige Patienten sind entsprechend zu lagern.

Intracutane und subcutane Injektion

Die intracutane Injektion wird meist vom Arzt selber durchgeführt und soll hier nicht erläutert werden.

Bei der subcutanen Injektion wird die Injektionslösung unter die Haut in das darunterliegende Unterhautzellgewebe eingespritzt – meist mit Kanülen der Größe 18 oder 20.

Häufigste Applikationsorte (Applikation = Verabreichung) sind:

- ▷ äußeres Drittel der Oberschenkelseite
- ▷ obere Mitte des Oberarmes auf der Streckseite
- ▷ unterhalb des Nabels, die Bauchdecke

Bei täglichen Injektionen z. B. bei Insulin, soll zwischen diesen Applikationsorten jeweils gewechselt werden!

Durchführung der subcutanen Injektion

Die Durchführung der subcutanen Injektion beinhaltet folgende Arbeitsschritte:

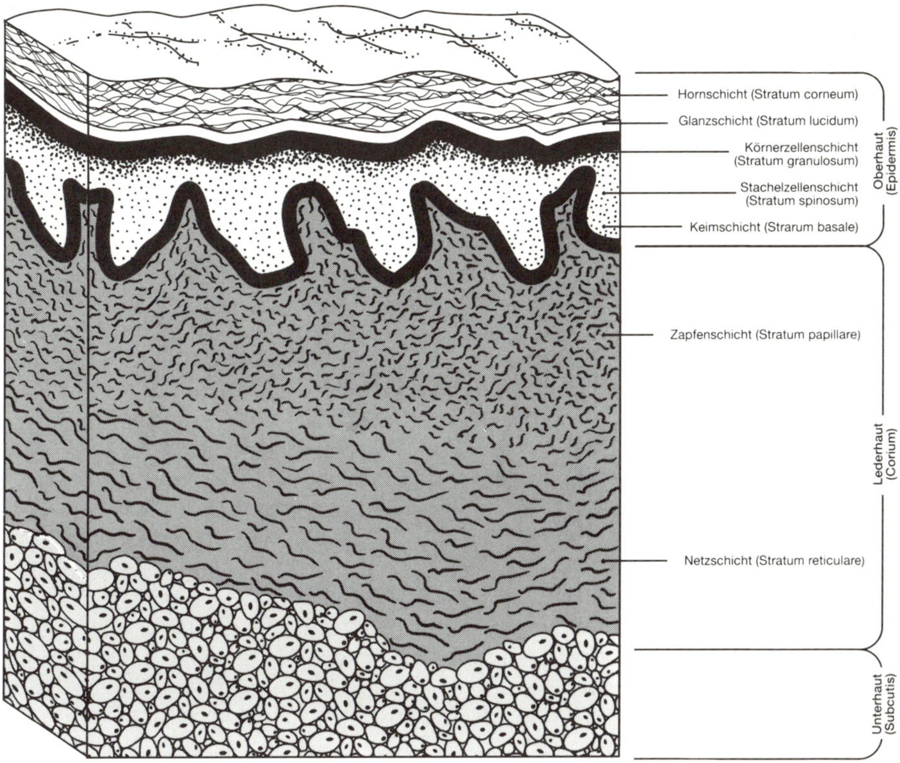

Abb. 52: Querschnitt durch die Haut

▷ Vorbereiten des Patienten und der Spritze wie beschrieben
▷ Einstichstelle desinfizieren, entweder mit Hautdesinfektionsmittel besprühen oder mit Alkoholtupfer abwischen

▷ Hautfalte abheben
▷ Spritze mit Spitze kopfwärts, schräg in einem Winkel von ca. 45 Grad zur Hautoberfläche einstechen
▷ Kanüle bis etwa zur Hälfte einführen

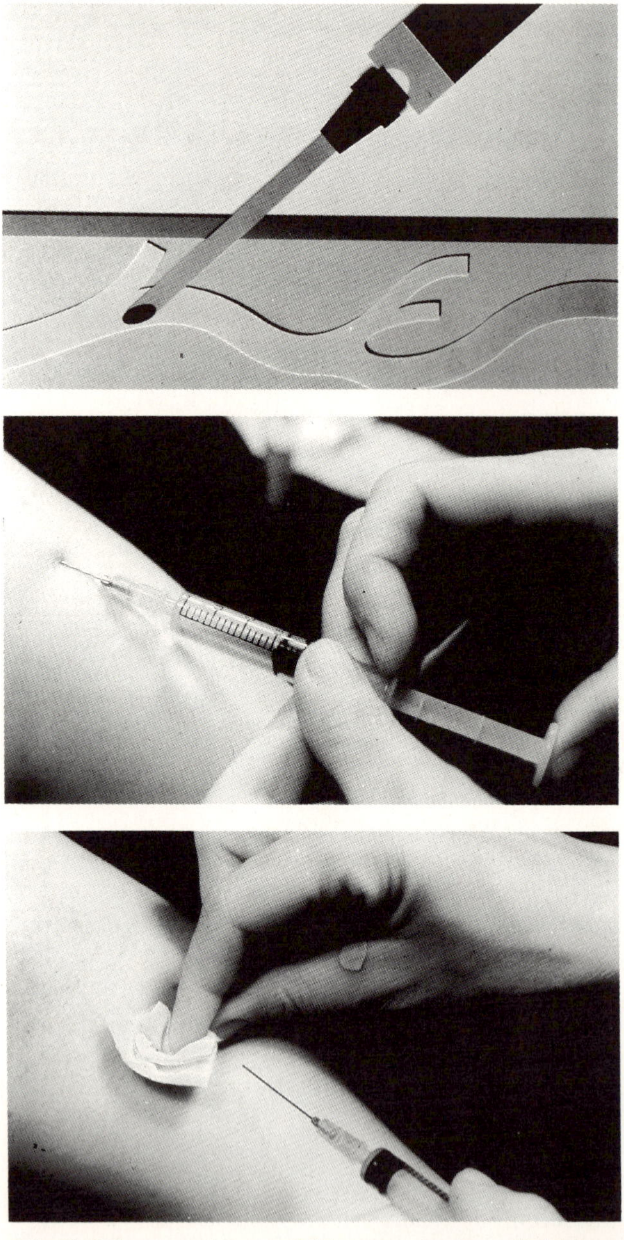

Abb. 53: Schema und Szenenbilder zur subcutanen Injektion

- ▷ um zu kontrollieren, daß die Kanüle nicht in einem Blutgefäß steckt, wird der Kolben der Spritze leicht zurückgezogen (aspiriert). Kommt nun tatsächlich Blut, ist die Kanüle etwas zurückzuziehen und vorsichtig in benachbartes Gebiet vorzuschieben
- ▷ Verabreichung des Medikamentes
- ▷ Tupfer auf die Einstichstelle legen
- ▷ Spritze am Kanülenansatz anfassen und rasch herausziehen
- ▷ Tupfer noch kurz aufdrücken
- ▷ Schutzkappe auf die Kanüle setzen
- ▷ Kanüle in der Schutzkappe an den Kolben anlegen und in die Spritze drücken. Oder gebrauchte Kanülen in Sonderbehälter sammeln und fachgerecht entsorgen
- ▷ Patienten nach der Injektion beobachten und sich nach seinem Befinden erkundigen.

Für Diabetiker, die häufig Insulin s. c. injizieren müssen, sind sogenannte Pens (Füller) auf dem Markt, deren Handhabung einfacher und deren Dosierung exakter sein soll. Der Umgang mit diesen Geräten ist der jeweiligen Produktinformation zu entnehmen.

Intramuskuläre Injektion

Intramuskuläre Injektion bedeutet, daß die Injektionslösung in den Muskel eingespritzt wird. Das Medikament muß tief genug deponiert werden; meist wird mit Kanülen Nr. 1 oder Nr. 2 vorgegangen.

Die sicherste Methode einer i. m. Injektion ist die ventroglutäale Injektion. Deshalb soll hier nur dieser dazugehörige Applikationsort erwähnt werden.

Ertasten der Injektionsstelle

Beim Ertasten des Applikationsortes zur ventroglutäalen Injektion wird folgendermaßen vorgegangen:

- ▷ Patient liegt flach in Seitenlage, das Knie leicht angezogen
- ▷ der Zeigefinger tastet den Darmbeinstachel (Spina)
- ▷ der Mittelfinger den Darmbeinkamm (Eminentia)
- ▷ nun verbleibt der Zeigefinger auf dem Darmbeinstachel, die Hand wird ca. 1–2 cm nach unten gedreht, so daß der Handballen auf dem Schenkelhals (Trochanter) liegt

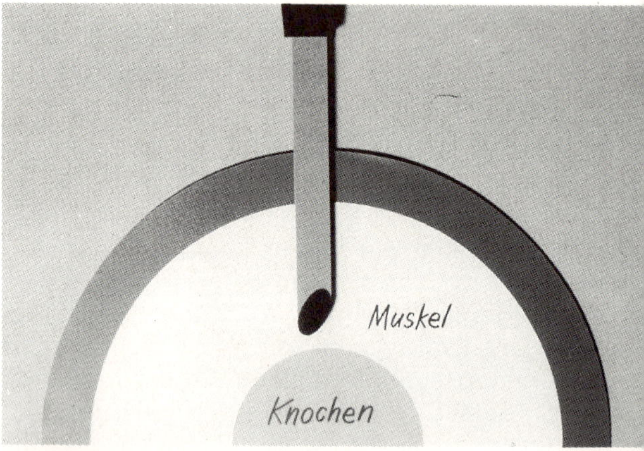

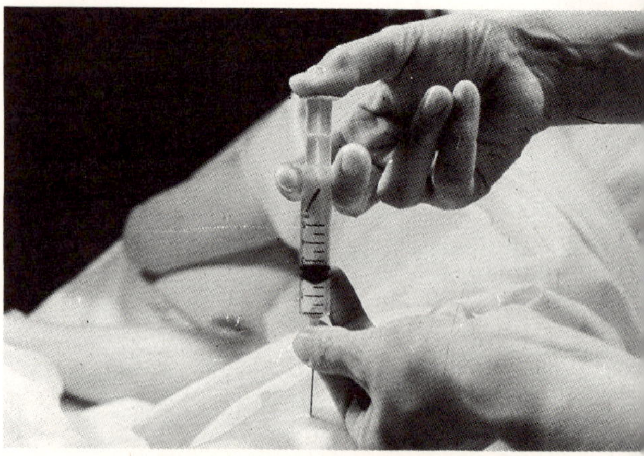

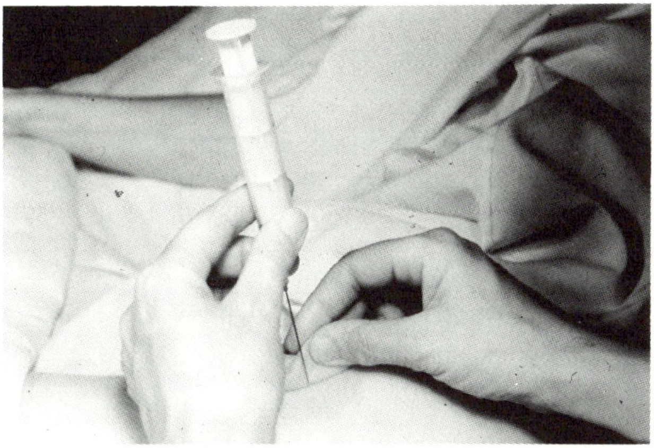

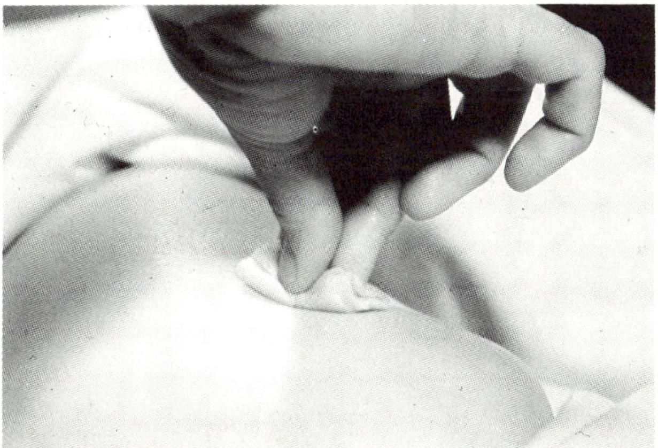

Abb. 54: Schema und Szenenbilder zur intramuskulären Injektion

▷ die Grundglieder der gespreizten Finger umfassen jetzt die Einstichstelle.

Durchführung der intramuskulären Injektion

Bei der Durchführung der intramuskulären Injektion werden folgende Arbeitsschritte gemacht:

▷ nach Ertasten der Einstichstelle wird diese desinfiziert

- ▷ Haut spannen und Kanüle senkrecht, 90 Grad, zur Hautoberfläche einstechen
- ▷ die Kanüle nicht ganz, etwa ⅔ einstechen
- ▷ Aspirationsversuch wie bei s. c. durchführen. Wenn viel Blut aspiriert wird, neue Spritze mit frischem Medikament aufziehen
- ▷ Medikament injizieren, nicht mehr als 10 ml auf einmal! Ölige Lösungen oder Depotsubstanzen müssen langsam verabreicht werden
- ▷ Tupfer an die Einstichstelle legen
- ▷ Spritze am Kanülenansatz fassen und schnell herausziehen
- ▷ Einstichstelle sofort mit dem Tupfer abdecken und leicht rotierende Bewegungen durchführen, damit die Injektionslösung besser verteilt wird
- ▷ mit kleinem Heftpflaster die Einstichstelle abdecken
- ▷ Spritze und Kanüle sachgerecht entsorgen
- ▷ Patient beobachten, sich nach seinem Befinden erkundigen.

Mögliche Komplikationen

Folgende Komplikationen können bei Injektionen auftreten:

- ▷ Hämatombildung, wenn ein Blutgefäß angestochen oder gar durchstochen wird
- ▷ Sofortlähmung oder eine langsam eintretende Lähmung begleitet von starkem Schmerz, wenn ein Nerv angestochen wurde
- ▷ Spritzenabszeß, wenn die Einstichstelle infiziert wurde
- ▷ Gewebsnekrose, wenn das injizierte Medikament nicht vertragen wird
- ▷ Abbrechen einer Injektionskanüle. Wenn sie nicht mehr gefaßt werden kann, wandert ist ins Gewebe! Sofortmaßnahme: Patienten ruhig stellen (liegen lassen), Notarzt verständigen, Einweisung in die Chirurgie.

Die i. m. Injektion birgt also eine Reihe von Gefahren oder Komplikationen, deshalb ist eine absolut korrekte Vorgehensweise unerläßlich!

Es sei auch nochmals an die Erfüllung der Voraussetzungen erinnert!

Wiederholungsfragen ●

① Welche Voraussetzungen müssen erfüllt sein, bevor Sie als qualifizierte Altenpflegerin eine i. m. Injektion durchführen?
② Was besagt die 5er Regel?
③ Dürfen Sie eine Vene punktieren?
④ Sie sollen einer Patientin morgens 28 I. E. Depot Insulin CS und abends 20 I. E. des gleichen Insulins c. c. verabreichen. Ihnen stehen nur übliche sterile 2 ml Einmalspritzen zur Verfügung. Wieviel ml müssen Sie jeweils aufziehen?
⑤ Woran sollten Sie beim Aufbrechen einer Glasampulle denken?
⑥ Bevor Sie aus einer Stechampulle etwas Substanz entnehmen, sollten Sie vorher was tun?
⑦ Welches Material gehört auf das Spritzentablett bei einer s. c. Injektion?
⑧ Dürfen Sie ohne weiteres zwei Medikamente zusammen aufziehen?
⑨ Zählen Sie verschiedene Applikationsorte für die s. c. Injektion auf!

Übungen ●

① Üben Sie das Ertasten der Injektionsstelle für eine ventroglutäale Injektion!
② Üben Sie das Einstechen der Kanüle an einem Spritzenkissen aus Zellstoff!

Infusionen

Fast nur im stationären Altenpflegebereich werden Infusionen als therapeutische Maßnahmen eingesetzt. Sie dienen dann als:

▷ Flüssigkeitszufuhr
▷ korrigierende Elektrolytlösung
▷ Trägersubstanz von Medikamenten
▷ Nähr- und Energielösung.

Das Anlegen einer Infusion erfolgt nur auf ausdrückliche Anordnung eines Arztes! Diese Anordnung muß enthalten:

▷ welcher Patient
▷ welche Lösung
▷ welche Infusionsgeschwindigkeit, welche Menge und welche Dauer der Infusion
▷ welches Personal (Überwachung und Wechsel).

Wichtig •

Eine i. v. Infusion ist grundsätzlich vom Arzt selber anzulegen! In einzelnen Fällen werden bei älteren Patienten zur langsamen Flüssigkeitszufuhr Infusionen auch s. c. angehängt. Hierzu sind unseres Erachtens qualifizierte Altenpflegerinnen berechtigt.

Infusionsbehälter

In den meisten Situationen haben die Altenpflegerinnen folgende Aufgaben bezüglich einer Infusion zu übernehmen:

▷ Vorbereiten der Infusion
▷ Vorbereiten des Patienten
▷ Mithilfe beim Anlegen der Infusion
▷ Überwachung und Kontrolle der Infusion
▷ Wechsel oder Abnahme der Infusion.

Die Infusionslösungen werden steril aufbewahrt in Glasflaschen, Plastikflaschen oder Plastikbeuteln meist in einer Menge von 500 ml oder 1000 ml. Ihnen dient als Verschluß ein Gummipfropfen, der meist in einen Metallring eingefaßt und mit einem Metallplättchen abgedeckt ist. Die Lösungen sind stets vor dem Einsatz auf Trübungen oder Ausflokkungen zu beobachten! Dies würden bedeuten, daß eine Lösung unbrauchbar geworden ist. Ebenfalls ist immer auf dem Etikett das Verfallsdatum zu beachten!

Infusionsgeräte

Die Infusionsgeräte (auch Infusionsbesteck genannt) sind einzeln steril verpackt und dürfen nur einen Tag lang verwendet werden! Das heißt, sollte

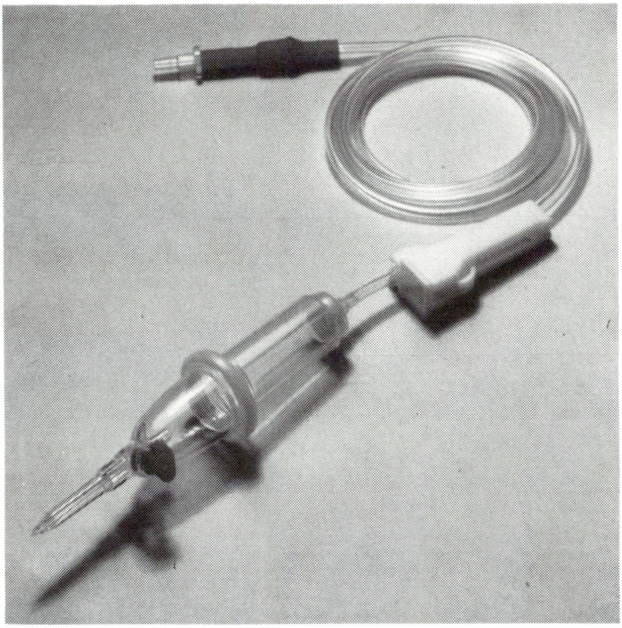

Abb. 55: Infusionsgerät

eine Infusionsbehandlung länger als 24 Stunden angesetzt sein, so muß alle 24 Stunden, am besten bei Behälterwechsel auch das Infusionsgerät gewechselt werden.

Meist werden als Infusionskanülen Braunülen verwendet. Dies sind Verweilkanülen aus Kunststoff mit einem festen Metalldrain, der nach der Venenpunktion wieder herausgezogen wird. So verbleibt nur die Kunststoffkanüle in der Vene!

Zur s. c. Infusion sind Butterfly-Kanülen besser geeignet, da sie eine kürzere Hohlnadel haben!

Venenkatheter werden in der Altenpflege nicht eingesetzt. Dies bleibt speziell geschultem Klinikpersonal vorbehalten. In solchen Fällen ist unbedingt der Arzt zu Rate zu ziehen.

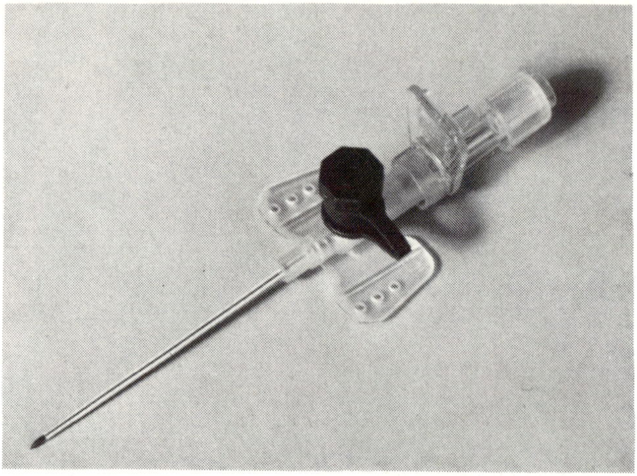

Abb. 56: Braunüle

Vorbereiten einer Infusion

Bei der Vorbereitung und der Durchführung einer Infusion muß stets die Sterilität der Lösung gewahrt bleiben!

▶ Kontrolle der verordneten Infusion (Patient, Lösung, Infusionsgeschwindigkeit, Personal)

▶ Infusionsmaterial bereitstellen:
▷ Infusionsständer
▷ Infusionslösung
▷ mögliche Zusatzmedikamente, auch kontrollieren (5er Regel!)
▷ dazu möglicherweise Einmalkanüle, Einmalspritze, Ampullensäge, Tupfer
▷ Hautdesinfektionsmittel
▷ Venenpunktionskanülen
▷ Staubinde
▷ sterile Kompresse
▷ bei Bedarf Lagerungskissen oder Armschiene
▷ Pflasterstreifen zum fixieren der Verweilkanüle und des Infusionsschlauches
▷ Infusionsprotokoll

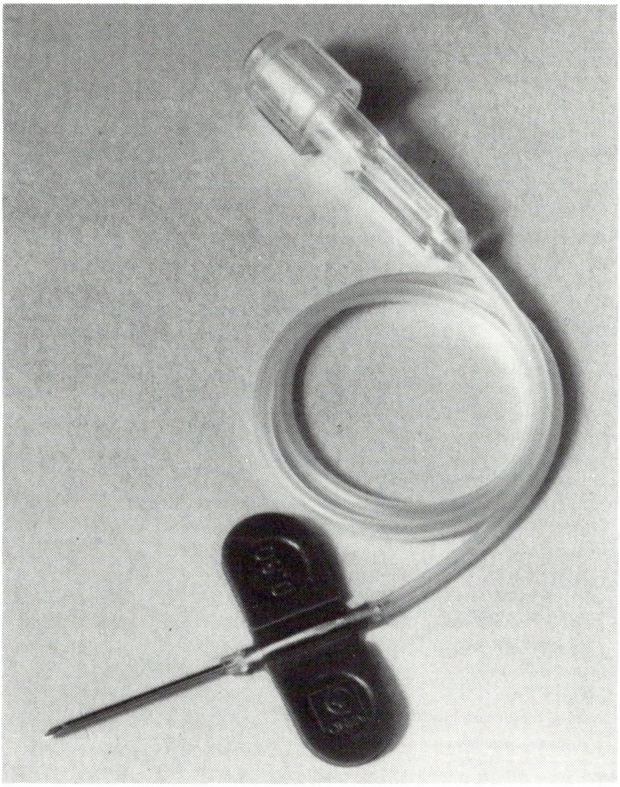

Abb. 57: Butterfly-Kanüle

Im Infusionsprotokoll sind folgende Fakten festzuhalten:

▷ die Verordnung des Arztes
▷ Name, Vorname, Zimmernummer des Patienten
▷ Reihenfolge bei mehreren Infusionslösungen. In diesem Fall sind auch die Infusionsbehälter mit römischen Zahlen I, II, III usw. zu versehen.
▷ Besonderheiten, wenn z. B. ein Medikament zu einer bestimmten Zeit zugesetzt werden soll, sind rot festzuhalten!

- ▷ gegebenenfalls eine Flüssigkeitsbilanz des Patienten über Zufuhr und Ausscheidung erstellen.

Wichtig •

Werden der Infusionslösung noch Medikamente zugesetzt, also in den Infusionsbehälter eingespritzt, so ist besonders auf eine anschließende Trübung oder Ausflockung zu achten! Dies würde bedeuten, daß die Infusionslösung nicht eingesetzt werden darf, da sie lebensbedrohend sein könnte!

Bereitstellen der Infusionslösung

Folgende Arbeitsschritte werden beim Bereitstellen der Infusionslösung durchgeführt:

- ▷ Verschlußpfropfen am Infusionsbehälter desinfizieren
- ▷ Infusionsbesteck auspacken und das System mit der Rollklemme schließen
- ▷ Schutzkappe vom Dorn abnehmen und diesen leicht drehend so weit wie möglich in den Infusionsbehälter einstecken
- ▷ Behälter am Infusionsständer aufhängen
- ▷ durch Druck auf die Tropfkammer den Flüssigkeitsspiegel einstellen
- ▷ Schutzkappe am Konus abnehmen, wobei darauf zu achten ist, daß die Schutzkappe nicht unsteril wird
- ▷ Durchlaufsystem öffnen bis der Infusionsschlauch vollständig gefüllt und luftleer ist
- ▷ Rollklemme schließen und Schutzkappe wieder auf Konus aufsetzen.

Hebe-Senkverfahren

Hat das Infusionsgerät keine Tropfkammer aus Plastik, so kann der Flüssigkeitsspiegel nicht durch Druck eingestellt werden. In diesem Fall muß der Pegel mit dem Hebe-Senkverfahren eingestellt werden (heutzutage immer seltener nötig), wobei folgendermaßen zu verfahren ist:

- ▷ bis zum Einstechen des Dorns in den Infusionsbehälter ist die Vorbereitung gleich
- ▷ Infusionsbehälter jetzt aber nicht aufhängen, sondern in einer Hand, Verschluß nach unten, halten

- ▷ Konus des Infusionsgerätes in die andere Hand nehmen
- ▷ Rollklemme lösen und so das System öffnen
- ▷ Schlauchende mit dem Konus senken bis die Flüssigkeit den Schlauch füllt
- ▷ dann das Schlauchende mit dem Konus heben bis die Flüssigkeit in die Tropfkammer zurückfließt und diese entsprechend gefüllt ist
- ▷ Schutzkappe am Konus abnehmen
- ▷ Rollklemme öffnen und Schlauch luftleer machen
- ▷ Rollklemme schließen
- ▷ Schutzkappe wieder auf den Konus setzen
- ▷ Infusionsbehälter aufhängen.

Vorbereiten des Patienten

Der Patient sollte möglichst vom Arzt selber über den Sinn und Zweck der Maßnahme und über deren Dauer informiert werden. Auch muß das Einverständnis des Patienten vorliegen.

Das Pflegepersonal hat die Aufgabe, den Patienten vor dem Anlegen einer Infusion, anzuregen, den Darm und die Blase zu entleeren. Weiter ist der Patient in möglichst flacher Rückenlage zu lagern. Bei Bewußtlosigkeit in flacher Seitenlage.

Der zu punktierende Arm ist gestreckt mit der Innenseite nach oben zu lagern, dies muß möglicherweise mit Lagerungskissen unterstützt werden. Bei manchen älteren Patienten kann es erforderlich sein, diesen Arm in einer Schiene zu fixieren!

Mithilfe beim Anlegen einer Infusion

Das Anlegen einer i. v. Infusion ist Aufgabe des Arztes selber! Eine qualifizierte Altenpflegerin muß hierbei assistieren können.

- ▷ Zureichen der Staubinde oder selbständiges Stauen der Vene
- ▷ Desinfektion der Einstichstelle
- ▷ öffnen der sterilen Verpackung mit der Verweilkanüle – in der Art, daß der Arzt die Kanülenflügel fassen kann

- ▷ Reichen des Ansatzstückes des Infusionsgerätes nach erfolgter Venenpunktion
- ▷ Stauung der Vene lösen
- ▷ bedecken der Einstichstelle mit der sterilen eingeschnittenen Kompresse
- ▷ fixieren der Kanüle und des Infusionsschlauches mit Pflasterstreifen.

Überwachung und Kontrolle einer Infusion

Eine angelegte Infusion bedarf immer wiederkehrend der Überwachung durch qualifiziertes Personal. Auch erfordert sie gegebenenfalls dessen qualifiziertes Handeln:

- ▷ die verordnete Infusionsgeschwindigkeit (Tropfen/Minute) muß kontrolliert und bei Bedarf korrigiert werden
- ▷ schwillt die Einstichstelle an, so muß die Infusion abgeklemmt und der zuständige Arzt verständigt werden
- ▷ läuft die Infusion nicht mehr, ist das gesamte System nachzusehen und bei Bedarf auch der Arzt zu verständigen
- ▷ äußert der Patient Schmerzen im Arm, reicht es häufig aus, die Lagerung geringfügig zu verändern
- ▷ geht die Infusionslösung zu Ende, ist das System abzuklemmen, solange noch Flüssigkeit im Infusionsbehälter ist. Möglicherweise muß der Behälter anschließend gewechselt werden
- ▷ der Patient muß gut beobachtet werden. Insbesondere: Puls, Blutdruck, Atmung und Ausscheidung.

Wechsel einer Infusion

Beim Wechsel einer Infusion wird zunächst der neue Infusionsbehälter vorbereitet:

- ▷ nochmals Infusionslösung anhand der Verordnung auf Trübung, Ausflockung und Verfallsdatum überprüfen
- ▷ Desinfektion des Verschlusses
- ▷ neuen Behälter aufhängen.

An alten Infusionsbehälter wird, wenn nicht schon geschehen, das System mittels der Rollklemme geschlossen.

Danach wird wie folgt vorgegangen:

▷ anhand des Protokolls überprüfen, ob ein neues Infusionsgerät nötig ist (24 Std.!)
▷ Einstichdorn aus dem ersten Behälter herausziehen und in den neuen Behälter fest einstechen oder neues System einsetzen
▷ System überprüfen, ob es luftleer ist, sonst muß es nochmals luftleer gemacht werden
▷ Konus an die Infusionskanüle ansetzen
▷ Rollklemme öffnen und verordnete Infusionsgeschwindigkeit einstellen
▷ Uhrzeit des Wechsels im Protokoll vermerken.

Abnahme einer Infusion

Zur Abnahme einer Infusion sind folgende Arbeitsschritte nötig:

▷ Infusionssystem schließen
▷ Pflasterstreifen an Kanüle und Schlauch lösen
▷ sterilen Tupfer auf die Einstichstelle drücken
▷ Infusionskanüle herausziehen
▷ mit dem Tupfer auf die angestochene Vene drücken
▷ Pflasterverband anlegen
▷ Uhrzeit der Abnahme im Protokoll vermerken
▷ Material entsorgen

Wiederholungsfragen ●

① Worauf achten Sie, bevor Sie eine Infusionsflasche zum Einsatz bringen?
② Wie lange darf ein Infusionsgerät benutzt werden?
③ Welche Infusionskanülen kennen Sie und wann wird welche Art bevorzugt?
④ Was ist zu beachten, wenn einer Infusionslösung Medikamente zugesetzt werden sollen?

⑤ Wie bereiten Sie einen Patienten für eine Infusion vor?
⑥ Was ist zu tun, wenn der Patient über Schmerzen im Arm, an welchem die Infusion läuft, klagt?

Übungen •

① Üben Sie das Anlegen einer Infusion am Modell!
② Üben Sie das Umstecken einer Infusion!

Sonden

Eine Sonde ist ein schlauchförmiges Gerät, das durch bestimmte Körperkanäle in Hohlräume eingeführt wird, z. B. um dem Körper Flüssigkeit zu entnehmen oder zuzuführen. Eine Sonde stellt für den menschlichen Organismus immer einen Fremdkörper dar! Deshalb ist auch immer das Wohlbefinden der betroffenen Patienten eingeschränkt.

Sonden werden zu diagnostischen wie auch therapeutischen Zwecken eingesetzt.

In der Altenpflege findet nur die Magensonde ihre Anwendung, alle weiteren wie Ösophagus-, Duodenal- oder Dünndarmsonden sind dem klinischen Bereich vorbehalten.

In der Altenpflege wird die Magensonde meist als Nährsonde eingesetzt. Eine Sondenernährung ist bei älteren Patienten mit Störungen des Schluckreflexes, oft nach Schlaganfall (Apoplex) oder mit sehr schlechtem Ernährungszustand angezeigt. In diesen Fällen wird eine Verweilsonde aus Kunststoff verwendet.

Wichtig •

Die Entscheidung ob eine Magensonde eingesetzt werden soll, trifft der zuständige Arzt! Es bedarf also der ärztlichen Anordnung und der Einwilligung des Patienten, bevor eine Magensonde vom Personal eingesetzt wird.

Legen einer Magensonde

Das Legen einer Magensonde wird in folgenden Arbeitsschritten durchgeführt:

► Benötigtes Material zusammenstellen:
▷ Magensonde nach Verordnung
▷ Gleitmittel (Vaseline oder Silikonspray)
▷ Nasengel
▷ Einmalspritze 50 ml
▷ Stethoskop
▷ Schutztuch (Handtuch oder Serviette)
▷ ein Glas Wasser oder Tee
▷ Leukoplast mit Schere
▷ Behälter für Zahnprothese

► Durchführung:
▷ ärztliche Anordnung kontrollieren
▷ Patienten über die Durchführung, Schmerzen, Schwierigkeiten informieren
▷ Einverständnis des alten Menschen einholen
▷ wenn möglich zu zweit vorgehen, um bessere Betreuung zu gewähren
▷ Lagerung: Oberkörper erhöht bis sitzend. Ist in Ausnahmen auch liegend möglich!
▷ Patienten die Nase reinigen lassen
▷ beide Nasenöffnungen mit Nasengel einstreichen. So kann bei Bedarf auf zweite Öffnung ausgewichen werden.
▷ Sondenverpackung öffnen
▷ Händedesinfektion!
▷ Sonde mit Gleitmittel gleitfähig machen
▷ Abstand vom Ohr zur Nasenspitze und weiter zum Brustbein (Sternum) mit der Sonde abmessen. Dieser Abstand entspricht etwa der Länge von der Nasenspitze zum Mageneingang. Bei Erwachsenen entspricht dies etwa 50 cm.
▷ Abstand von Nasenspitze zum Ohr abmessen. Diese Strecke mit Fingern festhalten. Dies entspricht der Strecke von der Nasenspitze zum Kehldeckel.
▷ Sonde in ein Nasenloch einführen
▷ um die vorher gemessene Länge (Abstand: Nasenspitze-Ohr) vorsichtig vorschieben

▷ möglicherweise benutzten Führungsstab (Mandrin) herausziehen
▷ Patienten auffordern zu schlucken oder ihn schluckweise trinken lassen
▷ bei jedem Schlucken die Sonde weiter vorschieben bis sie auf eine Länge von etwa 50 cm eingeführt ist
▷ Patienten währenddessen gut beobachten. Bei starkem Husten oder Blaufärbung des Gesichts (Zyanose) die Sonde sofort wieder herausziehen, da sie in den oberen Luftwegen liegt. Würgereflexe können beim Patienten auftreten und erfordern ein einfühlsames Vorgehen sowie Erklärung und Betreuung
▶ Kontrolle der richtigen Lage der Magensonde:
1 – Blick in den Mund- und Rachenraum mittels Spatel. Die Sonde darf nicht aufgerollt sein
2 – etwas Luft mittels der Einmalspritze durch die Sonde in den Magen drücken. Mit dem Stethoskop dabei in der Magengegend das Geräusch (Blubbern!) abhören
3 – mittels Einmalspritze die Luft wieder aus dem Magen absaugen und Magensaft aspirieren, anschließend wieder zurückdrükken.
4 – Vorsichtige Gabe von Wasser und Tee

▷ Sonde mit Leukoplast fixieren. Fixationspunkte: Naseneingang, Nasenrücken, abwechselnd Wange, Stirn.

Verhüten von Komplikationen

Durch folgendes aufmerksames Verhalten werden Komplikationen vermieden:

▷ die Sonde öfter mit Tee oder Wasser spülen, immer nach einer Mahlzeit
▷ sorgfältige Nasenpflege
▷ die Fixationsstelle abwechseln, da sonst die Haut zu stark belastet wird

- ▷ Soor- und Parotitisprophylaxe (siehe Seite 342 ff.), besonders zwischendurch die Kautätigkeit des Patienten mit Zwieback oder Brotrinde anregen
- ▷ regelmäßige und sorgfältige Mundpflege
- ▷ Pneumonieprophylaxe (siehe Seite 335 ff.). Die Patienten atmen meist nicht mehr so tief, da sie sich bei der Atmung eingeschränkt fühlen
- ▷ exaktes Führen des Protokolls der Nahrungsgabe
- ▷ Sondensystem immer schließen, so daß keine Luft in den Magen kommt.

Gabe der Sondennahrung

Die Gabe der Sondennahrung erfolgt mehrmals täglich, und zwar 6–8 mal, in kleinen Mengen, wegen der Gefahr des Rückstaus des Speisebreis und damit der Gefahr der Aspiration! Es ist also unbedingt zu vermeiden, daß der Speisebrei in die Atemwege gelangt.

Abschließend sollen bei den Mahlzeiten immer Getränke gegeben werden!

Die Spritze sollte nach jeder Mahlzeit abgespült und hygienisch aufbewahrt werden. Auch sollte daran gedacht werden, die Spritze oft zu erneuern. Die Gabe der Sondennahrung geschieht wie folgt:

- ▷ wenn möglich: Patient halbsitzende Haltung
- ▷ Schutztuch vorlegen
- ▷ Sonde öffnen und Spritze ansetzen
- ▷ mit der Spritze ansaugen, um zu kontrollieren ob auch keine Reste der letzten Mahlzeit im Magen sind
- ▷ Temperatur der Nahrung nochmal überprüfen, Tropfen auf den Handrücken
- ▷ Nahrung in Spritze aufziehen
- ▷ bei neugelegter Sonde mit ganz kleinen Portionen beginnen (wegen der manchmal auftretenden Unverträglichkeit der Nahrung)
- ▷ im allgemeinen höchstens Portionen von 300 ml!
- ▷ nach der abschließenden Gabe von Tee oder Wasser die Sonde wieder schließen

▷ Patienten ungefähr 20 Minuten halb sitzend entspannen lassen.

Die Gabe der Nahrung muß protokolliert werden!

Sondennahrung

Energiebedarf

Wichtig ist eine vollausgewogene, vollwertige Kost! Bei älteren Patienten, die Sondennahrung erhalten, ist hier meist das Pflegepersonal gefordert, darauf zu achten. Am häufigsten werden Instant Produkte in verschiedenen Geschmacksrichtungen von unterschiedlichen Herstellern angeboten. Es sind auch schon gebrauchsfertige Flüssigsondennahrungen auf dem Markt, die vergleichbar wie eine Infusion an die Sonde angeschlossen und dosiert werden können.

Eine exakte Berechnung und Verteilung auf 6–8 Mahlzeiten in 24 Stunden ist unbedingt nötig! Durchschnittlicher Energiebedarf bei älteren Menschen ist etwa 2000 kcal täglich, der Flüssigkeitsbedarf beträgt zusätzlich 2000–3000 ml.

Nun ist auch anhand der Beschreibung des verwendeten Produktes die tägliche Nahrungsgabe einschließlich der Flüssigkeitsgabe zu planen, möglichst einzuhalten und schriftlich festzuhalten.

Entfernen der Magensonde

Beim Entfernen der Magensonde wird folgendermaßen vorgegangen:

▷ Fixierung lösen
▷ Einmalhandschuhe anziehen
▷ die Sonde rasch herausziehen, um die Hand wickeln, den Einmalhandschuh darüberstülpen und entsorgen
▷ Patienten den Mund spülen lassen
▷ bis zum Legen einer neuen Sonde Zeitspanne einräumen, Kautätigkeit anregen!

Tabelle 8 auf Seite 291 zeigt das Protokoll der Nahrungsgabe einer Sondenernährung. Hier sollte

Frau Amalie Huber 6–8 Mahlzeiten à 250 ml + 100 ml Flüssigkeit zwischendurch 8mal 200 ml Flüssigkeit				Zi. 23
Uhrzeit	Sonden-nahrung	Flüssig-keit	gesamt	Hand-zeichen
7.30	250 ml	100 ml Kaffee	350 ml	H
8.30		200 ml Tee	200 ml	H
10.05	250 ml	100 ml Wasser	350 ml	L
11.10		100 ml Saft	100 ml	L
12.30	250 ml Purrée	100 ml Saft	350 ml	L
13.40		200 ml Kaffee	200 ml	L
15.00	250 ml Brei	100 ml Saft	350 ml	M
16.15		200 ml Wasser	200 ml	M
17.10	250 ml	100 ml Saft	350 ml	M
18.30		200 ml Tee	200 ml	B
19.50	250 ml	100 ml Tee	350 ml	B
21.00		200 ml Saft	200 ml	B
22.00	250 ml	100 ml Saft	350 ml	R
1.00		200 ml Saft	200 ml	R
4.00		200 ml Saft	200 ml	R
	1750 ml	2200 ml		

Tabelle 8: Protokoll der Nahrungsgabe einer Sondenernährung

auch genau auf die Ausfuhr geachtet werden; gegebenenfalls kann dafür noch eine Spalte in der Tabelle eingefügt werden.

Wiederholungsfragen ●

① Wer trifft die Entscheidung, daß eine Magensonde eingesetzt wird?
② Zählen Sie das notwendige Material zum Legen einer Magensonde auf!
③ Wie wird der Patient zum Legen einer Magensonde gelagert?
④ Während des Legens einer Magensonde beginnt der Patient plötzlich stark zu husten.
Was ist zu tun?
⑤ Was ist bei der Pflege eines Sondenpatienten alles zu beachten?
⑥ Stellen Sie einen möglichen Zeitplan für die Ernährung eines Sondenpatienten auf!

Übungen ●

① Denken Sie theoretisch die Vorgehensweise beim Legen einer Magensonde durch!
② Üben Sie häufig die Durchführung am Modell!

Katheterismus

Ein Katheter ist ein röhrenförmiges, starres oder elastisches Instrument, das in Hohlorgane des Körpers eingeführt wird, um etwas zuzuführen oder zu entnehmen.

Katheter werden in der Pflege aus therapeutischen Gründen, wie bei Harnverhalten, Blasenentleerungsstörungen oder für Blasenspülungen, und zu diagnostischen Zwecken, wie zur Uringewinnung oder zur Bestimmung des Restharns, eingesetzt.

In der Altenpflege werden Blasenkatheter, meist als Inkontinenzhilfsmittel, seltener zur diagnostischen Uringewinnung eingesetzt.

Inkontinenz

Inkontinenz nennt man das Unvermögen, den Stuhl oder Urin kontrolliert abzulassen.

Der Umgang mit Kathetern erfordert vom Pflegepersonal gute Fachkenntnisse, viel Übung und ein

Arbeiten unter sterilen Bedingungen! Deshalb sollte die Vorgehensweise in Kleingruppen am Modell häufig geübt werden, um sich gegenseitig kontrollieren zu können.

Trotz steriler Durchführung beim Legen von Dauerkathetern, so das Ergebnis einer Untersuchung auf einer urologischen Station, hatten 96 Stunden nach dem Legen 100 % aller Patienten einen Harnwegsinfekt!

Das Katheterisieren ist für die betroffenen alten Menschen immer eine starke Beeinträchtigung ihres Wohlbefindens und stellt in jedem Fall einen schweren Eingriff in die Intimsphäre dar!

So soll dieses Thema auch in der Wortwahl sehr behutsam behandelt werden.

Wichtig •

Die Anwendung eines Dauerkatheters sollte nur als letzte Möglichkeit bei der Versorgung kranker, inkontinenter Menschen in Erwägung gezogen werden!

Der Einsatz eines Katheters erfolgt nur auf ausdrückliche Anweisung des Arztes! Das Legen eines Erstkatheters sollte durch den Arzt selber geschehen! Bei auftretenden Komplikationen ist unbedingt ein Urologe hinzuzuziehen! Das Einverständnis des Patienten sollte vor dem Katheterisieren eingeholt werden!

Voraussetzungen

Bevor mit dem Katheterisieren begonnen wird, müssen folgende Voraussetzungen erfüllt sein:

- ▷ mehrmaliges, vergebliches Probieren anderer Inkontinenzsysteme, oder das Vorliegen einer medizinischen Indikation wie bei Überlaufblase, Uringewinnung, bestehendem Decubitus
- ▷ vergebliches Blasentraining
- ▷ ärztliche Anordnung
- ▷ Vorbereiten des Patienten (Information) Einverständnis des Patienten (Einsicht)

▷ Zeitplanung: wann ist genügend Zeit, in Ruhe vorgehen zu können? Wer assistiert?

Danach erst beginnt die eigentliche Durchführung mit der Bereitstellung des notwendigen Materials einschließlich dessen, was bei Komplikationen erforderlich werden könnte.

Kathetertechnik

Man unterscheidet folgende Katheterarten:

Einmalkatheter	▷ meist aus PVC, zur Entleerung der Blase
Verweilkatheter	▷ aus Latex, mit Ballon, bei Entleerungsstörungen, bei der Bilanzierung, während einer Infusionsbehandlung
Dauerkatheter	▷ aus Silikon, mit Ballon, bei chronischen Entleerungsstörungen

Der Ballon mit einer Füllmenge von 5–15 ml dient dazu, den Katheter am Blaseneingang zu verankern.

Von den verschiedenen Katheterarten gibt es jeweils Ausführungen für Männer oder für Frauen:

▷ Männerkatheter mit einer Länge von ca. 41 cm, (Harnröhre ca. 20–25 cm).
▷ Frauenkatheter mit einer Länge von ca. 22 cm, (Harnröhre ca. 3–5 cm).

Ein weiteres Unterscheidungsmerkmal ist die Form der Spitze des Katheters:

Nelaton

▷ mit gerundeter, verstärkter Spitze

Tiemann

▷ mit gebogener Spitze, um der Biegung der männlichen Harnröhre am Schambein besser folgen zu können

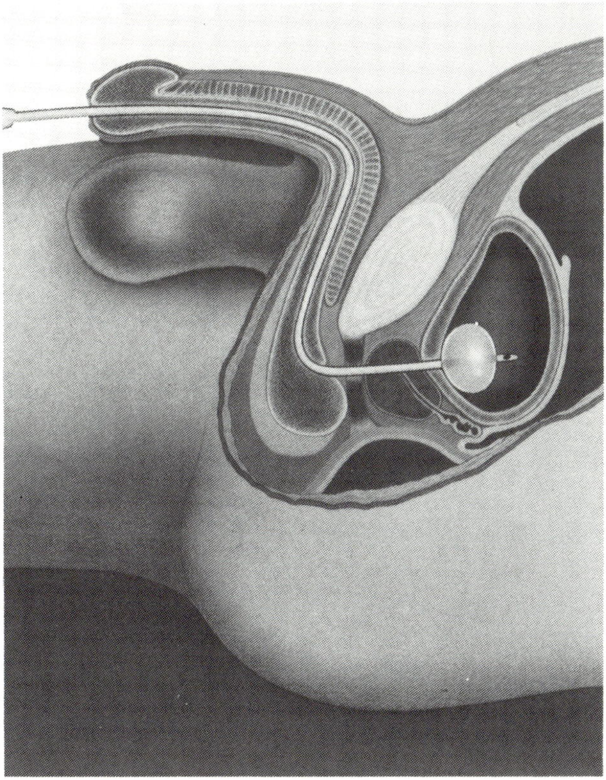

Abb. 58: Eingelegter Ballonkatheter bei einem Mann

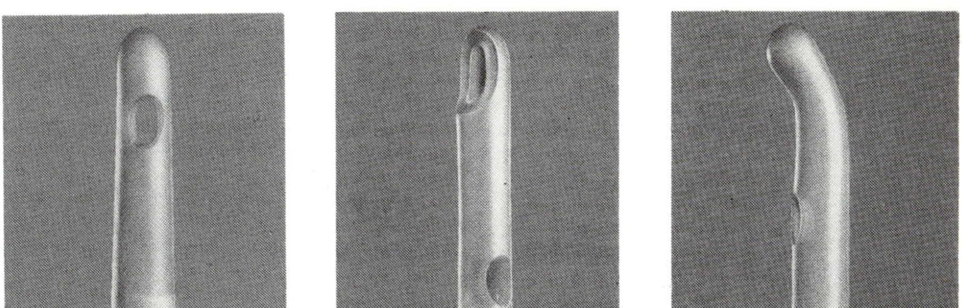

Abb. 59: Katheterspitzen

Couvelaire

▷ bestens geeignet für Spülungen, zum Absaugen von Krustationen und Blutteilchen

Die Stärke eines Katheters wird in Charrière angegeben (1 CH = ⅓ mm Durchmesser); gebräuchlichste Größen sind CH 14 bis CH 24.

Ein Katheter besteht aus den Teilen: Ansatzstück, Katheterkörper und Spitze.

Die Verweil- oder Dauerkatheter beinhalten zwei Kanäle, einen für den Urinabfluß und einen zweiten, um Flüssigkeit in den Ballon zu füllen.

Bei öfter durchzuführenden Blasenspülungen empfiehlt es sich, einen sogenannten Dreiweg-Katheter einzusetzen. Dieser hat zu den zwei vorher erwähnten Kanälen noch einen dritten zum Einbringen der Spüllösung.

Vorbereitung zum Katheterisieren

Folgende Vorbereitungen zum Katheterisieren sind zu treffen:

► Das notwendige Material wird auf einem Tablett oder auf einem Stationswagen zusammengestellt.

▷ zwei steril verpackte Katheter, in verordneter Größe
▷ Schleimhautdesinfektionsmittel
▷ steriles Gleitmittel möglichst mit Lokalanästhetikum
▷ sterile Tupfer in einer Schale (5–6) Stück
▷ zwei sterile Handschuhe
▷ Einmalhandschuhe für den Assistenten
▷ Urinauffanggefäß (geschlossenes Harnableitungssystem mit Urinbeutel)
▷ Abfallbehälter
▷ Nierenschale als Abwurfgefäß für gebrauchte Tupfer

▶ Beim Legen eines Ballonkatheters zusätzlich:
▷ 10 ml Einmalspritze mit isotonischer Kochsalzlösung oder sterilem destilliertem Wasser
▷ Katheterstöpsel in Desinfektionslösung, wenn kein geschlossenes System verwendet wird
▷ Gefäßklemme

▶ Beim Wechsel eines Dauerkatheters zusätzlich:
▷ sterile 10 ml Einmalspritze
▷ zweites Abfallbehältnis für den gezogenen Katheter

Wichtig •

Das Aufziehen der Flüssigkeit zur Füllung des Katheterballons muß unter Wahrung der Sterilität erfolgen!

Anziehen von sterilen Handschuhen

Während der Durchführung des Katheterlegens ist es erforderlich, sterile Handschuhe anzuziehen. Dies muß dann reibungslos und unter Beachtung der Sterilität geschehen.

Durchführung des Kathetherisierens

Es gibt sicherlich mehrere richtige Arten der Durchführung, wobei entscheidend ist, daß die Sterilität gewahrt bleiben muß. Außerdem darf das Verfahren nicht zu umständlich oder zu aufwendig sein.

Die folgende Durchführung des Katheterisierens erübrigt es, mit sterilen Pinzetten zu arbeiten, wodurch unseres Erachtens ermöglicht wird, mit mehr Fingerspitzengefühl beim Einführen des Katheters vorzugehen. Es können allerdings auch sterile Pinzetten benutzt werden.

Wichtig •

Das Katheterisieren sollte nur zu zweit durchgeführt werden, da dies für den Patienten schonender ist und weil durch den Assistenten eine Kontrolle der sterilen Arbeitsweise gegeben ist.

Folgende Arbeitsschritte sind durchzuführen:

▷ Tablett oder Stationswagen mit dem Material wird in Reichweite gestellt

- ▷ bei Bedarf für einen Sichtschutz sorgen
- ▷ Patienten aufdecken, Bettdecke ganz entfernen
- ▷ Patienten säubern, Intimwäsche durchführen, saubere Unterlage einlegen
- ▷ bei korpulenten Patienten, Unterlage z. B. ein Hirsekissen unter das Becken schieben
- ▷ Frauen: Beine anwinkeln lassen
- ▷ Männer: Beine geschlossen, gestreckt lassen
- ▷ Hände desinfizieren
- ▷ Rechtshänder rechts vom Bett des Patienten Linkshänder links vom Bett des Patienten
- ▷ die Tupfer werden mit Schleimhautdesinfektionsmittel getränkt und dann zusammen mit einem Abwurfbehälter in Reichweite des Assistenten plaziert
- ▷ Assistent zieht Einmalhandschuhe an
- ▷ die sterile Verpackung wird am Ansatzstück des Katheters angerissen, der Urinbeutel wird angeschlossen. Der Katheter verbleibt aber noch in der sterilen Verpackung
- ▷ Katheter mit angeschlossenem Beutel wird in Reichweite des Assistenten plaziert
- ▷ Assistent desinfiziert bei:
  Frauen: die gespreizten Schamlippen und zuletzt die Öffnung der Harnröhre, danach wird ein letzter Tupfer in die Scheide eingelegt
  Männern: nach dem Zurückziehen der Vorhaut die Eichel und zuletzt die Harnröhrenöffnung. Wichtig ist hierbei, nicht hin und her zu wischen, sondern mit jedem Tupfer nur einmal in eine Richtung (von vorn nach hinten) zu wischen
- ▷ Einspritzen des sterilen Gleitmittels mit Lokalanästhetikum in die Harnröhre (gesamter Inhalt)
- ▷ während der Einwirkung des Anästhetikums werden die sterilen Handschuhe angezogen. Danach ist folgendes zu beachten: Beim Rechtshänder muß die rechte Hand steril bleiben, das bedeutet, er darf mit seiner rechten

Hand nur noch den ausgepackten Katheter fassen (Linkshänder sinngemäß)

- ▷ Rechtshänder übernimmt nun vom Assistenten mit der linken Hand das Spreizen der Schamlippen bzw. den Penis (Linkshänder sinngemäß!)
- ▷ Assistent hält den Katheter am Ansatzstück hoch und zieht die Verpackungshülle des Katheters nach unten ab
- ▷ Rechtshänder greift mit seiner sterilen rechten Hand (oder steriler Pinzette) den Katheter etwa 4 cm hinter der Spitze wie einen Bleistift und nimmt das Ansatzstück des Katheters zwischen Ring- und kleinen Finger. Der Katheterkörper liegt gewölbt über dem Handrücken (Linkshänder sinngemäß)
- ▷ vorsichtiges Einführen des Katheters; bei Frauen sollte das Einführen nur erfolgen, wenn die Harnröhrenöffnung sichtbar und erkennbar ist; Einschieben auf Verdacht ist zwecklos; bei Männern muß die Tiemann-Spitze nach oben gerichtet sein, der Katheter darf nicht mehr verdreht werden; der Penis wird zunächst unter leichtem Zug nach oben gestreckt, bis etwa 10 cm des Katheters eingeführt sind; dann wird er nach vorne waagrecht gestreckt und der Katheter weiter eingeführt
- ▷ vorsichtiges Einschieben des Katheters in die Blase, bis der Urin fließt, danach noch etwa 2–3 cm weiterschieben
- ▷ Assistent hält den Katheter am Ansatzstück fest, damit dieser nicht mehr aus der Blase rutschen kann
- ▷ Katheterballon wird mit etwa 10 ml isotonischer Kochsalzlösung gefüllt, danach wird der Katheter wieder leicht zurückgezogen, so daß der Ballon am Blaseneingang verankert sitzt
- ▷ bei Frauen wird nun der in die Scheide eingelegte Tupfer entfernt, bei Männern die Vorhaut wieder vorgeschoben

- ▷ Katheterbeutel aufhängen, dabei beachten, daß der Schlauch nicht abgeklemmt wird (Katheterbeutel immer unter Blasenniveau!)
- ▷ Patienten lagern und betten
- ▷ gebrauchtes Material entsorgen.

Wichtig •

Vorsicht bei Widerständen!
Besonders häufig leiden ältere Männer unter einer Prostatavergrößerung, welche auf die Harnröhre drückt und diese verengt.
Hier muß ein Urologe hinzugezogen werden!
Vorsichtig aber dennoch zügig arbeiten!
Auf Wahrung der Sterilität muß immer geachtet werden.

In einzelnen Fällen kann bei Frauen, die bereits öfters und problemlos katheterisiert wurden, der Katheter direkt aus der Verpackung gelegt werden.

Außer dem Zugang zur Harnröhre durch die Harnblase gibt es noch die Möglichkeit einer Blasenpunktion durch die Bauchdecke und das Einlegen eines suprapubischen Katheters. Dies geschieht aber nur durch den Arzt! Der suprapubische Dauerkatheter wird dem Katheter durch die Harnröhre vorgezogen.

Pflege bei Dauerkatheter

- ▷ täglich muß beim Waschen eine Reinigung und Desinfektion der Eintrittstelle des Katheters in die Harnröhre erfolgen. Sekret und Krustationen müssen entfernt werden
- ▷ Sorgfältiges Sauberhalten der Umgebung
- ▷ geschlossenes System nicht öffnen
- ▷ Intermittierendes Abklemmen des Dauerkatheters ist nach neueren Erkenntnissen nicht mehr nötig, da die Gefahr der Schrumpfblase nicht besteht!
- ▷ Urinbeutel sachgerecht befestigen, nicht höher als Blasenniveau heben
- ▷ bei Verstopfung des Katheters vorsichtig versuchen mit isotonischer Kochsalzlösung zu spülen

▷ den Patienten prophylaktisch viel trinken lassen
▷ Wechsel des Dauerkatheters im Normalfall alle zwei bis drei Wochen. Beutel beim geschlossenen System ebenso. Bei Verwendung von Einmalbeuteln müssen diese jedesmal nach Gebrauch weggeworfen werden.

Blasenspülung

Blasenspülungen werden nach neueren Erkenntnissen wegen der zusätzlichen Infektionsgefahr nicht mehr regelmäßig, sondern nur noch auf ausdrückliche Anordnung des Arztes durchgeführt!

Zur Blasenspülung wird folgendes Material benötigt:

▷ sterile Blasenspritze
▷ Spüllösung
▷ Auffanggefäß
▷ möglichst ein Dreiwegkatheter mit Couvelaire-Spitze

Wichtig •

Die Temperatur der Spüllösung muß körperwarm sein!

Gespült wird meist solange, bis die Spüllösung klar zurückfließt.

Blaseninstillation

Eine Blaseninstillation ist eine medikamentöse Behandlung eines Blaseninfekts. Sie ist meist gebrauchsfertig verpackt in einem Spezialapplikator. Auch hier muß die Temperatur der Lösung zur Blaseninstillation körperwarm sein!

Nach ca. ½ Std. Verweildauer des Medikamentes in der Blase, wird der Urin wieder abgelassen.

Wiederholungsfragen •

① Was bedeutet Inkontinenz?
② Welche Voraussetzungen müssen erfüllt sein, bevor ein Katheter gelegt wird?
③ Wofür eignet sich besonders ein Katheter mit Couvelaire-Spitze?

④ Zählen Sie die Materialliste für das Legen eines Dauerkatheters auf!
⑤ Was ist beim Aufziehen der isotonischen Kochsalzlösung zu beachten?
⑥ Was ist während der Durchführung besonders zu beachten? (drei Punkte!)
⑦ Welche pflegerischen Maßnahmen sind bei einem Patienten mit Dauerkatheter vorzunehmen?
⑧ Was ist der Unterschied zwischen einer Blasenspülung und einer Blaseninstillation? Was ist bei beiden zu beachten?
⑨ Sie treten ihren Frühdienst an. Ganz stolz erzählt Ihnen die Nachtschwester, daß sie heute nacht bei Frau M. einen Dauerkatheter gelegt hat, da Frau M. seit einigen Nächten häufig ins Bett genäßt hat.
Über welche Grundsätze hat sich die Nachtschwester hinweggesetzt?

Übungen •

① Üben Sie das Aufziehen der sterilen Kochsalzlösung!
② Üben Sie das Anziehen von sterilen Handschuhen!
③ Denken Sie theoretisch den Ablauf der Durchführung des Katheterisierens durch!
④ Üben Sie häufig die Durchführung sowohl beim Mann als auch bei der Frau am Modell!

Anus praeter

Anus praeter naturalis = ein an einer nicht natürlichen Stelle, künstlich angelegter Darmausgang – auch Stoma (Öffnung) genannt!

Eine wachsende Zahl älterer Menschen leidet an schweren Erkrankungen des Darmtraktes. Besonders Tumoren des Dickdarmes (Kolon) treten immer häufiger auf. Aber auch entzündliche Vorgänge (z. B. Divertikulitis) können es erforderlich machen, daß ein Teil des Darmes entnommen und oberhalb ein künstlicher Darmausgang angelegt werden muß.

Für die betroffenen alten Menschen bedeutet es neben der physischen Belastung eines solchen Eingriffs, vor allem im Nachsorgebereich ein schwerwiegendes psychisches Problem, mit dieser Situation fertig zu werden.

Wichtig •

Behutsame, hygienisch einwandfreie und sichere Arbeitsweise des Pflegepersonals kann diese Belastung erheblich verringern helfen!

Ileostomie

Ileostomie:
(von Ileum = Endabschnitt des Dünndarmes)
ein künstlicher Ausgang meist am Ende des Dünndarmes.

Der Dickdarm wurde teilweise oder ganz entfernt, was bedeutet, daß dem Darminhalt nicht mehr genügend Flüssigkeit entzogen wird. So tritt der Stuhl dünnflüssig aus.

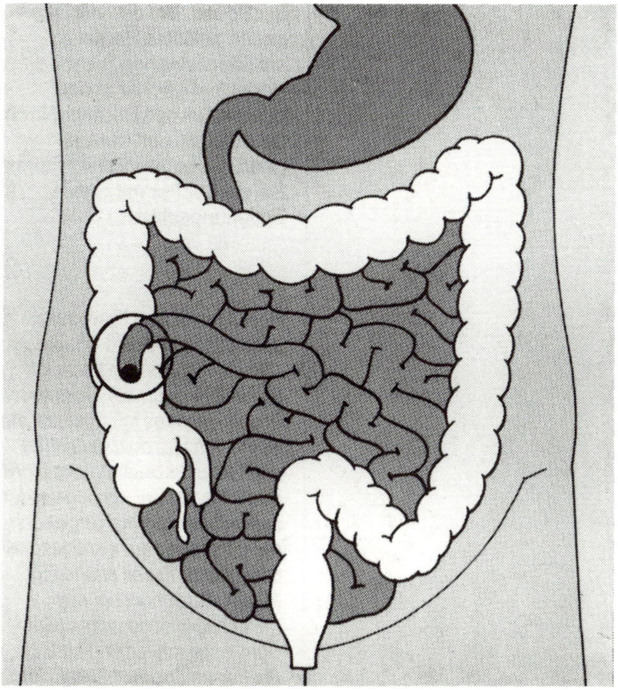

Abb. 60: Ileostomie

Damit die umliegende Haut durch die Nässe nicht zu sehr belastet wird, ist die Öffnung zwei bis drei cm über Hautniveau ausgestülpt. Somit kann die austretende Flüssigkeit in einen angehängten Beutel abtropfen!

Kolostomie

Kolostomie:
(von Kolon = Dickdarm, bzw. dessen Hauptteil) ein künstlicher Ausgang im Bereich des Dickdarmes. Nachfolgende Abschnitte des Dickdarmes oder der After sind entfernt. Der Stuhl gleicht eher dem normalen und ist weniger hautschädigend. Deshalb kann die Öffnung flach, auf Hautniveau angelegt werden!

Stomata können auch doppelläufig angelegt sein! Hierbei handelt es sich meist um eine vorüberge-

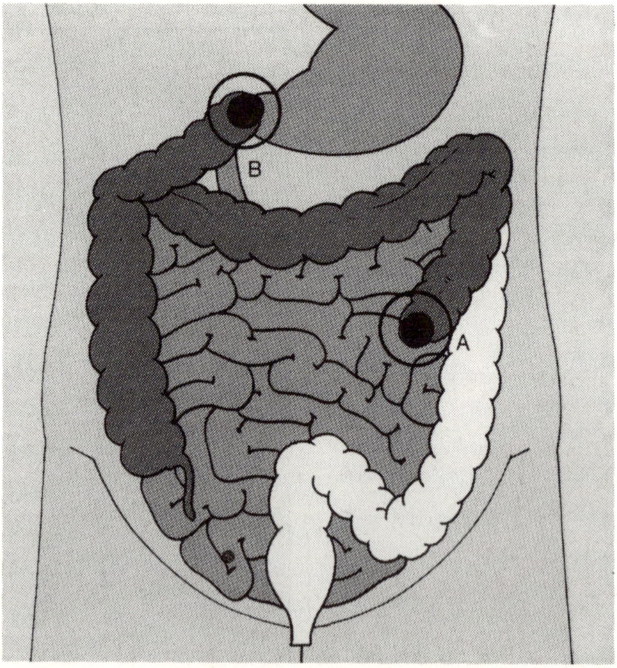

Abb. 61: Verschiedene Absatzstellen für eine Kolostomie

hende Entlastungsoperation, welche bei alten Patienten selten vorgenommen wird. Deshalb soll hier nicht näher darauf eingegangen werden.

Wichtig •

Je näher der künstliche Darmausgang am natürlichen After angelegt ist, desto mehr gleicht der austretende Darminhalt dem normalen Stuhl!

Eine Beherrschung der Darmentleerung ist nicht mehr möglich, jedoch kann die Darmtätigkeit durch die Art und den Zeitpunkt der Ernährung beeinflußt werden.

Eine spezielle Diät für Stomapatienten gibt es nicht! Jeder muß für sich ausprobieren welche Nahrungmittel für ihn gut verträglich sind und welche nicht. Einige Grundregeln können hier hilfreich sein:

▷ mehrere kleinere Mahlzeiten einnehmen, denn diese sind leichter verdaulich,
▷ Mahlzeiten in Ruhe einnehmen, Speisen gut durchkauen,
▷ unverträgliche und schlecht verträgliche Nahrungsmittel meiden!

Stomatechnik

Die Art und Weise wie ein Anus praeter angelegt wird, ist abhängig von der Entscheidung des Chirurgen. Dem Pflegepersonal bleibt die Aufgabe der späteren Versorgung des Patienten.

Die Altenpflegerin sollte in der Lage sein, mit dem betroffenen alten Menschen aus der großen Palette von Versorgungssystemen das für ihn individuell passende System auszuwählen!

Ein gutes Stomaversorgungssystem muß folgende Anforderungen erfüllen:

▷ das System muß einfach in der Handhabung sein,
▷ es muß dicht und unauffällig sein – die Umwelt des Patienten sollte nichts bemerken,

▷ es muß hautverträglich sein – auch bei häufigem Wechsel sollte es nicht zu Komplikationen kommen.

Meist werden Klebebeutel mit einer Klebefolie oder mit einem Klebering (z. B. aus Karaya-Harz) und zusätzlicher Klebepaste eingesetzt. Diese Klebebeutel gibt es als Einmalbeutel oder als sogenannte Ausstreifbeutel. Der Ausstreifbeutel hat den Vorteil, daß der nicht jedesmal gewechselt werden muß, wenn er voll ist; das bedeutet auch, daß er hautschonender ist!

Sehr wichtig bei der Verordnung von Beuteln ist die Auswahl der richtigen Lochgröße, denn das Stoma soll dicht umschlossen aber nicht berührt

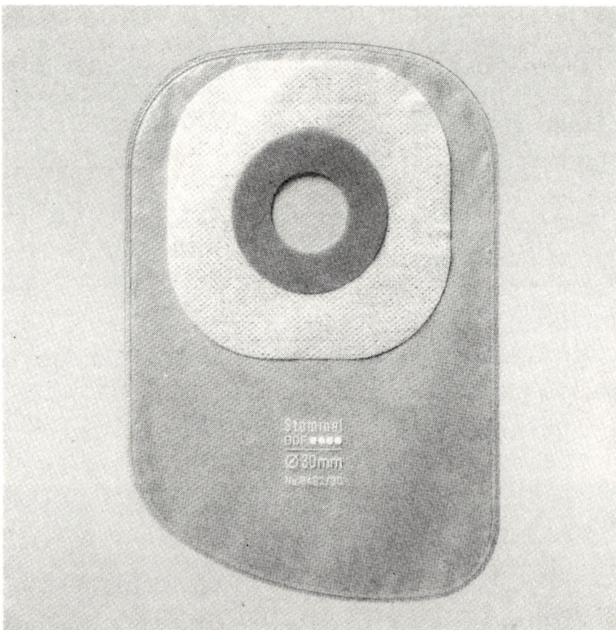

Abb. 62: Stomabeutel

oder eingeengt sein. Mit Hilfe von Meßkarten muß die genaue Größe ermittelt werden.

Wichtig •

Die Stomagröße kann sich verändern, deshalb öfter nachmessen!

Bei starken Hautreizungen der am Stoma umliegenden Haut können zwischen Klebebeutel und Haut sogenannte Hautschutzfolien eingelegt werden. Auch diese müssen dem Stoma genau angepaßt und zugeschnitten werden. Vor dem Anlegen wird die Hautschutzfolie auf Körpertemperatur erwärmt, denn dann läßt sie sich besser anmodellieren! Unebenheiten der Haut können mit Karaya-Paste ausgeglichen werden.

Anlegen eines Stomabeutels

► Folgendes Material ist zum Wechsel (bzw. zum Anlegen) eines Stomabeutels erforderlich:
- ▷ Einmalhandschuhe
- ▷ Ileostomie oder Kolostomiebeutel
- ▷ lauwarmes Wasser
- ▷ milde, fettfreie Seife (z. B. Babyseife)
- ▷ Einmalpflegetücher, möglichst kein Zellstoff, da er zu sehr fusselt
- ▷ Wattestäbchen
- ▷ mildes Hautpflegemittel, spezielle Hautschutzlösung, kein Puder, kein Öl, keine Salben auftragen
- ▷ Abfallbeutel
- ▷ bei Bedarf Aktivkohle zur Geruchsbindung
- ▷ eine spitze Nadel, wenn der Beutel entlüftet werden soll

► Durchführung

Kann der ältere Patient den Wechsel eines Beutels nicht selbst vornehmen, so muß ihm das Pflegepersonal dies abnehmen. Hierbei kann der Patient liegen oder stehen.

Vorgehen wie folgt:

- ▷ Einmalhandschuhe anziehen
- ▷ den gebrauchten Beutel von oben nach unten vorsichtig abziehen und die Klebeflächen ge-

geneinander verkleben, somit ist der Beutel dicht verschlossen und kann in den Abfall geworfen werden

- ▷ Stuhlreste mit Einmaltüchern entfernen
- ▷ Stomaumgebung mit Wasser und Seife reinigen, Rille und das Stoma mit Wattestäbchen säubern

Wichtig •

Die Reinigung des Stomas erfolgt von außen nach innen!

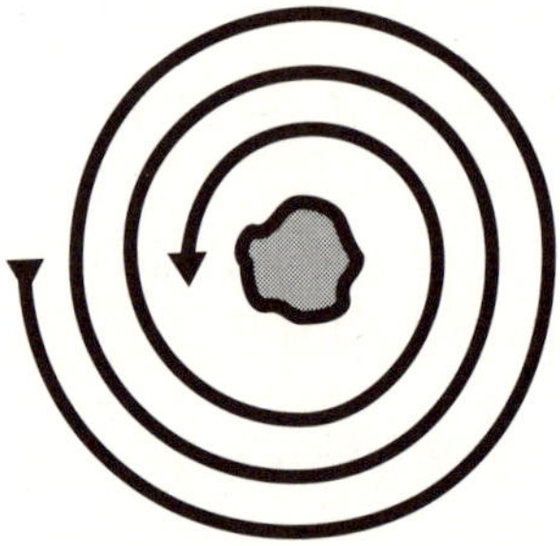

Reinigung von außen nach innen zum Stoma hin:

- ▷ Haut trocknen und evtl. vorsichtig fönen
- ▷ spezielles Hautpflegemittel auftragen
- ▷ eventuell Hautschutzplatte anpassen
- ▷ an neuem Beutel die Öffnung und Stomagröße kontrollieren, bei Bedarf korrigieren
- ▷ Beutel mit Atemluft leicht aufblasen
- ▷ Aktivkohle in den Beutel legen
- ▷ drei kleine Löcher in den oberen Teil des Beutels für die Entlüftung stechen, anschließend mit Klebeetikett zukleben
- ▷ bei Bedarf Hautschutzfolie anpassen und anmodellieren
- ▷ am Beutel zuerst im unteren Teil die Klebefolie abziehen und von unten nach oben ankleben

Um dem Patienten ein sicheres Gefühl zu geben, kann der Beutel zusätzlich mit einem Gürtel befestigt werden. Liegt der Beutel direkt auf der Haut, empfiehlt es sich, ihn mit einem Überzug zu versehen.

Wiederholungsfragen ●

① Wie wird ein Anus praeter naturalis noch benannt?
② Was bedeutet Ileostomie? Was bedeutet Kolostomie?
③ Ist die Beherrschung der Darmentleerung für einen Patienten mit Anus praeter möglich?
④ Welche Grundregeln bezüglich der Ernährung eines Stomapatienten sollten berücksichtigt werden?
⑤ Welche Anforderungen an ein gutes Stomaversorgungssystem stellen Sie?
⑥ Ist es ausreichend, wenn Sie zu Beginn der Behandlung eines Stomas einmal die Stomagröße mittels Meßkarte bestimmt haben?
⑦ Welches Material müssen Sie für die Stomaversorgung vorbereiten?

Übungen ●

① Denken Sie theoretisch den Ablauf des Wechsels eines Stomabeutels durch!
② Üben Sie praktisch das Wechseln eines Stomabeutels am Modell!

Klistier und Einläufe

Bei älteren Menschen kommt es häufig zu Störungen bei der Ausscheidung des Stuhls, sei es krankheitsbedingt z. B. durch Darmlähmungen oder Geschwüre, oder verursacht durch ungesunde Lebensweise z. B. mangelnde Bewegung oder falsche Ernährung, aber auch durch Gewöhnung an Abführmittel. Oft leiden die Patienten dann unter Verstopfung oder Stuhlverhalten (Obstipation).

Aufgabe der Pflegekräfte ist es, dem alten Menschen zu einem geregelten Stuhlgang zu verhelfen.

Hier kann sehr viel vorbeugend (prophylaktisch) getan werden! Durch sinnvolle, ballaststoffreiche Ernährung (Vollkornprodukte, Leinsamen, Obst, Trockenobst oder Obstsäfte), ausreichend Bewegung und Information über die Wirkungsweise von

Abführmitteln. Tritt dennoch eine Obstipation ein, sollte zunächst versucht werden, mit einfachen Mitteln wie z. B. einer leichten Bauchmassage, oder warmen Auflagen auf den Bauch die Darmtätigkeit anzuregen. Erst wenn die einfachen Maßnahmen nicht zum Erfolg geführt haben, sollte zu Suppositorien, Mikroklists oder Einläufen gegriffen werden oder auch das manuelle Ausräumen des Enddarmes vorgenommen werden.

Klistier

Ein Klistier ist ein kleiner Einlauf mit einer Flüssigkeitsmenge von etwa 100–200 ml. Die Wirkung erfolgt rasch, etwa 5 Minuten nach Verabreichung, und ist schonend. Das bedeutet für den Patienten eine geringere Belastung als beispielsweise beim Einlauf. Außerdem ist der Aufwand für das Personal wesentlich geringer. Heute werden fast ausschließlich gebrauchsfertige Practo-Clyss oder Mikroklists eingesetzt.

Wichtig •

Ein Klistier darf nur nach ärztlicher Anordnung verabreicht werden!

Verabreichung eines Klistiers

Bei der Verabreichung eines Klistiers kann der ältere Mensch liegen, wobei eine Bettschüssel und Zellstoff bereitgehalten werden müssen; er kann aber auch zur Toilette gehen und dort stehend ein Klistier verabreicht bekommen.

- ▷ Patienten über die Maßnahme informieren
- ▷ das Klistier auf Körpertemperatur erwärmen
- ▷ Einmalhandschuhe anziehen
- ▷ das Ausflußrohr öffnen, bzw. die Verschlußkappe entfernen
- ▷ einige Tropfen Flüssigkeit als Gleitmittel herausdrücken, oder das Ausflußrohr mit Vaseline einfetten
- ▷ das Ausflußrohr vorsichtig etwa 5–10 cm in den After einführen
- ▷ Flüssigkeit aus dem Behälter in den Darm herausdrücken

- ▷ Ausflußrohr herausziehen, in den Einmalhandschuh stülpen und wegwerfen
- ▷ den Patienten auffordern, den Stuhl etwa 5 Minuten zu halten und dann den Darm zu entleeren
- ▷ mit dem Patienten abschließend die nötigen hygienischen Maßnahmen durchführen
- ▷ gebrauchtes Material entsorgen

Einläufe

In einzelnen Fällen kann es in der Altenpflege erforderlich sein, einen Einlauf zu verabreichen. Ein Einlauf kann aus therapeutischen oder diagnostischen Gründen vom Arzt verordnet sein.

Ein hoher Einlauf, der vor Darmoperationen durchgeführt wird oder eine Darmspülung, die der Operations- oder Röntgenvorbereitung eines Patienten dient, werden vom klinischen Personal vorgenommen und sollen deshalb hier nicht erläutert werden.

Wichtig •

Einläufe werden nur auf ärztliche Anordnung durchgeführt! Auch die Verwendung von Zusätzen erfolgt nur auf ärztliche Anordnung!

Benötigtes Material für einen Reinigungseinlauf:

- ▷ Einlaufbehälter (Irrigator), mit Gummischlauch, Ansatzstück mit Verschlußhahn
- ▷ Spülflüssigkeit je nach ärztlicher Verordnung 1,5–2,0 l
- ▷ Darmrohr (meist Einmalmaterial)
- ▷ Vaseline
- ▷ Nierenschale
- ▷ Gummiunterlage
- ▷ Einmalunterlage
- ▷ Einmalhandschuhe
- ▷ Zellstoff oder Toilettenpapier
- ▷ Bettschüssel oder Nachtstuhl

Durchführung eines Reinigungseinlaufes

Bei der Durchführung eines Reinigungseinlaufs sollte der Patient wegen der anatomischen Verhältnisse in linker Seitenlage mit leicht angezogenen Knien gelagert sein. Aber auch bei Lagerung des Patienten auf dem Rücken oder in rechter Seitenlage ist die Durchführung möglich. Schon das eingeführte Darmrohr übt eine Reiz auf die Darmschleimhaut aus. Zusätzlich übt die einfließende Flüssigkeit einen mechanischen und unter Verwendung von Zusätzen auch einen chemischen Reiz aus. Der Druck der einlaufenden Flüssigkeit kann durch Höherhalten des Irrigators gesteigert werden. Ein Senken der Temperatur der Einlaufflüssigkeit, normal etwa 37 °C, bis zu 34 °C verstärkt ebenfalls den Reiz auf den Darm.

- ▷ Patienten über die Maßnahme informieren
- ▷ Herstellen der verordneten Einlaufflüssigkeit mit entsprechender Temperatur
- ▷ Darmrohr an Ansatzstück anschließen und das System luftleer machen
- ▷ Darmrohr wieder in Verpackung schieben und in Nierenschale ablegen
- ▷ Transportieren der nötigen Arbeitsmittel ins Patientenzimmer und bereitlegen in erreichbarer Nähe des Bettes
- ▷ Patienten aufdecken, Gummiunterlage und Einmalunterlage einziehen
- ▷ Patienten wenn möglich auf der linken Seite mit leicht angezogenen Knien lagern
- ▷ Einmalhandschuhe anziehen
- ▷ Darmrohr aus der Verpackung ziehen und mit Vaseline einfetten, ohne dabei die Öffnungen zu verstopfen
- ▷ vorsichtiges Einführen des Darmrohres in den After etwa 10 cm weit. Bei Widerständen sollte versucht werden, unter leichten Drehungen das Darmrohr weiterzuschieben – nicht mit Gewalt!
- ▷ Verschlußhahn am Ansatzstück öffnen
- ▷ Irrigator etwa in Schulterhöhe heben und etwa die Hälfte der Flüssigkeitsmenge langsam einlaufen lassen

▷ Verschlußhahn schließen und Irrigator abstellen
▷ Patienten wenn möglich auf seine rechte Seite drehen
▷ Verschlußhahn öffnen, Irrigator in Schulterhöhe heben und die zweite Hälfte der Flüssigkeit einlaufen lassen
▷ kurz bevor der Irrigator ganz leer ist, den Verschlußhahn wieder schließen, damit keine Luft in das System gelangt
▷ Irrigator abstellen
▷ Darmrohr aus dem After herausziehen, mit Zellstoff groben Schmutz entfernen, den Einmalhandschuh darüber stülpen, dann wegwerfen
▷ den Patienten auffordern, den Einlauf etwa 5 Minuten zu halten, bevor er den Darm entleert
▷ wenn möglich, soll sich der Patient weiterhin drehen, um eine bessere Verteilung der Flüssigkeit im Darm zu erreichen
▷ mit dem Patienten abschließend die nötigen hygienischen Maßnahmen durchführen
▷ gebrauchtes Material entsorgen

Durchführung eines Schaukeleinlaufs (Hebe-Senk-Einlauf)

Die Durchführung eines Schaukeleinlaufs gleicht bei der Vorbereitung und beim Beginn der Maßnahme dem Reinigungseinlauf. Im Unterschied dazu wird hier die Spülflüssigkeit durch Heben oder Senken des Irrigators mehrmals in den Darm verabreicht oder wieder in den Irrigator abgelassen. Dies erfolgt so lange, bis sich die Flüssigkeit stark verfärbt.

Hierbei ist auf eine schonende Vorgehensweise zu achten, der Irrigator ist also langsam und gleichmäßig zu heben oder zu senken!

Wiederholungsfragen ●

① Welche Maßnahmen können sinnvoll sein, um der Obstipation eines älteren Menschen vorzubeugen?
② Weshalb ist bei der Obstipation bei älteren Menschen ein Klistier einem Einlauf vorzuziehen?
③ Dürfen Sie ohne weiteres ein Klistier verabreichen?
④ Wer trifft die Anordnung für einen Einlauf?

⑤ Dürfen Sie beliebige Zusätze beim Einlauf verwenden?
⑥ Wie kann bei einem Einlauf der Reiz auf die Darmschleimhaut verstärkt werden?
⑦ Wie kann der Druck der einlaufenden Flüssigkeit erhöht werden?
⑧ Worauf müssen Sie achten, wenn Sie das Darmrohr einfetten?

Übungen •

① Denken Sie theoretisch den Ablauf eines Reinigungseinlaufs durch!
② Üben Sie praktisch den Reinigungs- und den Schwenkeinlauf!

Hilfeleistung bei ärztlichen Maßnahmen

In der Praxis der Altenpflege wird es immer wieder vorkommen, daß das Fachpersonal dem Arzt zur Hand gehen muß.

Neben der Hilfeleistung für den Arzt kann auch die Anwesenheit eines Mitarbeiters beruhigend für den älteren Menschen sein.

Inwieweit der Arzt das Pflegepersonal hinzuzieht ist unterschiedlich. Die Altenpflegerin wird sich dem Arzt nicht aufdrängen, jedoch auf seine Anordnung hin tätig werden. Guter persönlicher Kontakt zu dem jeweiligen Arzt und etwas Fingerspitzengefühl ist dabei hilfreich.

Es darf nicht vergessen werden, dem Patienten ein persönliches Gespräch mit seinem Arzt zu ermöglichen; die Altenpflegerin wird sich zurückziehen, wenn ihre Anwesenheit nicht mehr notwendig ist oder der Patient und der Arzt es wünschen.

Mithilfe bei ärztlichen Untersuchungen

Bei bestimmten ärztlichen Untersuchungen kann die Mithilfe des Altenpflegers erforderlich sein. So etwa wenn ein Verband geöffnet und gewechselt werden muß, wenn der Patient in eine besondere Lage gebracht werden soll und er dazu nicht imstande ist oder wenn Geräte nötig sind.

Falls es der Arzt nicht tut, wird der Altenpfleger den Patienten über Sinn und Zweck der Untersuchung informieren.

Für eine ausreichende Beleuchtung und die Wahrung der Intimsphäre durch Sichtschutz oder Untersuchung in einem speziellen Arztzimmer muß gesorgt werden.

Benötigtes Material wie Handschuhe, Spatel, Desinfektionsmittel, wird je nach Erfordernis bereitgestellt, sofern es vom Arzt nicht selbst mitgebracht wird.

Während der Untersuchung wird man dem Arzt je nach Bedarf zur Hand gehen.

Die Aussagen des Patienten über seine Beschwerden können durch den Altenpfleger verdeutlicht werden, indem er auf Medikamentenverbrauch hinweist, die Pflegedokumentation und andere Aufzeichnungen bereit hält.

Wichtig •

Mit dem Arzt sollte im Beisein des Patienten nicht *über* den Patienten, sondern *mit* ihm gesprochen werden.

Nach der Untersuchung wird der Patient wieder in seine ursprüngliche oder in die gewünschte Lage gebracht und zugedeckt. Hat ein persönliches Gespräch des Patienten mit dem Arzt nicht vor der Untersuchung stattgefunden, so wird der Altenpfleger ihm jetzt dazu die Gelegenheit geben.

Untersuchungsergebnisse werden dem Patienten mitgeteilt, falls dies nicht durch den Arzt geschehen ist.

Die Frage, ob Pflegepersonal bei jedem ärztlichen Besuch zugegen sein soll, läßt sich nicht allgemein beantworten. Man wird in jedem Einzelfall je nach Situation entscheiden. Visiten, wie sie im Krankenhaus durchgeführt werden, sind nur in der Schwerstpflege nötig.

Wichtig •

Ein Informationsaustausch mit dem jeweils zuständigen Arzt muß regelmäßig stattfinden. Diese Informationen müssen auch den übrigen Mitarbeitern weitergegeben und in die Pflegedokumentation eingetragen werden.

Blutentnahme

Blutentnahmen können in der Altenpflege durchgeführt werden, um Blutveränderungen durch lange Verabreichungen von Medikamenten festzustellen, für die Blutzuckerbestimmung und für andere diagnostische Zwecke. Die Blutentnahme aus der Vene oder Arterie ist dem Arzt vorbehalten. Unter Umständen kann die Blutentnahme auch von der Laborantin des Arztes vorgenommen werden.

▶ Zur Mithilfe bei der Blutentnahme wird, wenn es vom Arzt nicht anders gewünscht wird, folgendes auf einem Tablett vorbereitet:

- ▷ Kanüle
- ▷ Spritze
- ▷ Blutröhrchen mit Zusatz (mit Namen des Patienten beschriftet)
- ▷ Hautdesinfektionsmittel
- ▷ Tupfer
- ▷ Staubinde
- ▷ Heftpflaster
- ▷ Lagerungskissen

▶ Der Patient wird informiert

▶ Punktionsstellen sind:

- ▷ Ellenbogen, Unterarm
- ▷ seltener der Handrücken

▶ Der Arm wird so gelagert, daß der Arzt freien Zuganz hat.

▶ Nach der Blutentnahme:

▷ trockenen Tupfer auf die Punktionsstelle drükken
▷ Heftpflaster anlegen
▷ Blutröhrchen verschließen und sofort gut kippen (bei allen Zusätzen notwendig)
▷ Kontrolle der Punktionsstelle

Intravenöse Injektion

Da bei der intravenösen Injektion in schneller Wirkungseintritt des Medikaments erfolgt, bleibt sie dem Arzt vorbehalten.

▶ Auf einem Tablett wird, soweit nicht anders angeordnet, folgendes vorbereitet:

▷ Spritze oder Spritzampulle
▷ Aufziehkanüle und Injektionskanüle
▷ Hautdesinfektionsmittel
▷ Tupfer oder Fertigtupfer
▷ Ampullensäge
▷ Injektionslösung
▷ Stauschlauch
▷ Lagerungskissen
▷ Heftpflaster

▶ Der Patient wird informiert und sein Einverständnis eingeholt.

▷ Je nach Anordnung des Arztes wird zuerst die Injektionslösung aufgezogen
▷ Händedesinfektion
▷ Ampulle nach der Überprüfung des richtigen Medikaments öffnen
▷ bei Glasampullen aufsägen und/oder mit Hilfe eines Tupfers abbrechen
▷ bei Stechampulle Gummistopfen desinfizieren
▷ Spritze aus der Verpackung nehmen und Aufziehkanüle daraufstecken

▶ Injektionslösung in die Spritze saugen:

▷ aus der Glasampulle aufziehen
▷ bei Trockenampullen: Lösungsmittel aufziehen und in die Trockensubstanz spritzen, vollstän-

dige Auflösung abwarten, (Ampulle kippen – nicht schütteln) Mischung aufziehen

- ▷ bei Steckampullen: soviel Luft in die Spritze ziehen, wie Lösung zu entnehmen ist, Luft in die Ampulle spritzen, Injektionsflasche schräg nach unten halten, gewünschte Menge aufziehen
- ▷ Das Vorbereiten von Mischspritzen (Mischung von zwei verschiedenen Medikamenten in einer Spritze) wird nur vom Arzt vorgenommen
- ▷ Aufziehkanüle entfernen und Injektioskanüle fest auf der Spritze befestigen
- ▷ Luft aus der Spritze entfernen

- ▶ Injektionsstellen sind

- ▷ Ellenbogen, Unterarm
- ▷ Handrücken
- ▷ bei Bedarf Fußrücken

- ▶ Die Injektionsstelle wird so gelagert, daß der Arzt freien Zugang hat. Während der Injektion durch den Arzt den Patienten beobachten.

- ▶ Nach der Injektion Tupfer auf die Injektionsstelle drücken und Heftpflasterverband anlegen.

- ▶ Wirkung des Medikamentes beobachten und unter Umständen den Arzt informieren.

Wiederholungsfragen ●

① In welcher Art und Weise werden Altenpfleger und Altenpflegerinnen zur Mithilfe bei ärztlichen Untersuchungen herangezogen?
② Was bereiten Sie für eine Blutentnahme durch den Arzt vor?
③ Was benötigt der Arzt in der Regel für eine intravenöse Injektion?

Umgang mit technischen Hilfsmitteln

Verschiedene technische Hilfsmittel werden in der Altenpflege eingesetzt und erleichtern Patienten und Personal die Pflege. Um jedoch ihren Aufgaben gerecht zu werden und um nicht zu einer Gefahr für Patienten und Personal zu werden, müssen diese Geräte sachgerecht bedient und gewartet werden. Nur wer die Geräte sinnvoll und kompetent einsetzt, kann sich damit die Arbeit erleichtern (zu beachten ist hier die MDGV = Medizinische Geräte Verordnung).

Die laufende Reinigung, Wartung und Desinfektion kann vom Pflegepersonal vorgenommen werden. Größere Reparaturen und eine regelmäßige Überprüfung der Funktion wird man dem Fachmann überlassen. Bei hochwertigen Pflegegeräten kann sich der Abschluß eines Wartungsvertrages lohnen.

Es empfiehlt sich, die Originalunterlagen für jedes Gerät (Betriebsanleitung, Garantieurkunde, Kaufbelege, Firmenanschrift) gesondert aufzubewahren, um sie im Bedarfsfall zur Hand zu haben. Bedienungsanleitungen können vervielfältigt und am Gerät befestigt werden. Wird ein neues Gerät angeschafft, müssen alle Mitarbeiter in die Bedienung eingewiesen werden.

Sauerstoffgerät

Das Sauerstoffgerät dient zur Inhalation von reinem Sauerstoff (O_2) oder von Luft-Sauerstoff-Gemischen. Sauerstoff ist in reiner Form sehr feuergefährlich, denn er unterstützt und beschleunigt die Verbrennung.

In der Altenpflege kommen meist transportable Sauerstoffgeräte zur Anwendung, eine zentrale Sauerstoffversorgung ist nur in Krankenhäusern üblich.

Sauerstoffgeräte können als sogenannte Koffergeräte in der ambulanten Altenpflege oder als fahrbare Geräte in der stationären Pflege eingesetzt werden. Relativ häufig ist die Kombination des Sauerstoffgerätes mit einer Absaugvorrichtung.

Die Sauerstoff-Flaschen sind blau lackiert und stehen unter hohem Druck. Aus diesem Grund dürfen sie nicht umfallen, da Explosionsgefahr besteht; sie müssen liegend oder stehend mit einer Sicherung gegen Umfallen gelagert werden. Die Flaschen dürfen nicht erwärmt werden (kühler Lagerraum) und der Sauerstoff darf nicht mit Feuer in Berührung kommen.

Am Sauerstoffgerät oder den Flaschen darf nicht geölt oder gefettet werden, da es sonst zu einer Selbstentzündung des Sauerstoffes kommen kann. Der Anschluß des Gerätes an die Flasche darf nur per Hand erfolgen. Ist dies nicht möglich, dürfen keine Metallwerkzeuge verwendet werden, die Flasche muß an den Lieferanten zurückgegeben werden.

Die Sauerstoff-Flaschen sind in den Größen von 2, 10 oder 40 Liter erhältlich. Der Sauerstoff-Inhalt errechnet sich folgendermaßen: Die Größe der Flasche (z. B. 10 Liter) multipliziert mit dem vom Manometer angezeigten Flaschendruck (z. B. 125 atü) (ergibt 10 × 125 = 1250 Liter). Die Berechnung, wie lange der Sauerstoff-Vorrat reicht, ergibt sich aus folgender Rechnung: Gesamtliterzahl (1250 Liter) geteilt durch die angeordnete Literzahl pro Minute (z. B. 4 Liter/min; also 1250:4 = 312 min bzw. ca. 5 Stunden).

Anschluß der Sauerstoff-Flasche

Der Anschluß der Sauerstoff-Flasche und das In-Betrieb-Nehmen des Sauerstoffgerätes wird folgendermaßen durchgeführt:

- ▷ Kontrolle der Flasche (Farbe und Aufschrift)
- ▷ Schutzkappe abnehmen, Haupthahn muß geschlossen sein
- ▷ möglicherweise vorhandenen Ventildeckel abschrauben
- ▷ Haupthahn kurz öffnen (Staubpartikel entfernen)

- ▷ Manometer anschließen, darauf achten, daß es senkrecht steht, Feinregler schließen
- ▷ Anfeuchtbehälter anschrauben (vorher Wasserstand prüfen, bei Bedarf Aqua destillata wechseln oder füllen)
- ▷ Hauptventil öffnen und Druck ablesen (Inhalt errechnen)
- ▷ Feinregler öffnen und gewünschte Sauerstoffmenge einstellen
- ▷ Zusatzluft-Injektor öffnen, wenn kein reiner Sauerstoff angeordnet wurde (Mengenmesser zeigt immer Sauerstoff-Luft-Gemisch an, Sauerstoff-Anteil ca. 50 %)
- ▷ Abstellen des Geräts in umgekehrter Reihenfolge, nach Schließen des Haupthahns Druck aus dem System entweichen lassen.

Leere Sauerstoff-Flaschen mit Kreide beschriften und neu füllen lassen. Bei entstehenden Undichtigkeiten am Sauerstoff-Gerät keine Reparatur vornehmen, sondern den Fachmann damit beauftragen.

Absauggeräte

Absauggeräte sind als Einzelgeräte oder in Kombination mit einem Sauerstoff-Gerät erhältlich. Einzelgeräte sind meist mit einem elektrisch betriebenen Unterdruckerzeuger ausgerüstet. Absauggeräte mit manueller Bedienung sind weniger gebräuchlich. Die genaue Handhabung dieser Einzelgeräte ist aus der jeweiligen Betriebsanleitung ersichtlich.

Häufig im Gebrauch sind Absauggeräte, die in Kombination mit einem Sauerstoff-Gerät betrieben werden. Zu beachten ist, daß beim Absaugen sehr viel Sauerstoff verbraucht wird. Die Anschaffung eines elektrischen Einzelgerätes kann sinnvoll sein.

Von der Absaugvorrichtung (Unterdruckerzeuger) führt ein Schlauch zum Sekretflaschendeckel, ein zweiter Schlauch vom Deckel zum Ansatz für den Absaugkatheter. Durch Öffnen des Haupthahns und des Ventils für die Absaugvorrichtung – bei Verschluß der Sauerstoff-Inhalationseinheit – wird in der Sekretflasche ein Unterdruck erzeugt. Bei manchen Geräten ist am Sekretflaschendeckel ein Unterdruckmanometer angebracht, um den Unterdruck ablesen zu können.

Die Sekretflasche darf nur zu $^2/_3$ gefüllt werden, ansonsten kann die Absaugvorrichtung verschmutzt werden.
Die Sekretflasche und der Verbindungsschlauch zum Absaugkatheter müssen nach Gebrauch gereinigt und desinfiziert werden.

Elektrische Geräte dürfen nur vom Fachmann gewartet werden.

Ultraschallvernebler

Ultraschallvernebler werden in der Altenpflege vermehrt zur Vorbeugung und Behandlung von Atemwegserkrankungen eingesetzt, da sie mit kaltem Nebel arbeiten und somit die Gefahr von Verbrennungen und Verbrühungen vermeiden.

Allerdings können Ultraschallvernebler, wenn sie nicht genügend desinfiziert werden, sehr zur Verkeimung und Übertragung von Krankheitserregern in die Lunge beitragen. Peinliche Hygiene ist also bei der Verwendung von Ultraschallverneblern unbedingt notwendig.

Die meisten Ultraschallvernebler bestehen aus zwei Systemen. Ein elektrisch betriebener Schwingungserzeuger, ähnlich einem Lautsprecher, der Ultraschall (über unserer Hörgrenze) erzeugt. Die Ultraschall-Schwingungen werden mit Wasser auf das zweite System übertragen. Dieser zweite Teil besteht aus einer Kammer, in die die Inhalationszusätze gegeben werden, und einem Schlauch, der zum Mund- oder Inhalationsansatz führt.

Das elektrische System ist in sich geschlossen und nur dem Fachmann zugänglich. Das Wasser, das die Schwingungen überträgt, muß von Zeit zu Zeit ergänzt werden (je nach Gerätetyp mit Aqua destillata).

Nach dem Auffüllen mit Wasser muß dieses zweite Teil wieder genau mit dem ersten verbunden werden, sonst kommt es zu Störungen. Bei auftretenden Störungen ist immer der Wasserstand und die korrekte Verbindung der beiden Teile zu prüfen.

Der obere, abnehmbare Teil mit der Kammer für die Inhalationszusätze und dem Verbindungsschlauch sowie das Mundstück müssen regelmäßig desinfiziert und wenn möglich sterilisiert werden. Die Einzelteile können zur Sterilisation zerlegt werden. Als Inhalationszusätze dürfen nur ärztlich verordnete Medikamente und steriles Aqua destillata benutzt werden.

Eine Keimbesiedlung in der Vernebelungskammer oder am Schlauchsystem führt dazu, daß Keime bei der Inhalation bis in die tiefsten Lungenbereiche eingeatmet werden und zu Erkrankungen führen können.

Bronchitiskessel

Der Bronchitiskessel ist ein älteres, aber einfach zu verwendendes Gerät, wenn auf die mögliche Brand- und Verbrühungsgefahr geachtet wird.

Der Bronchitiskessel wird ausschließlich mit Aqua destillata befüllt, um eine Verkalkung zu vermeiden. Es ist darauf zu achten, daß er immer genügend gefüllt ist (Schauglas), damit er nicht durchbrennt.

Werden Inhalationszusätze verordnet, so werden diese auf einen Tupfer oder Wattebausch gegeben und vor der Öffnung des Verdampferrohres befestigt. Zusätze sollen nicht in den Kessel gegeben werden.

Auf ausreichenden Abstand zum Patienten ist zu achten, um Verbrühungen zu verhindern. Das Zuleitungskabel muß so gelegt werden, daß der Kessel nicht versehentlich umgeworfen werden kann, Reparaturen nur durch den Fachmann.

Sterilisator (Autoklav)

Durch die Verwendung von sterilem Einwegmaterial ist die Bedeutung des Sterilisators in der Altenpflege zurückgegangen. Dennoch gibt es immer noch Einsatzmöglichkeiten für dieses Gerät, z. B. Instrumenten- oder Geräteteilesterilisation.

Je nach Gerätetyp ist die Handhabung des Sterilisators verschieden. Um eine ordnungsgemäße Sterilisation zu erreichen, muß man sich unbedingt an die jeweilige Bedienungsanleitung halten. Eine regelmäßige Wartung durch den Hersteller oder eine beauftragte Firma ist unumgänglich. Besondere Beachtung verdienen folgende Punkte:

- ▷ nur Aqua destillata verwenden
- ▷ Restluft aus dem Sterilisationsraum muß ganz entweichen (Restluft im Sterilisator verhindert eine vollständige Sterilisation)
- ▷ Sterilisationszeit muß eingehalten werden (eventuell Zeitschalter mit Uhr überprüfen)
  Sichere Sterilisationszeiten sind:
  121 °C = 1 atü – Dauer 12 min
  134 °C = 2 atü – Dauer 6 min
- ▷ Sterilisator nicht zu dicht bepacken
- ▷ Einzelne Packungen mit Sterilisationsgut dürfen nicht miteinander verkleben.

Hebeeinrichtungen

Patientenheber und Hebeeinrichtungen, auch Lifter genannt, finden in der Altenpflege beim Baden, beim Transport und beim Betten häufig Einsatz. Verschiedene Fabrikate sind verbreitet, in der Funktion sind sie einander jedoch ähnlich.

In der ambulanten Altenpflege werden Lifter seltener eingesetzt, meist wegen der schlechten

Transportierbarkeit. Es gibt allerdings Lifter, die zusammenlegbar sind und auch im Pkw verstaut werden können.

In der stationären Pflege sind häufig Badelifter im Gebrauch. Dabei handelt es sich um Vorrichtungen, mit denen entweder der Patient in die Wanne gesenkt und wieder herausgehoben werden kann oder um hydraulische Wannen, die gehoben werden können. Der Patient kann dabei auf gleicher Höhe bleiben.

Hydraulische Badewannenheber können nur durch den Fachmann gewartet und repariert werden. Eigenmächtiges Hantieren an diesen Geräten kann zu einer Gefahr für Patient und Personal werden.

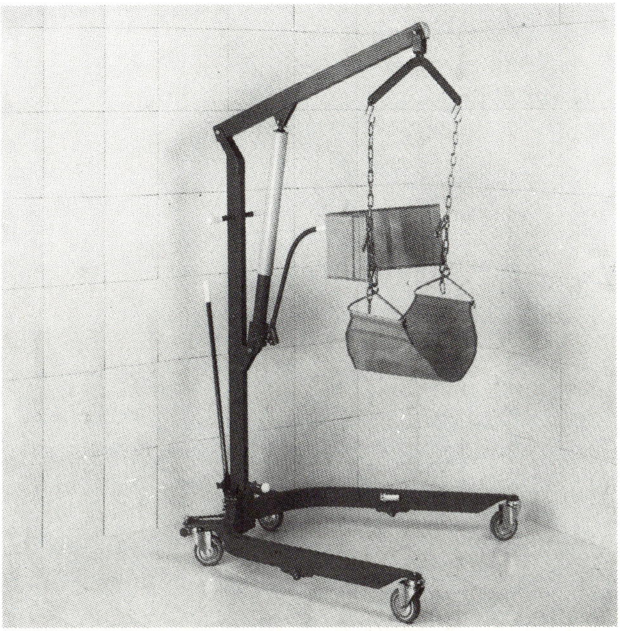

Abb. 63: Patientenlifter

Der Einsatz fahrbarer Lifter kann viel zur kräftesparenden und rückenschonenden Arbeitsweise beitragen. Um diese Geräte auch voll nutzen zu können, müssen sie betriebsbereit sein und von jedem Mitarbeiter kompetent bedient werden können.

Die Lifter bestehen meist aus folgenden Einzelteilen:

- ▷ Hebearm
  Er wird je nach Modell mit ölhydraulischer Pumpe oder durch eine Kurbel auf und ab bewegt
- ▷ Drehbügel
  Er dient zum Einhängen der Gurte und ist drehbar
- ▷ Gurtsysteme
  Diese sind je nach Hersteller und Ausführung zwei- oder mehrteilig. Besondere Spezialgurte sind erhältlich
- ▷ Fahrrahmen
  Er hat vier oder fünf Räder, ist standsicher, verstellbar und feststellbar

Die Gurte müssen nach jedem Gebrauch gereinigt und desinfiziert werden. Rahmen und Räder sollten regelmäßig gereinigt und geölt werden. Störungen werden sinnvollerweise umgehend vom Fachmann behoben, das Gerät sollte nicht einfach als „defekt" herumstehen.

Das „gleitende Hebekissen" ist ebenfalls ein arbeitserleichterndes Gerät, vor allem in der ambulanten Altenpflege, wenn nur eine Pflegeperson zur Verfügung steht.

Anwendung:

- ▷ Vorbereitung des Hebekissens:
  Rollstab einführen, Schutzbeutel überziehen und Rollstab so weit zurückziehen, daß noch

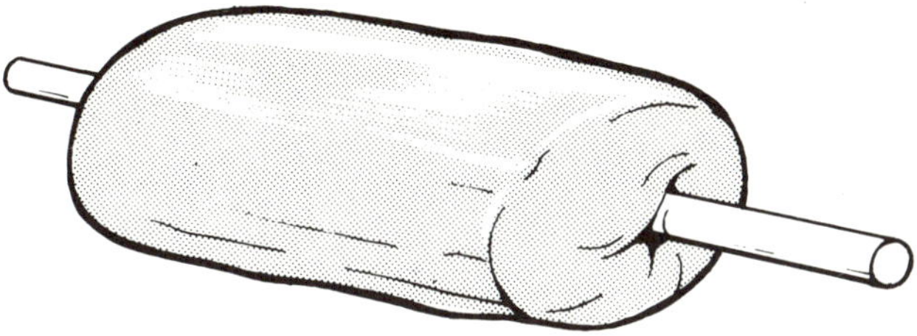

Abb. 64: Hebekissen

8–10 cm vom Schutzbeutel zu sehen sind, Enden umschlagen.

▷ Hebekissen mittels Rollstab (der in das Kissen hineingeschoben wird) unter dem Körper des Patienten durchschieben, Ansatzpunkt ist das Gesäß des Patienten.

▷ Der Patient liegt nun auf dem Kissen und kann mittels Hebegriff nach oben gerollt werden.

▷ Das Hebekissen wird entfernt, indem man den Rollstab zurück, nach außen aufwärts zieht.

Sonstige technische Geräte

Neben den vorher beschriebenen Geräten sind noch eine Anzahl anderer im Gebrauch. Viele ältere Menschen benutzen eigene Hilfsmittel wie Hörgeräte, Lesehilfen, Rollstühle oder Prothesen, die meist vom Arzt verordnet werden. Auf die Funktionsfähigkeit dieser Hilfen ist in Absprache mit dem Betroffenen zu achten. Vor allem kleinere Hilfen wie Hörgeräte sind störanfällig und müssen vom Fachmann überprüft werden.

Rollstühle müssen geölt und die Reifen aufgepumpt sein, um damit leicht fahren zu können. Defekte Reifen werden ersetzt.

Eine etwas neuere Hilfe sind Patientendrehscheiben, mit denen der Patient vor dem Bett oder Stuhl leicht gedreht werden kann, ohne seine Beine dabei zu verdrehen.

In der stationären Pflege finden wir dazu noch Alarm- oder Klingelanlagen, Telefon am Bett,

Rundfunk und Fernseheinrichtungen. Auch wenn es nicht die vorrangige Aufgabe des Pflegepersonals ist, technische Geräte zu betreuen, so muß darauf geachtet werden, daß diese Geräte einsatzfähig bleiben und bei einem möglichen Defekt umgehend instand gesetzt werden.

Sinnvoll ist es, eine verbindliche (und funktionierende) Vorgehensweise im Umgang mit technischen Geräten zu planen, damit jeder Mitarbeiter weiß, an wen er sich bei Störungen wenden kann. Dies kann der Hausmeister oder ein dafür bestimmter Mitarbeiter sein,der kleine Reparaturen selbst ausführt oder die zuständige Firma beauftragt.

Arbeitszeit, Energie und Geld können gespart werden, wenn technische Geräte gewartet werden und funktionsfähig bleiben.

In der ambulanten Pflege ist beim Einsatz technischer Geräte immer die Transportfrage zu klären. Der vorhandene Stauraum in Einsatzfahrzeugen ist bei der Anschaffung von technischen Geräten zu bedenken. Was nützt das beste Gerät, wenn es nicht zum Patienten transportiert werden kann? Man wird auf Handlichkeit, aber auch Robustheit der Geräte großen Wert legen müssen.

Einsatzfahrzeuge, die einen erheblichen Kostenfaktor in der ambulanten Pflege darstellen, müssen schon aus Gründen der Verkehrssicherheit regelmäßig gewartet werden. Der Innenraum muß, vor allem wenn Pflegemittel transportiert werden, regelmäßig gereinigt und desinfiziert werden. Entstehende Schäden am Fahrzeug müssen umgehend gemeldet und repariert werden.

Für eine sachgemäße Lagerung von technischen Geräten in der Einsatzstelle muß ebenfalls gesorgt werden.

In Zukunft ist zwar nicht die vollautomatische Pflege zu erwarten, technische Geräte werden aber auch in der Altenpflege mehr und mehr zum Einsatz kommen.

Eine umfassende Information über neue Geräte und die Einweisung der Mitarbeiter in den Umgang mit dem jeweiligen Gerät wird dringend notwendig sein, will man Fehlinvestitionen vermeiden.

Wiederholungsfragen ●

① Welche besonderen Vorsichtsmaßnahmen sind im Umgang mit Sauerstoffgeräten und Sauerstofflaschen zu beachten?
② Wie berechnet man den Sauerstoffvorrat?
③ Welche hygienischen Maßnahmen sind bei der Verwendung von Absauggeräten zu beachten?
④ Was ist bei der Arbeit mit Sterilisationsgeräten zu beachten?
⑤ Welche technischen Geräte kennen Sie, die in der Altenpflege verwendet werden?

Prophylaxen

Prophylaxen

Prophylaxe bedeutet die Anwendung einer vorbeugenden Maßnahme.

Wir verhalten uns prophylaktisch, indem wir versuchen, gesund zu leben! Bei alten Menschen, deren Gesundheit meist durch Mehrfacherkrankungen (Multimorbidität) beeinträchtigt ist, kommt der Verhinderung weiterer Erkrankungen eine bedeutende Rolle zu. Es geht also darum, durch sorgfältige Pflege weitere Schädigungen der alten Menschen zu verhindern.

Wichtig ●

Es gibt verschiedene Arten und Möglichkeiten der Prophylaxe, die richtig sein können; folglich gibt es dazu keine Patentrezepte.

Prophylaktische Maßnahmen brauchen natürlich Zeit und kosten Geld. Sie erfordern allerdings einen Bruchteil von dem Aufwand, der notwendig wird, einmal entstandene Krankheitsbilder wieder zu therapieren! Ganz zu schweigen davon, daß die Betroffenen dies oft mit großen Schmerzen ertragen müssen. Dies sei ins Ohr jeglicher Träger von Einrichtungen gesagt, die versuchen, an Material und Personal kurzfristig einzusparen.

Spezielle Prophylaxen

Wichtig bei allen speziellen Prophylaxen sind folgende Punkte!

1. Konsequente Durchführung (regelmäßig und sorgfältig)
2. Einheitliche Methoden (innerhalb einer Einrichtung, gleichartige Behandlung Absprache mit dem Arzt und den Kollegen)
3. Eigene Überzeugung (daß diese Maßnahmen sinnvoll und nützlich sind, ausreichende Vorinformationen)

Dekubitusprophylaxe

Dekubitusprophylaxe bedeutet die Anwendung von Maßnahmen zur Verhütung von Druckgeschwüren. Diese können entstehen durch Wundliegen oder -sitzen, durch Nässe der Haut oder durch mangelhafte Ernährung.

Häufigste Entstehungsgründe eines Dekubitus:

- ▷ länger andauernder Druck auf bestimmte Körperstellen
- ▷ mangelnde Durchblutung
- ▷ Absterben des Gewebes (Nekrose)
- ▷ Druckgeschwür

Risikopatienten:

- ▷ wenig bewegliche: chronisch Kranke, Querschnittsgelähmte

▷ bewegungseingeschränkte: teilweise psychisch Kranke, die bewegungshemmende Medikamente erhalten
▷ Patienten, die starke Schmerzmittel erhalten

Maßnahmen der Dekubitusprophylaxe sind:
1. Druckentlastung (z. B. 30° Lagerung)
2. Förderung einer ausreichenden Durchblutung (z. B. durch Mobilisierung nach Bobath-Konzept)
3. Trockenhalten der Haut
4. Eiweiß- und Vitaminreiche Kost

Zu 1.: Zur Druckentlastung dienen folgende Maßnahmen:

▷ häufiges Umlagern (alle 2–3 Std.)
▷ Vermeidung von Wäschefalten oder Krümeln,
▷ Druck auf große Oberfläche mittels Gummiringen, Wasserkissen, Schaumstoffpolstern, Fersen- und Ellenbogenringen, Styroporkissen (sehr leicht und kochbar!), Sandsäcken oder spezieller Matratzen verteilen

Zu 2.: Dem Fördern einer ausreichenden Durchblutung dienen folgende Maßnahmen:

▷ Ganzwaschungen mit anschließendem Abfrottieren
▷ Bei alten Menschen ist die Haut meist sehr trocken, deshalb sollte man sie einfetten und dabei leicht massieren; sehr bewährt hat sich hierfür Melkfett (kostengünstig!)
▷ Mit Alkohol abreiben (z. B. Franzbranntwein); dies trocknet allerdings die Haut zusätzlich aus, deshalb mit Hautöl eine Emulsion herstellen
▷ Schaumstoff oder Felle (echt oder Kunststoff) reizen mit ihren feinen Spitzen die Haut zur vermehrten Durchblutung an, jedoch nur bei direkter Anwendung auf der Haut!
▷ Massage

▷ Anwendung von Wärme und Kälte im Wechsel
▷ Bewegung

Zu 3.: Durch folgende Maßnahmen wird die Haut trocken gehalten:

▷ Bei schwitzenden Patienten, besonders bei Fieberpatienten, sollte oftmals die Wäsche gewechselt werden
▷ Patienten gut abfrottieren
▷ Bei inkontinenten Patienten öfter die Einlagen wechseln
▷ In manchen Fällen werden Puder eingesetzt

Zu 4.: Eiweiß- und vitaminreiche Kost

▷ Meist ist die Überwachung einer eiweiß- und vitaminreichen Kost, Aufgabe der Küchenleitung. Bei Schwerkranken, die passierte Kost oder Sondennahrung zugeführt bekommen, ist aber vielfach das Pflegepersonal verantwortlich für eine ausgewogene und sinnvolle Ernährung. (Zum Thema Ernährung ist ebenfalls in der Reihe „Lehrbuch Altenpflege" beim Curt R. Vincentz Verlag ein Band erschienen.)

Wichtig •

Die Entstehung eines Dekubitus ist meist ein schwerer Fehler in der Grundpflege und ist grundsätzlich dem Arzt zu melden.

Durch sorgfältige Krankenbeobachtung beim Waschen, Baden, Anziehen und Betten kann man die ersten Anzeichen rechtzeitig erkennen.

Anzeichen eines Dekubitus sind:

▷ örtliche Rötung, möglicherweise Schmerzäußerung des Patienten
▷ Blasenbildung
▷ Hautabschürfungen
▷ Geschwür
▷ Geschwür im Gewebe, Schwarzfärbung und Erhärtung des Gewebes.

Behandlung eines Dekubitus

Folgende Arbeitsschritte werden bei der Behandlung eines Dekubitus durchgeführt:

- ▷ Absprache mit dem Arzt und Kollegen
- ▷ Druckentlastung
- ▷ Wunden müssen zuerst keimarm gemacht werden, durch Ausschneiden (nur durch den Arzt!) oder Spülungen mit Wasserstoffsuperoxyd 3 %, mit Lösungen aus Kaliumpermanganat, *Betaisodona* oder *Rivanol*, auch durch Anwendung von Traubenzucker oder Puderzucker
- ▷ mit steriler Knopfsonde die Wunde auf Wundtaschen untersuchen
- ▷ danach erfolgt eine Salben- oder Puderbehandlung oder das feuchte Wundmilieu wird erhalten.

▶ Salbenbehandlung:

- ▷ zuerst die Wundränder versorgen und mit Salbe abdecken (z. B. mit Zinksalbe, *Desitinsalbe* oder *Penatencreme*)
- ▷ in die Wunde durchblutungsfördernde (hyperämisierende) Präparate wie *Actihaemyl, Bepanthen, Nebacetin* oder *Perubalsam* geben, die direkt aus der Tube auf die sterile Kompresse gegeben werden.
- ▷ bei oberflächlichen Wunden können fertige Salbenkompressen wie z. B. *Fucidine* oder *Branolind* verwendet werden. Diese sollen aber genau passend in Größe der Wunde ausgeschnitten sein!

▶ Trockenbehandlung:

- ▷ Antibiotische oder stark Flüssigkeit aufsaugende Puder werden mittels eines sterilen Spatel oder auf einer sterilen Kompresse in die Wunde eingebracht.

▶ Gazestreifen:

▷ die fertigen Gazestreifen enthalten meist eine Wirksubstanz in Puder- oder Salbenform. Sie werden direkt aus der sterilen Verpackung mittels steriler Pinzette in die Wunde gelegt. Die Wunde soll locker ausgefüllt und nicht vollgestopft sein, da dies wieder ein zu großer Druck auf das Gewebe wäre!

▶ Erhaltung des feuchten Wundmilieus mit Adhäsivverbänden (selbsthaftende Verbände)

▷ nach Abschluß der Behandlung wird die Wunde mit einer sterilen Kompresse verschlossen
▷ ein Verband wird zur Fixierung angelegt
▷ bei Bedarf werden noch Polsterungen angebracht.

Wichtig ●

Wenn die Heilung eines Dekubitus zum Stillstand kommt, ist es notwendig, die Behandlungsmethode zu ändern.

Um die Entwicklung eines Dekubitus besser verfolgen zu können, ist es notwendig, den Zustand der Behandlung zu dokumentieren. Dies kann durch Vermessen der Wunde oder durch Aufnahme mit einer Sofortbildkamera geschehen.

Wiederholungsfragen ●

① Was heißt prophylaktisch?
② Was bedeutet gesund leben für Sie konkret?
③ Weshalb kommt der Prophylaxe bei älteren Menschen besondere Bedeutung zu?
④ Was ist generell bei allen Maßnahmen der Prophylaxe von großer Wichtigkeit?
⑤ Welche Umstände fördern die Entstehung eines Dekubitus?
⑥ Wie entsteht ein Druckgeschwür und welche Gegenmaßnahmen sind durchzuführen?
⑦ Kennen Sie die Anzeichen eines Dekubitus?
⑧ Zählen Sie verschiedene Behandlungsmethoden eines Dekubitus auf; mit wem müssen Sie sich auf eine Methode einigen?
⑨ Ein Dekubitus eines bettlägerigen Patienten, den Sie und Ihre Kollegen seit etwa 8 Wochen fachgerecht behandeln, hat sich seit ungefähr drei Wochen nicht mehr verändert. Was ist zu tun?

Pneumonieprophylaxe

Pneumonieprophylaxe bedeutet Anwendung von Maßnahmen zur Verhütung einer Lungenentzündung. Ursachen können sein:

- ▷ Bakterien, Viren, Pilze
- ▷ Entzündungen im Mundbereich, Erkältungen
- ▷ Fremdkörper in den Atemwegen, ungenügende Belüftung der Lungen
- ▷ Sekret- oder Schleimstau in den Atemwegen.

Bei alten und bettlägerigen Patienten ist die hypostatische Pneumonie als Folge von Bewegungseinschränkung sehr häufig.

Man unterscheidet die Lappenpneumonie (lobäre P.) von der herdförmigen Pneumonie.

Maßnahmen der Pneumonieprophylaxe:
1. Freihalten der Atemwege
2. Förderung der Lungendurchlüftung und -durchblutung
3. Verhinderung des Ansaugens von Schadstoffen in die Atemwege = Aspiration

Zu 1.: Zum Freihalten der Atemwege werden folgende Maßnahmen durchgeführt:

- ▷ Oberkörper bei liegenden Patienten erhöht lagern, damit sich der Brustkorb leichter bewegen läßt, Rücken gerade, Kopf nicht nach vorne gebeugt (auch hier müssen die Wünsche der Bewohner weitestmöglich berücksichtigt werden!)
- ▷ häufiges Umlagern, auch Seitenlage
- ▷ Atemgymnastik, sitzend oder bei flacher Lagerung möglich
- ▷ Fenster öffnen, Einatmen durch die Nase, Ausatmen durch den Mund. Auf tiefe, lange, regelmäßige Atemzüge achten. Löst sich dabei Schleim oder Sekret, mit aufrechtem Körper abhusten lassen
- ▷ Für ausreichende Luftbefeuchtung sorgen, bei Bedarf Inhalation
- ▷ Gründliche Mundpflege durchführen

▷ Sekret bei gelähmten oder bewußtlosen, schwachen Patienten muß nach Anordnung des Arztes abgesaugt werden.

Zu 2: Die Lungendurchlüftung und -durchblutung wird gefördert durch:

▷ Abreibung mit alkoholischen Emulsionen wie Franzbranntwein, Kampferspiritus, Alkohol mit Hautöl als Zusatz
▷ Einreibungen mit durchblutungsfördernden Salben wie Transpulmin, Pinimenthol, Kampfer
▷ Abklopfen des Brustkorbes am Rücken (mit der hohlen Hand von unten nach oben.
▷ Bewegung, Mobilisation.

Zu 3: Schwerkranken bei hochgestelltem Kopfteil das Essen geben. Dabei durch Blick auf den Kehlkopf des Patienten prüfen, ob dieser schluckt. Das Essen langsam geben und abschließend zu trinken reichen.

▷ Bewußtlosen Patienten keine Nahrung einflößen. Ausnahme: Magensonde!
▷ Seitenlagerung sehr schwacher Patienten.

Anzeichen einer Pneumonie sind:

▷ schlechter Allgemeinzustand
▷ flache, beschleunigte Atmung
▷ schneller Puls
▷ Auswurf
▷ Temperaturanstieg. Bei der lobären Pneumonie hohes Fieber! Bei der herdförmigen subfebril bis mäßig 37,1 °C–39 °C!

Thrombose-prophylaxe

Thromboseprophylaxe bedeutet die Anwendung von Maßnahmen zur Verhütung einer Thrombose. Eine Thrombose ist das Entstehen oder Bestehen eines Blutgerinnsels in einem Blutgefäß.

Ursachen der Thrombose können folgende Umstände sein:

- ▷ Verlangsamte Blutströmung bei Bewegungsmangel,
- ▷ Krampfadern, verminderte Herzleistung,
- ▷ Veränderung der Blutgefäßwände bei Entzündungen,
- ▷ Verengungen (Stenose) nach Operationen oder nach einer Schwangerschaft,
- ▷ verstärkte Blutgerinnung bei Flüssigkeitsverlust,
- ▷ Erkrankungen des Blutes.

Fast jeder ältere Mensch ist thrombosegefährdet. Besonders gefährdete Personen sind: schwerkranke, gelähmte oder bewußtlose Herzpatienten, Patienten mit Krampfadern oder mit Gefäßerkrankungen.

Man unterscheidet die venöse Thrombose und die arterielle Thrombose.

Maßnahmen der Thromboseprophylaxe sind:
1. Mobilisation des Patienten
2. Hochlagern der Beine
3. Wickeln der Beine

Zu 1.: Die Mobilisation des Patienten kann durch verschiedene Maßnahmen verstärkt werden:

- ▷ Patienten möglichst viel aufstehen und gehen lassen
- ▷ nur solange wie unbedingt nötig Bettruhe einhalten
- ▷ liegende Patienten auffordern, die Beine und Füße zu bewegen
- ▷ beim Waschen und Betten Arme und Beine des Patienten gut durchbewegen
- ▷ leichte gymnastische Übungen, auch Atemgymnastik durchführen
- ▷ Muskeltraining mit Fußstütze, Schaumstoff oder Karton im Bett.

Zu 2.: Hochlagern der Beine:

▷ Auch beim Sitzen außerhalb des Bettes sollen die Beine möglichst in Sitzhöhe hochgelagert werden.

Zu 3.:
a) Wickeln der Beine:

▷ Wickeln der Beine mit einer elastischen Binde wird nur auf ärztliche Anordnung durchgeführt (Gefahr bei arterieller Thrombose!)
▷ Wickeln vor dem Aufstehen
▷ Beginn am Zehengrundgelenk. Wickelrichtung von innen nach außen
▷ angemessener Zug auf die Binde, so daß sich die Binde aber noch dehnen oder zusammenziehen läßt
▷ enge Spiralgänge um den Fuß
▷ Ferse vollkommen mit Achtertouren einbinden, da sonst an den offenen Stellen Stauungen auftreten würden
▷ entweder bis unters Knie oder über das Knie und den Oberschenkel bis zur Leistenbeuge wickeln.

b) Pütter-Verband-Technik (siehe Abb. 65 auf Seite 339)

Wichtig •

Bei der Behandlung mit gerinnungs- oder entzündungshemmenden Salben *(Hirudoid, Thrombophob, Venostasin)* ist zu beachten, daß diese nur leicht aufgetragen aber nicht eingerieben werden.

Anzeichen einer Thrombose:

▷ Schmerzäußerungen des Patienten
▷ Schwellung und Rötung des Gewebes
▷ erkranktes Blutgefäß tritt rot hervor

Abb. 65: Pütter-Verband-Technik zum Anlegen eines Kompressionsverbandes

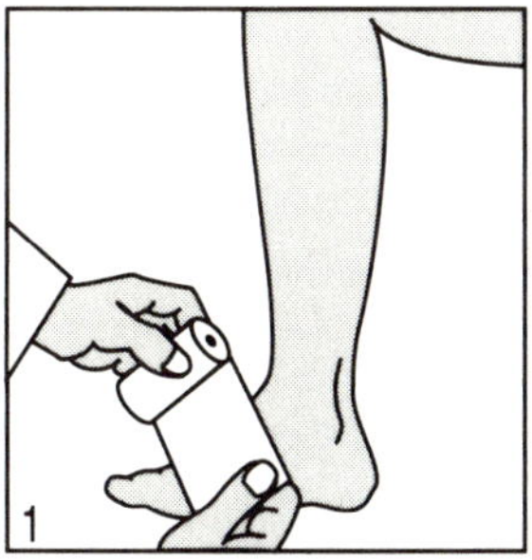

Fuß rechtwinklig stellen und mit der ersten Bindentour von innen nach außen an den Zehengrundgelenken beginnen.

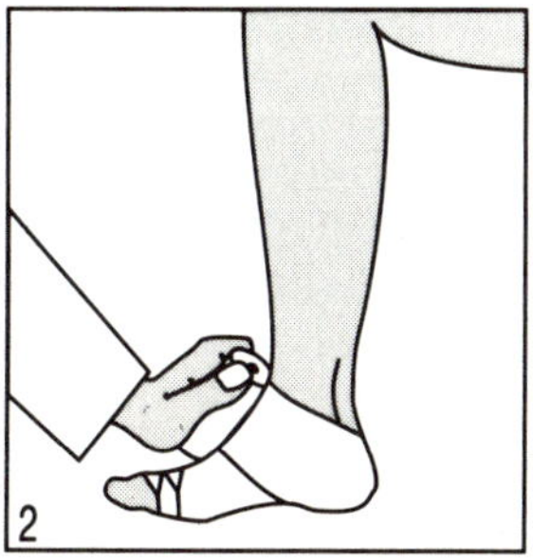

Nach 2–3 Touren um den Mittelfuß herum umschließt die Binde dann die Ferse und führt über den Innenknöchel zum Rist zurück.

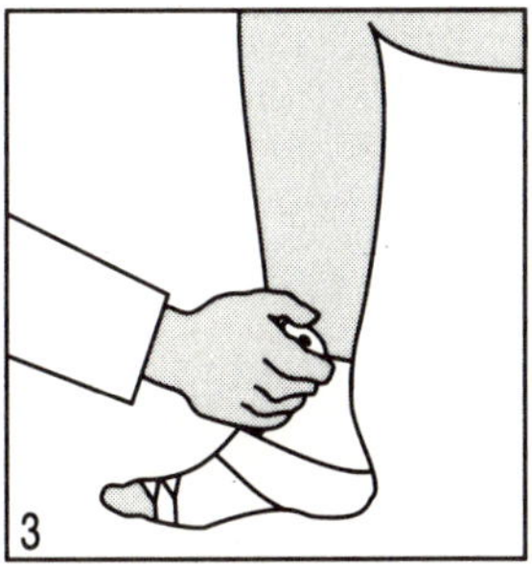

Mit zwei weiteren Touren werden die Ränder der ersten Fersentour zusätzlich fixiert. Dabei läuft die Binde zuerst über den oberen Rand um die Fessel herum . . .

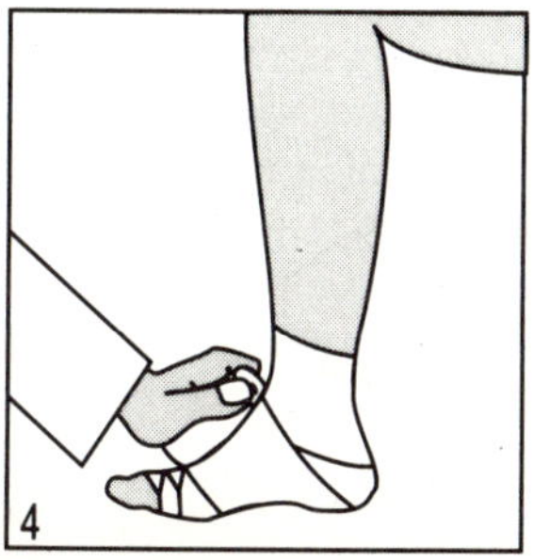

und anschließend über den unteren Rand in die Fußwölbung.

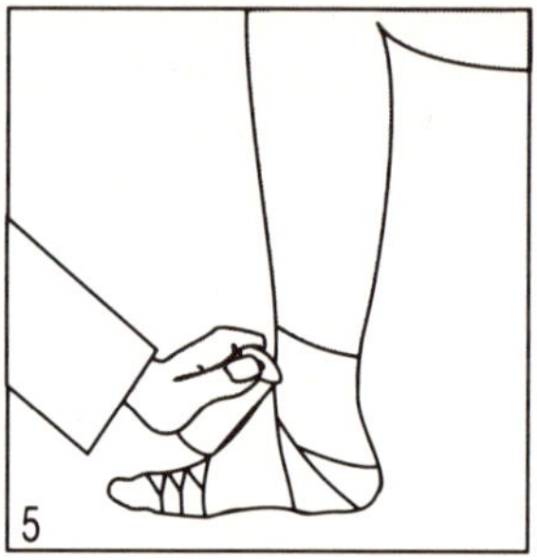

Nach einer weiteren Tour um den Mittelfuß führt die Binde über die Sprunggelenksbeuge zur Fessel zurück,

. . .

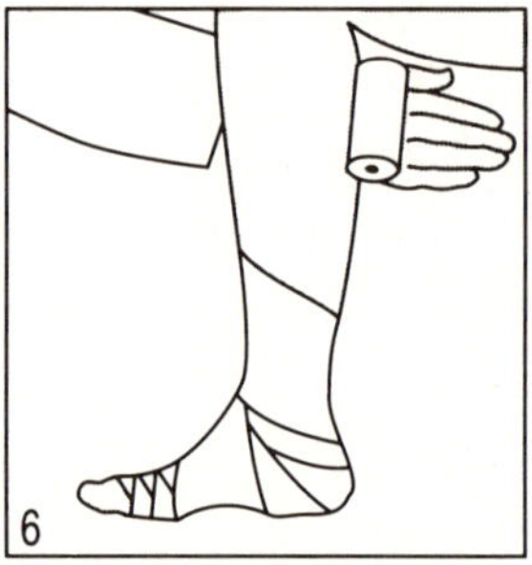

um dann der Form des Beines folgend in steilen Touren die Wade zu umschließen. Dabei ist zu beachten, daß die Binde mit der flachen Hand auf dem Unterschenkel abgerollt und nur in der Abrollrichtung angezogen wird. Die Binde darf den Kontakt zur Haut nicht verlieren.

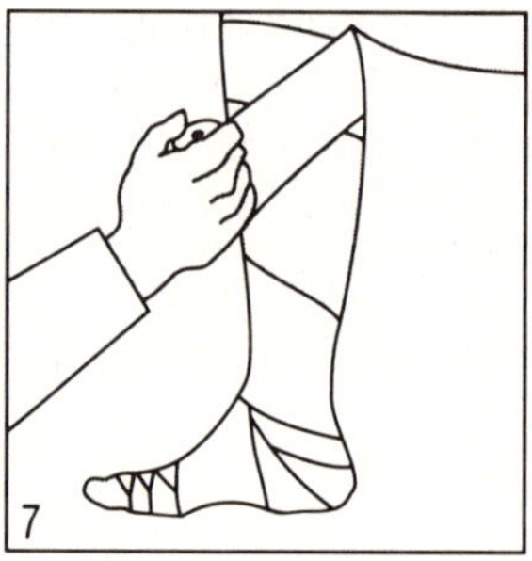

Von der Kniekehle läuft die Binde einmal um das Bein herum, führt dann der Beinform entsprechend wieder nach unten und schließt vorhandene Lücken im Verband.

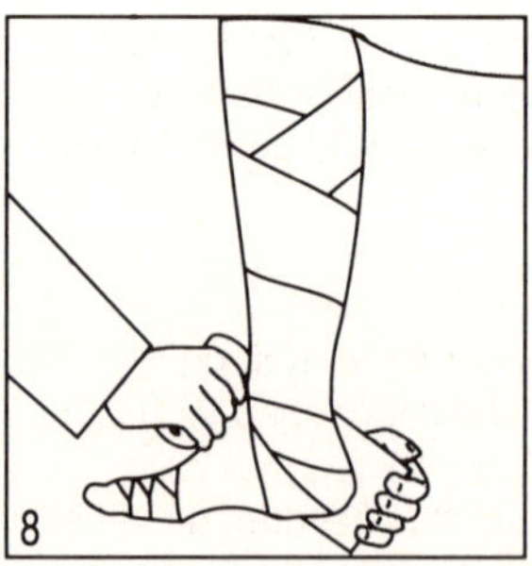

Die zweite Binde wird gegenläufig von außen nach innen am Knöchel angesetzt und führt mit der ersten Tour über die Ferse zum Fußrükken zurück.

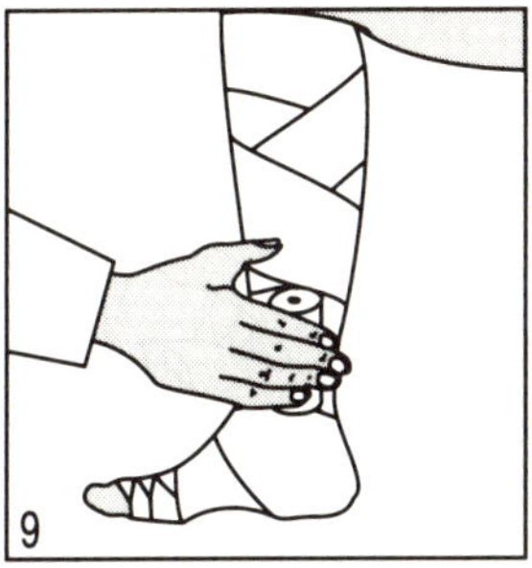

9

Zwei weitere Touren fixieren zuerst den oberen und dann den unteren Rand dieser Fersentour.

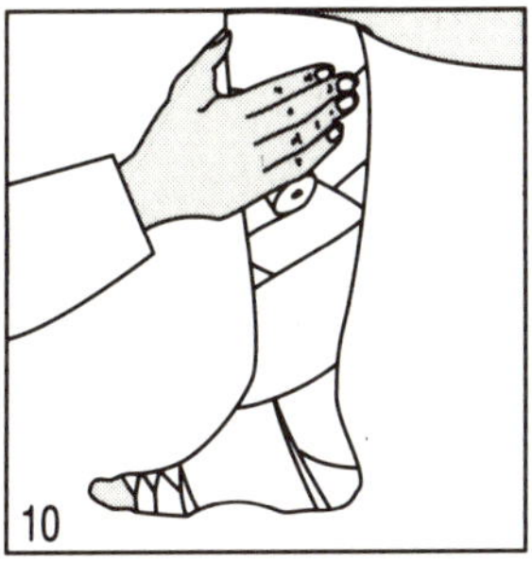

10

Anschließend läuft die Binde noch einmal um den Mittelfuß und dann in gleicher Weise wie die erste steil nach oben und wieder zurück.

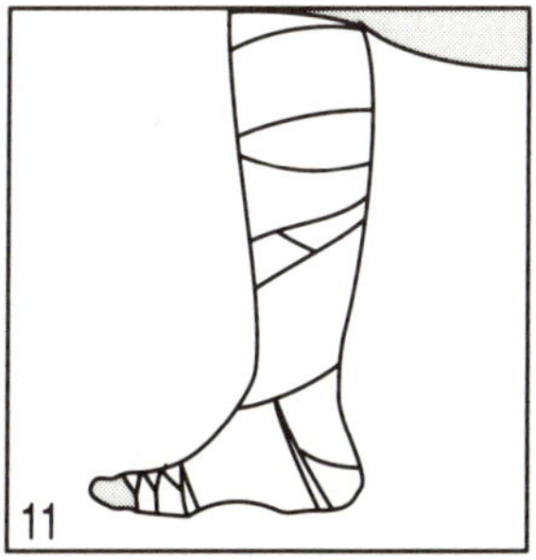

11

Der fertige Verband wird mit Klamern an der Außenseite des Verbandes fixiert.

Die Abbildungen zeigen das Anlegen des Verbandes durch eine zweite Person. Das Selbstanlegen geschieht in genau gleicher Weise, naturgemäß jedoch mit umgekehrter Handstellung.

Wiederholungsfragen ●

① Nennen Sie mögliche Ursachen für eine Pneumonie.
② Welche Pneumonie tritt bei alten bettlägerigen Menschen häufig auf?
③ Welche Maßnahmen müssen ergriffen werden, um einer Pneumonie vorzubeugen?

④ Nennen Sie drei Beispiele, wie Sie für eine bessere Lungendurchlüftung und -durchblutung des Patienten sorgen können.
⑤ Welches sind die Anzeichen einer Pneumonie?
⑥ Weshalb darf das Wickeln der Beine nur nach ärztlicher Verordnung erfolgen?
⑦ Muß die Ferse miteingewickelt werden?

Kontrakturenprophylaxe

Kontrakturenprophylaxe bedeutet die Anwendung von Maßnahmen zur Verhütung einer Verkürzung der Muskeln oder Verknöcherung der Gelenke. Die Bewegung ist für die Patienten oft nur unter Schmerzen möglich oder bei Lähmungen gar nicht mehr (Schonhaltung) Fehlstellung oder Versteifung (Körperteil ist nicht mehr funktionsfähig) auftreten.

Gefährdete Personen sind Patienten mit entzündlichen Gelenkerkrankungen (Gelenkrheuma, Polyarthritis) oder mit Arthrose und Patienten mit Lähmungen (Kinderlähmung, Querschnittslähmung). Bei alten Menschen tritt häufig die Halbseitenlähmung (Hemiplegie) nach einem Schlaganfall (Apoplex) auf. Lange Zeit ruhiggestellte Patienten bei Gipsverbänden sind ebenfalls gefährdet.

Maßnahmen der Kontrakturenprophylaxe sind:
1. Häufiges Umlagern, dabei aktive und passive Bewegungsübungen durchführen
2. Richtige, sinnvolle Lagerung des Patienten

Alle weiteren Maßnahmen wie Massagen, Krankengymnastik oder medikamentöse Anwendungen sind Aufgabe der Spezialisten!

Soor- und Parotitisprophylaxe

Soor- und Parotitisprophylaxe bedeutet die Anwendung von Maßnahmen zur Verhütung eines Pilzbefalls der Mundschleimhaut bzw. zur Verhütung einer Entzündung der Ohrspeicheldrüse (Parotis).

Ursachen für derartige Erkrankungen sind:

- ▷ Nachlässige Mund- und Zahnpflege, mangelhafte Ernährung
- ▷ herabgesetzte Abwehrkraft des Körpers (Fieber)
- ▷ mangelhafte Kautätigkeit.

Gefährdete Personen sind Patienten, die:

- ▷ wenig oder gar nicht mehr essen
- ▷ nur Brei oder Flüssignahrung bekommen
- ▷ Sondennahrung erhalten
- ▷ zu wenig trinken
- ▷ hohes Fieber haben.

Maßnahmen der Soor- und Parotitisprophylaxe sind (neben der genauen Beobachtung):

1. Gründliche Mund- und Zahnpflege, auch Prothesenpflege
2. Ausreichende Flüssigkeitszufuhr
3. Kautätigkeit des Patienten anregen
4. Lippen und Mundschleimhaut des Patienten einfetten, Mundspülungen durchführen.

Zu 1.:

- ▷ bei Schwerkranken nach jeder Mahlzeit, Mundpflege durchführen
- ▷ Zahnpflege regelmäßig, mindestens zweimal täglich
- ▷ Prothesen nach jeder Mahlzeit reinigen. Gut sitzende Prothesen möglichst nachts im Mund belassen, da die Gefahr einer Kieferveränderung besteht.

Zu 2.:

- ▷ Tagsüber und nachts dem Patienten Getränke bereitstellen und reichen, ihn öfter auffordern, zu trinken (alte Menschen sollten etwa 2—3 Ltr. an Flüssigkeit zusätzlich zur Nahrung aufnehmen)

Zu 3.:

- ▷ Brotrinde an geschmierten Broten belassen, nicht zu früh Brote entrinden
- ▷ Trockenen Zwieback essen lassen oder Kaugummi geben. Fleisch nicht unnötig passieren
- ▷ eine Überversorgung ist hier sehr schädlich!

Zu 4.:

- ▷ nach ärztlicher Anordnung wird das Auswischen der Mundhöhle mittels Tupfern mit Lösungen (z. B. *Hexoral,* Kamille, Myrrhe) durchgeführt. Lippen und Mundschleimhaut sollte man bei fiebrigen Patienten einölen oder einfetten.

Anzeichen von Soor: Grauweißer, klebriger Belag auf der Mundschleimhaut, Anzeichen einer Parotitis: Schmerzen und Schwellung im Bereich vor dem Ohr.

Wiederholungsfragen ●

① Was ist eine Kontraktur genau?
② Dürfen Sie selbständig mit dem Patienten krankengymnastische Übungen durchführen?
③ Was bedeutet Soor?
④ Was ist eine Parotitis?
⑤ Zählen Sie drei Möglichkeiten auf, wie Sie die Kautätigkeit eines alten, kranken Patienten anregen können!

Therapeutische Maßnahmen

Unter therapeutischen Maßnahmen verstehen wir hier Maßnahmen, die der Behandlung von Krankheiten dienen. Das griechische Wort „Therapeia" bedeutet Dienst.

Eine wichtige therapeutische Maßnahme ist die Verordnung und Verabreichung von Medikamenten. Andere therapeutische Maßnahmen sind die physikalische Therapie, die Ergotherapie, die Logopädie und die Psychotherapie.

Therapeutische Maßnahmen werden vom Arzt oder von speziellen Fachkräften angeordnet und in Rücksprache und Kontrolle durch diese von Altenpflegern und Altenpflegerinnen durchgeführt.

Jedes eigenmächtige therapeutische Handeln des Pflegepersonals ohne Absprache mit Arzt und Kollegen kann zu Schädigungen des Patienten führen!

Wichtig •

Medikamente

In unserer Gesellschaft ist ein sorgloser, konsumhafter Umgang mit Medikamenten weit verbreitet. Das darf aber kein Grund für das Pflegefachpersonal sein, ebenso zu verfahren.

Medikamente können in der Hand eines erfahrenen Arztes Krankheiten heilen helfen und Beschwerden lindern; bei Verabreichung ohne ausreichendes Wissen und Können werden sie zu einer Gefahr!

In der Bundesrepublik sind zur Zeit ca. 40 000 industriell hergestellte Medikamente im Handel (obwohl die WHO nur etwa 250 Arzneimittel für wesentlich hält). Aus dieser Fülle kann der behandelnde Arzt das ihm am geeignetsten erscheinende Mittel auswählen und dem Patienten verordnen.

Verordnung von Medikamenten nur durch den Arzt!

Wichtig •

Auch pflanzliche oder sogenannte „harmlose“ Medikamente werden nicht ohne Verordnung verabreicht. Davon darf es keine Ausnahme geben, wenn man nicht Gesundheit und Leben des älteren Menschen gefährden will.

Frei verkäufliche Medikamente, die sich der ältere Mensch selbst besorgt oder besorgen läßt, kann er auf eigenen Wunsch und Risiko einnehmen, sein Arzt sollte jedoch darüber informiert sein.

Und, bedenken Sie:

> Kein Medikament heilt Krankheiten.
> Der Körper heilt sich selbst;
> gegebenenfalls mit Hilfe des Medikamentes!

Aufbewahren von Medikamenten

In der stationären Altenpflege haben sich bestimmte Aufbewahrungsarten für Medikamente bewährt. An diesen Aufbewahrungsarten kann man festhalten. Die Situation in der ambulanten Altenpflege ist etwas anders. Hier werden die Medikamente je nach der individuellen Situation beim Patienten, aber auch in den Diensträumen der Einsatzstelle aufbewahrt.

In der Altenpflege werden Medikamente vom behandelnden Arzt immer für einen Patienten verordnet und rezeptiert. Daraus ergibt sich, daß Medikamente eines Patienten gemeinsam aufbewahrt werden.

Im Medikamentenschrank wird für jeden Patienten ein eigenes Fach bereitgestellt. Diese Fächer können nach Zimmernummern und Stationen geordnet werden. Auch eine Einordnung nach dem Alphabet kann sinnvoll sein.

Nicht zulässig ist dagegen die Einordnung nach Medikamenten oder Wirkungsgruppen, wie es im Krankenhaus gehandhabt wird. Die Medikamente sind Eigentum des Patienten und müssen auch so aufbewahrt werden!

In der ambulanten Altenpflege werden die Medikamente in der Regel beim Patienten aufbewahrt, wenn sichergestellt ist, daß der Patient nicht verantwortungslos damit umgeht. Sonst kann die Aufbewahrung in einem Dienstzimmer notwendig werden.

Allgemeine Regeln für die Aufbewahrung von Medikamenten

An allgemeinen Regeln für die Aufbewahrung von Medikamenten muß folgendes beachtet werden:

- ▷ Der Medikamentenschrank muß verschließbar sein und auch geschlossen werden.
- ▷ Der Schlüssel wird von den dazu bestimmten Fachkräften verwahrt.
- ▷ Der Schrank muß übersichtlich und geordnet sein.
- ▷ Er muß saubergehalten werden.
- ▷ Werden Medikamente aufbewahrt, die unter das Betäubungsmittel-Gesetz fallen, so muß ein spezielles Fach dafür vorhanden sein, das mit einem Sicherheitsschloß versehen ist.
- ▷ Wärmeempfindliche Medikamente (z. B. Seren und Impfstoffe, Insulin, manche Antibiotika, weiche Suppositorien usw.) müssen in einem speziellen Kühlfach oder im Kühlschrank aufbewahrt werden.
- ▷ Lichtempfindliche Arzneimittel (z. B. Wasserstoffsuperoxid) müssen in dunklen (braunen) Glasflaschen aufbewahrt werden.
- ▷ Feuergefährliche Stoffe (z. B. Benzin, Alkohol) müssen sicher aufbewahrt werden und dürfen nie warmgestellt werden.
- ▷ Medikamente zur Injektion müssen steril aufbewahrt werden, d. h. die Verschlüsse müssen sterilgehalten werden.
- ▷ Äußerlich anzuwendende und innerlich anzuwendende Mittel werden getrennt aufbewahrt.

Medikamente müssen also sauber, übersichtlich, fachgerecht und vor Mißbrauch geschützt aufbewahrt werden.

Hierbei ist darauf zu achten, daß die Verfallsdaten nicht überschritten werden und daß keine große „Lagerhaltung“ betrieben wird. Keinesfalls zulässig ist das „Abzweigen“ von Medikamenten aus dem Eigentum der Patienten!

Altenpfleger sind keine Ärzte und können und dürfen nichts verordnen. Wenn der Patient ein Medikament benötigt, wird es durch den Arzt verordnet! Jedes Horten und Sammeln von Medikamenten ist überflüssig.

Umgang mit Medikamenten, die unter das Betäubungsmittel-Gesetz fallen

Nach dem Betäubungsmittel-Gesetz (BtMG) vom 28. 7. 1981 müssen alle abhängigkeits- und suchterzeugenden Stoffe, das sind Stoffe, bei denen es in relativ kurzer Zeit zur Entwicklung von Gewöhnung und Abhängigkeit kommt, unter dauerndem Verschluß aufbewahrt werden. Es können Abhängigkeiten von *jedem* Medikament entstehen, insbesondere sind hier aber folgende Mittel gemeint:

- ▷ Narkoanalgetika
- ▷ Morphin-Präparate und synthetische Mittel
- ▷ Opiate und deren Derivate.

Die Verordnung wird vom Arzt auf einem Spezialformular vorgenommen. Alle Ein- und Ausgänge müssen im Betäubungsmittelbuch mit Tintenstift oder Kugelschreiber und mit Unterschrift der betreffenden Pflegeperson eingetragen werden. Dazu gehört:

- ▷ der nachweispflichtige Teilnehmer (Station, Heim usw.)
- ▷ die Bezeichnung, Arznei- bzw. Darreichungsform und Gewichtsmenge des erhaltenen BtM
- ▷ das Datum des Zugangs oder Abgangs
- ▷ der Lieferer (Apotheke) oder Empfänger (Patient), die sonstige Herkunft (z. B. andere Station) oder der sonstige Verbleib (z. B. Vernichtung)
- ▷ die zugegangene oder abgegangene Menge bei nicht abgeteilten Zubereitungen (z. B. Opiumtinktur) in g oder mg
- ▷ die abgeteilten Zubereitungen in Stück
- ▷ die abgeteilten, flüssigen Zubereitungen (z. B. Injektions- oder Tropflösungen) in ml.

Der verschreibende Arzt muß diese Aufzeichnungen am Ende eines jeden Kalendermonats prüfen und im Falle einer Änderung des Bestandes sein Namenszeichen und das Prüfdatum anbringen.

Das Betäubungsmittelbuch muß von dem Verantwortlichen drei Jahre, von der letzten Eintragung an gerechnet, aufbewahrt werden.

Diese Unterlagen sind auf Verlangen der zuständigen Landesbehörde einzusenden oder deren Beauftragten vorzulegen.

Sinnvoll ist es, wenn der behandelnde Arzt das benötigte Medikament jeweils mitbringt und keine Betäubungsmittel auf der Station verbleiben.

Verabreichungsarten

Bei den heute industriell hergestellten Medikamenten ist die Verabreichungsart schon durch die Herstellung festgelegt. Trotzdem kann es vorkommen, daß der Arzt eine andere Verabreichungsart verordnet.

Folgende Verabreichungsarten sind üblich:

▶ Verabreichung durch den Mund
(Orale Applikation oder Applikation per os)

Man unterscheidet dabei folgende Formen:

▷ Tablette ist eine gepreßte Arzneiform, die eine genaue Einzeldosierung erlaubt. Um sie besser Teilen zu können, haben viele Tabletten Bruchrillen. Tabletten können bei Bedarf pulverisiert werden.
▷ Dragees sind überzogene Tabletten, die oft eine schlecht schmeckende Wirksubstanz enthalten. Sie sollen ganz geschluckt werden.
▷ Linguetten sind Tabletten, die durch Resorption über die Mundhöhle wirken.
▷ Pastillen sind in Mund und Rachen lokal wirkende Lutschtabletten.

- ▷ Granulate sind Medikamentenkörnchen, die mit einem Meßlöffel dosiert und in Wasser gelöst werden. Werden sie unaufgelöst geschluckt, muß viel Flüssigkeit nachgetrunken werden.
- ▷ Kapseln sind dosierte Arzneiformen, die in eine Weich- oder Hartgelatinekapsel eingeschlossen sind, welche im Magen oder Darm verdaut werden. Sie müssen unzerkaut geschluckt werden.
- ▷ Pulver zum oralen Gebrauch werden messerspitzen- oder teelöffelweise eingenommen.
- ▷ Tropfen gibt es für innerlichen und äußerlichen Gebrauch. Das Etikett muß sorgfältig gelesen werden.
  Ist das Lösungsmittel Wasser, so entsprechen etwa 20 Tropfen einem Milliliter. Die Tropfvorrichtung oder Pipette muß saubergehalten werden. Die Tropfen müssen genau gezählt werden.
- ▷ Mixturen sind Mischungen mehrerer Wirkstoffe. Sie werden tee- oder eßlöffelweise eingenommen. Saft und Sirup ist eine andere Bezeichnung dafür.
- ▷ Placebo ist ein wirkstoffloses Medikament.

▶ Verabreichung durch den After
(rektale Applikation)

- ▷ Suppositorien werden in den Enddarm eingeführt. Sie bestehen entweder aus Hartfett, das bei Körperwärme schmilzt oder einer anderen Grundmasse, die sich auflöst. Suppositorien werden verwendet, um den Magen nicht zu belasten.
- ▷ Medikamentöse Klistiere wirken lokal therapeutisch. Sie müssen langsam verabreicht und vom Patienten möglichst lange gehalten werden.

▶ Verabreichung über die Haut
(perkutane Applikation)

- ▷ Puder dienen zur äußerlichen Behandlung.

- ▷ Schüttelmixturen (flüssiger Puder) enthalten Puder in einer Flüssigkeit aufgeschwemmt.
- ▷ Salben (Unguenta) enthalten als Grundlage Fett und Kohlenwasserstoffe. Sie haben halbfeste Konsistenz und werden bei Wärme weich.
- ▷ Pasten sind Salben mit einem erhöhten Zusatz pulverförmiger Arzneimittel. Sie haben feste Konsistenz.
- ▷ Pflaster werden heute meist fertig verwendet. Die Wirkstoffe sind auf Leinwand, Gewebe oder Plastikfolie aufgebracht.
  Neuerdings werden Pflaster wieder vermehrt angewendet, sie sind mit Langzeit-Wirkstoffen versehen und geben diese Stoffe über längere Zeit ab.
- ▷ Tinkturen sind in Wasser oder Alkohol gelöste Wirkstoffe.
  Zu den Tinkturen zählen auch die Heilfarben, z. B. Methylenblau.

▶ Verabreichung durch Injektion und Infusion

- ▷ Injektionslösungen – siehe dazu Seite 269
- ▷ Infusionslösungen – siehe dazu Seite 282

▶ Verabreichung durch Inhalation

- ▷ Bei der Inhalation werden die Wirkstoffe in die Atemwege eingebracht (siehe dazu Seite 363).

▶ Verabreichung an Auge, Ohr und Nase

- ▷ Tropfen und Salben werden als Augentropfen und -salben am Auge angewendet.
- ▷ als Ohrentropfen und -salbe am Ohr.
- ▷ als Nasentropfen und -salbe an der Nase.

▶ Verabreichung an der Harnröhre und Harnblase

- ▷ Instillation ist das Einbringen von Medikamenten in Harnröhre und -blase zur lokalen Anwendung (siehe dazu Seite 301).
- ▷ Styli (Stäbchen) dienen ebenfalls dem Einführen von Wirkstoffen in die Harnröhre.

Anwendung in der Scheide

- ▷ Stylo (Stäbchen) dienen auch der lokalen Behandlung in der Scheide.

Verabreichen von Medikamenten

Medikamente werden nur auf ärztliche Anordnung hin verabreicht! Die Verordnung sollte am besten schriftlich vorliegen und folgendes enthalten:

- ▷ Name des Medikamentes
- ▷ Dosis
- ▷ Zeitpunkt und Häufigkeit der Verabreichung
- ▷ Verabreichungsform.

Die Verordnung muß in den entsprechenden Unterlagen, also in der Pflegedokumentation, festgehalten werden.

Für die Verabreichung gilt die sogenannte „Fünfer-Regel“

- ▷ richtiger Patient
- ▷ richtiges Medikament
- ▷ richtige Dosierung und Konzentration
- ▷ richtige Applikation
- ▷ richtiger Zeitpunkt

Richtiger Patient:
Der Name des Patienten muß mit demjenigen auf dem Verordnungsblatt und dem Medikamentenblatt übereinstimen. Bei Unklarheiten unbedingt Sicherheit durch Rückfragen schaffen.

Richtiges Medikament:
Medikamente haben häufig ähnlich klingende Namen oder sind neu und waren bisher nicht ge-

bräuchlich. Eine dreimalige Kontrolle ist daher notwendig:

- ▷ beim Griff nach dem Medikament
- ▷ bei der Entnahme des Medikamentes
- ▷ beim Zurückstellen der Packung

Zusätzlich ist es notwendig, das Verfalldatum zu beachten und Aufbewahrungsort und -art zu bedenken.

Die richtige Dosierung und Konzentration ist abhängig von:

- ▷ dem Alter des Patienten (In der Regel bei älteren Menschen nur $^{2}/_{3}$ der Normaldosis)
- ▷ der Art der Erkrankung und der gewünschten Wirkung
- ▷ dem Allgemeinzustand des Betroffenen
- ▷ dem Körpergewicht des Betroffenen.

Beim Abfüllen und Abzählen der Medikamente sollte man konzentriert arbeiten und sich nicht ablenken lassen. Ein kleiner Fehler kann zu schweren Verwechslungen führen.

Ein Wechsel von einer Applikationsart zu anderen darf nur im Notfall ohne ärztliche Rücksprache vorgenommen werden.

Zur Bestimmung des richtigen Zeitpunktes gehören:

- ▷ die festgelegte Zeit
- ▷ die festgelegten Abstände
- ▷ die Abstände zu oder zwischen den Mahlzeiten (vor, während, nach dem Essen)

Allgemein gilt:

- ▷ Medikamente nur mit frisch gewaschenen Händen richten und austeilen

- ▷ das gerichtete Medikamententablett bleibt bis zum Austeilen verschlossen
- ▷ Fehler bei der Verabreichung müssen umgehend dem zuständigen Arzt gemeldet werden
- ▷ Medikamente, die getrübt oder verfärbt aussehen oder Lösungen mit Bodensatz oder solche, die gären, sollen nicht ohne Rücksprache mit dem Apotheker verwendet werden. Sinnvollerweise verwendet man diese Medikamente nicht
- ▷ der Medikamentenschrank muß stets verschlossen bleiben
- ▷ Patienten über die verabreichten Medikamente informieren
- ▷ die Ablehnung von Medikamenten durch den Patienten muß respektiert werden, es darf keine Verabreichung gegen den Willen des Patienten durchgeführt werden, jedoch sollte der Arzt über die Nichteinnahme informiert werden
- ▷ das Pflegepersonal darf keine Medikamente für sich entnehmen! Die Gefahr, daß Abhängigkeiten entstehen, ist gerade für das Pflegepersonal sehr groß, außerdem ist das Diebstahl!

Wirkung und Nebenwirkung von Medikamenten

Die Wirkung von Arzneimitteln ist teilweise gut erforscht, bei vielen Mitteln jedoch sind die Zusammenhänge und Wirkungsmechanismen im menschlichen Körper noch unklar oder es wurden Wirkungen übersehen (man denke z. B. an Contergan). Medikamente wirken selten nur in eine Richtung. Viel häufiger besitzen sie ein großes Spektrum von Wirkungen, von denen nur die eine oder andere erwünscht und therapeutisch notwendig ist.

Daneben hängt die Wirkung einer Arznei nicht nur vom Wirkstoff ab, sondern auch von psychologischen Faktoren.

Versuche mit Scheinmedikamenten (Placebos) haben ergeben, daß der „Glaube“ an die Wirksamkeit eines Medikamentes meist mehr bewirken kann, als die Substanz alleine.

An diese Mechanismen muß bei der Verwendung von Arzneimitteln immer gedacht werden.

Werden Medikamente, wie es leider häufig der Fall ist, großzügig verabreicht oder wenn für jedes Unwohlsein sofort das entsprechende Mittel zur Hand ist, dann verlieren Medikamente ihren „Wert“, sie sind nichts besonderes mehr, sie werden zur Ware, die immer und überall verfügbar ist.

Durch diesen „Wertverlust“ verlieren sie dann auch an Wirksamkeit.

Sinnvoller ist es, den Arzneien wieder ihren Wert zukommen zu lassen. Medikamente müssen als besondere Stoffe angesehen werden, über deren Verwendung nur ein Fachmann (Arzt) entscheiden kann. Die „Ware“ Arzneimittel muß knapp und wertvoll sein.

Dazu kann auch das Pflegepersonal in der Altenpflege viel beitragen, indem ein sorgloser Umgang vermieden wird. Es ist kein Zeichen besonderer beruflicher Kompetenz, wenn Fachkräfte Arzneimittel ohne Verordnung ausgeben, wenn Patienten 10 und mehr verschiedene Medikamente erhalten, ohne daß der Arzt durch das Personal immer wieder darauf hingewiesen wird und wenn Pflegekräfte selbst Medikamente unbesorgt und immer wieder einnehmen.

Nebenwirkungen

Wie wir gesehen haben, gibt es neben den erwünschten Wirkungen eines Medikamentes auch Nebenwirkungen. Man kann dabei folgende Unterscheidungen treffen:

- Durch die beabsichtigte Hauptwirkung bedingte Nebenwirkungen:

Das Medikament wirkt dabei auf mehrere Organe, obwohl man nur eines beeinflussen will. Zum Beispiel dämpft das Codein den Hustenreiz, gleichzeitig wird aber auch die Darmperistaltik gehemmt und es kommt zur Opstipation.

▶ Überreaktion und Überempfindlichkeit:
Keinesfalls reagieren alle Menschen auf ein bestimmtes Medikament in der gleichen Weise. Es gibt immer Menschen, die überempfindlich, anders oder heftiger reagieren. Eine übermäßige Empfindlichkeit kann auch durch die Wechselwirkung von zwei oder mehreren Medikamenten entstehen. Daran ist gerade in der Altenpflege zu denken, da ältere Menschen häufig mehrere Medikamente verordnet bekommen. Es kann auch zur Ansammlung (Kumulation) des Wirkstoffes im Körper kommen – der Wirkstoff wird nicht mehr ausgeschieden und es entstehen Überreaktionen und Überempfindlichkeiten.

▶ Arzneimittelallergien:
Diese Reaktion ist dosisunabhängig und kann schon bei kleinsten Mengen auftreten. Allergische Symptome können an folgenden Stellen auftreten:

- ▷ an der Haut (z. B. Urtikaria, Exantheme, Ödeme)
- ▷ an den Schleimhäuten (z. B. Schwellungen und Entzündungen)
- ▷ im Blutsystem (z. B. Thrombozytopenie, Agranulazytose)
- ▷ im Kreislaufsystem (z. B. anaphylaktischer Schock, der eine gefährliche, akute Erscheinung ist).

▶ Gewöhnung und Abhängigkeit.
Die Gewöhnung an Medikamente führt zu immer größerer Einnahme von Medikamenten und schließlich zur Sucht.

Wirkung und Nebenwirkung von Medikamenten treten in der Regel nicht im Beisein des verordnenden Arztes auf. Aus diesem Grund ist es eine wichtige Aufgabe des Pflegepersonals, diese Wirkungen und Nebenwirkungen zu erkennen, festzuhalten und sie dem Arzt mitzuteilen.

Gerade beim älteren Menschen, der auf Medikamente sehr empfindlich reagieren kann, ist diese Überwachung notwendig.

In der ambulanten Pflege muß, wenn möglich, die Beobachtung des Patienten, vor allem bei Wechsel des Medikamentes oder Veränderungen der Dosis, von den Angehörigen übernommen werden. Dazu müssen sie von der Fachkraft angeleitet und informiert werden.

Wiederholungsfragen ●

① Welche allgemeinen Regeln müssen bei der Aufbewahrung von Medikamenten beachtet werden?
② Welche Besonderheiten sind beim Umgang mit Medikamenten, die unter das Betäubungsmittelgesetz fallen, zu beachten?
③ Welche Verabreichungsart von Medikamenten kennen Sie?
④ Erklären Sie die „fünf wichtigen R“ bei der Verabreichung von Medikamenten.
⑤ Worauf müssen Sie bei der Verabreichung von Medikamenten hinsichtlich Wirkung und Nebenwirkung achten?
⑥ Dürfen Altenpflege-Fachkräfte Medikamente verordnen?

Physikalische Maßnahmen

Schon sehr früh erkannte man in der Heilkunst, daß gewisse physikalische Medien wie etwa Wasser oder Wärme auf den menschlichen Organismus einwirken können und bestimmte Reaktionen hervorrufen. Durch gezielten Einsatz dieser physikalischen Maßnahmen kann gerade bei alten Menschen der Einsatz von Medikamenten stark abgebaut oder eingeschränkt werden.

Heutzutage kommen bei der physikalischen Therapie folgende Medien zur Anwendung:

▷ Wärme
▷ Kälte
▷ Strahlen
▷ elektrischer Strom
▷ Wasser
▷ Luft
▷ Mechanik (Massage)

Wichtig ●

Physikalische Maßnahmen müssen vom Arzt verordnet sein. Die Verordnung sollte folgende Informationen enthalten:

▷ welcher Patient
▷ welches Medium
▷ Anwendungsbereich
▷ Zeit und Dauer der Anwendung

Viele physikalische Maßnahmen werden von Spezialisten wie Bademeistern, Krankengymnasten oder Masseuren durchgeführt. Einfache Anwendungen können jedoch nach ärztlicher Verordnung ambulant oder auf den Stationen vom Pflegepersonal vorgenommen werden.

Wärmeanwendung

Die Wärmeanwendung als therapeutische Maßnahme

▶ Auswirkungen von Wärme:

▷ Erweiterung (Dilatation) von Gefäßen, insbesondere der Blutgefäße, mehr Sauerstoff und Nährstoffe werden transportiert
▷ stärker durchblutetes Gewebe hat vermehrten Stoffwechsel und höheren Sauerstoffbedarf
▷ die Muskulatur wird entspannt
▷ Belastung für Herz und Kreislauf.

▶ Die Anwendung der Wärmflasche:

- ▷ mit etwa 60 °C heißem Wasser die Wärmflasche ohne Luft so füllen, daß sie sich dem Körper gut anpassen kann
- ▷ Temperatur mit der Innenseite des Unterarms prüfen
- ▷ der Verschluß (Stöpsel) sollte angebunden werden
- ▷ Wärmflasche mit Schutzbezug versehen
- ▷ Wärmflasche dem Patienten anlegen.

Wärmeanwendung kann bei Magenverstimmungen, Muskelschmerzen, drohender Erkältung oder krampfartigen Schmerzen sehr hilfreich sein.

Weitere Anwendungen von Wärme in Verbindung mit Strahlen oder Wasser werden in den nächsten Kapiteln beschrieben.

Zur Anwendung von Wärme gehört auch der Einsatz von Heizkissen, Heizdecken, Lichtkästen oder Lichtbögen. Diese werden aber in der Altenpflege wegen der Gefahr von Verbrennungen oder Bränden nur noch in Ausnahmefällen eingesetzt. In manchen Hausordnungen wird der Betrieb solcher Geräte sogar untersagt.

Kälteanwendung

Die Kälteanwendung als therapeutische Maßnahme

- ▶ Auswirkungen von Kälte bei längerer Anwendung:

- ▷ Zusammenziehen (Konstriktion) der Gefäße, insbesondere der Blutgefäße
- ▷ Stillung von Blutungen
- ▷ Bildung von Schwellungen wird herabgesetzt
- ▷ kurzfristige Schmerzlinderung
- ▷ Ausbreitung von Entzündungen wird eingeschränkt.

Wichtig •

Die kurzzeitige Anwendung von Kälte erzeugt ein Wärmegefühl im Organismus (z. B. kurzes kaltes Fußbad bei kalten Füßen).

Die Eisblase kommt bei Kopfschmerzen, Blutungen, Entzündungen zum Einsatz.

Ebenso können die Eiskrawatte oder verschiedenste Kühlelemente eingesetzt werden.

▷ mit Eiswürfeln oder Schnee füllen, Eiswürfel mit lauem Wasser kurz umspülen, um scharfe Kanten zu verhindern
▷ Luft herauspressen
▷ Eisblase mit Schutzbezug versehen
▷ dem Patienten anlegen

Wickel und Umschläge

Wickel und Umschläge als therapeutische Maßnahme

▶ Allgemeine Regeln:

▷ Zugluft vermeiden
▷ die Wickeltücher sollen weich sein
▷ durch ein trockenes Tuch soll das feuchte ganz bedeckt werden (Ausnahme: Wadenwickel!)
▷ der Wickel muß fest auf der Haut aufliegen
▷ warme Wickel gut warm nicht lau, kühle Wickel nicht eiskalt anlegen.

▶ Warme Wickel erzeugen im Körper Wärme

▷ zur Entspannung und Schmerzlinderung
▷ als Bauchwickel zur Anregung des Darms
▷ bei mangelnder Blutversorgung.

▶ Kalte Wickel entziehen dem Körper Wärme

▷ Wadenwickel bei Fieber
▷ Fußwickel nach Verstauchung (mit 35 % Alkohol)
▷ Halswickel bei Halsentzündung
▷ Beinwickel bei Venenentzündung.

Wadenwickel

Die Anwendung eines Wadenwickels
Material: zwei Handtücher (Leinen), eine wasser-

dichte Unterlage, Schüssel oder Nierenschale, laues Wasser (Zimmertemperatur)

Anlegen des Wadenwickels:
- dem Patienten im Bett die wasserdichte Unterlage unter die Unterschenkel einziehen
- die zwei Handtücher ins Wasser legen bis sie gut durchnäßt sind
- ein Tuch herausnehmen und so stark auswringen, daß es aufgeschlagen keine Flüssigkeit mehr verliert
- das Tuch um den Unterschenkel des Patienten gut anlegen
- zweites Tuch wie erstes behandeln und am anderen Unterschenkel des Patienten anlegen
- Patienten nur mit einem Leintuch oder Bettdekkenbezug zudecken. Den Bettdeckenbezug eventuell über das Fußteil des Bettes hängen, damit der Wärmeaustausch besser möglich ist
- bei älteren Patienten ist dabei unbedingt der Puls zu kontrollieren
- etwa 30 Minuten nach Abnahme der Wickel Temperatur messen, gegebenenfalls die Wickel erneuern, **Achtung:** maximal dreimal hintereinander!

Umschläge

Die Anwendung von Umschlägen
Material: Leintuch, Flanelltuch oder Frottee, gefüllte Wärmflasche mit Bezug, Schüssel mit heißem Wasser

Anlegen des Umschlages:
- Leinentuch in heißes Wasser legen
- Tuch herausnehmen und so stark auswringen, daß es aufgeschlagen keine Flüssigkeit mehr verliert
- Patienten aufdecken und feuchtes Tuch auf den betroffenen Körperteil fest anlegen
- das feuchte Tuch mit dem Flanelltuch ganz abdecken
- die Wärmflasche darauf legen

– Patienten gut zudecken
– je nach Patient und Verordnung den Umschlag angelegt lassen
– besonders ältere Patienten hierbei gut beobachten.

Anwendung bei Pneumonie, Bronchitis, Asthma, Magen-, Darm- oder Leberbeschwerden.

Alkoholumschlag

Die Anwendung eines Alkoholumschlags
Material: Baumwolltuch, Flanelltuch, Alkohol 35 % – Wasser-Gemisch im Verhältnis 1:2

Das Anlegen eines Alkoholumschlages erfolgt wie das eines Wadenwickels. Nach etwa zwei Stunden kann der Alkoholumschlag bei Bedarf erneuert werden. Anwendung bei Verstauchungen, Prellungen, Insektenstichen, Venenentzündungen.

Wiederholungsfragen •

① Der Arzt hat für eine Patientin einen warmen Wickel verordnet. Welche Informationen sollte die Verordnung enthalten?
② Welche Auswirkungen hat Wärme auf den menschlichen Organismus?
③ Welche Auswirkungen hat Kälte bei längerer oder kürzerer Anwendung auf den Organismus des Menschen?
④ Wie wirken ein warmer oder ein kalter Wickel auf den menschlichen Körper?
⑤ Wie oft darf maximal hintereinander einem Patienten ein Wadenwickel angelegt werden? Was ist besonders bei älteren Patienten zu beachten?
⑥ Welches Mischverhältnis mit Wasser sollten Sie beim Alkoholumschlag einhalten?

Anwendung von Strahlen

Die Sonnenstrahlung setzt sich aus ultravioletten Strahlen (UV) und Rotlicht-Strahlen (Infrarot) zusammen.

Wichtig •

Alte Menschen sollten direkte, längere Sonnenbestrahlung vermeiden und bei starker Sonneneinstrahlung den Kopf stets bedecken.

Ultraviolette Strahlen (UV)

- ▷ wirken pigmentbildend
- ▷ wirken bakterientötend
- ▷ der Aufbau von Vitamin D wird gefördert

Ersatz für diese natürliche Sonnenbestrahlung ist eine künstliche Höhensonne. Ultraviolette Strahlen können bei Rachitis, Frühjahrsmüdigkeit oder während der Genesungsphase (Rekonvaleszens) angewendet werden.

Infrarotlicht erzeugt Wärmestrahlung und wirkt insofern durchblutungsfördernd.

Bei der Anwendung von Rotlicht ist folgendes zu beachten

- ▷ Abstand des Patienten zur Rotlichtlampe ca. 30–50 cm
- ▷ Bestrahlungsdauer ca. 10–15 Minuten

Rotlichtstrahlung wird bei Hauterkrankungen, Gelenkschmerzen, Nebenhöhlen- oder Mittelohrentzündungen angewendet.

Radium-, Röntgen-, Kobalt- und Laserbestrahlungen können bei falscher Anwendung schwere Folgen und Schäden verursachen. Deshalb wird ihre Anwendung nur durch speziell geschultes Personal durchgeführt.

Inhalationen

Inhalation bedeutet Einatmung.

Der einzuatmenden Luft werden hier Medikamente zugesetzt, um somit erkranktes Bronchial- oder Lungengewebe lokal zu behandeln. Um eine gute Wirkung zu erzielen, soll der Patient dabei langsam und tief atmen!

Bronchitiskessel

Dampfinhalation mit dem Bronchitiskessel

Ein Bronchitiskessel erzeugt heißen Wasserdampf, was Gefahren bei der Anwendung hervorruft.

Er bildet relativ große Wasserbläschen, daher erreicht man damit nur die oberen Luftwege wie Mund, Kehlkopf, Luftröhre, Bronchien.

Der Einsatz von Bronchitiskesseln ist heute technisch durch sogenannte Kaltvernebler überholt.

Kaltvernebler

Kaltvernebler oder Aerosolapparate

Hier gibt es bereits die verschiedensten Ausführungen unterschiedlicher Hersteller auf dem Markt. Eine einheitliche Handhabung ist nicht gegeben und kann deshalb hier nicht erläutert werden. Das bedeutet für das Personal, daß unbedingt die jeweiligen Anwendungsvorschriften genau zu studieren und zu beachten sind. Am besten ist es, sich vom Hersteller solcher Apparate in die Bedienung einweisen zu lassen.

Wichtig •

Die Kaltvernebler erzeugen so kleine Wasserbläschen, daß diese bis in die Lungenbläschen (Alveolen) vordringen können.

Inhalation von Kamillendampf

Die Inhalation von Kamillendampf, das Kamillendampfbad, ist als Hausmittel sehr zu empfehlen, denn es ist einfach in der Handhabung, kann aber eine sehr gute Wirkung erzielen.

Material: Topf oder Schüssel, 2 l kochendes Wasser, 2 Handtücher, Waschlappen, eine *Hand* voll Kamillenblüten oder 1 EL *Kamillosan* (Es gibt auch bereits fertige Sets mit Inhalationstopf und einer Kamillenlösung im Handel).

Durchführung eines Kamillendampfbades:
- ▷ mit den 2 l kochendem Wasser wird die Kamillensubstanz aufgegossen
- ▷ Patient sitzt mit vornübergebeugtem Kopf und ca. 30 cm Abstand zum Topf
- ▷ ein Handtuch wird über den Kopf und das Gefäß gelegt, so daß der Dampf nicht entweichen kann

- ▷ Patienten auffordern, langsam und tief zu atmen, durch den Mund ein und durch die Nase ausatmen, auch umgekehrt
- ▷ ältere, schwache Patienten nicht allein lassen
- ▷ nach etwa 10 Minuten die Maßnahme beenden
- ▷ dem Patienten mit kaltem Wasser das Gesicht abwaschen, damit sich die Poren wieder schließen
- ▷ abschließend dem Patienten mit dem zweiten Handtuch das Gesicht und die Haare abtrocknen.

Diese Maßnahme kann mehrmals täglich wiederholt werden.

Bei Erkältungskrankheiten, Bronchitis, Pneumonie, Schnupfen, Husten und sämtlichen Entzündungen im Nasen- und Rachenraum kann das Kamillendampfbad angewendet werden.

Badetherapie

Bei der Badetherapie handelt es sich um eine Kombination von Wasser und Wärmeanwendung. In der Altenpflege kommen meist folgende Bäderarten zum Einsatz:

- ▷ das Vollbad
- ▷ das Vollbad mit verkürzter Badezeit
- ▷ das Arm-, Fuß- oder Sitzbad

Medizinische Bäder wie z. B. Wechselbäder oder Bäder mit Güssen führt nur ein gelernter Bademeister durch!

Wichtig •

Vorsicht bei der Verwendung von Badezusätzen. Hier sollte vorher der Arzt gefragt werden.

▶ Das Vollbad

- ▷ Temperatur eines warmen Bades: 35–37 °C
- ▷ Raumtemperatur: 22 °C

- ▷ Dauer: 15–30 Minuten
- ▷ Bei mehreren Bädern hintereinander zwischendurch lüften und für Frischluftzufuhr sorgen, da bei Wärmeanwendung erhöhter Sauerstoffbedarf für die Patienten besteht
- ▷ Nach dem lüften, die Raumtemperatur messen!

Wichtig •

Alte Menschen, die Hilfe beim An- und Ausziehen oder beim Ein- und Aussteigen aus der Badewanne benötigen, dürfen während des Bades nicht allein gelassen werden.

- ▶ Bei Patienten, die herz- und kreislaufgefährdet sind, sollte ein Vollbad mit verkürzter Badezeit vorgenommen werden. Am besten aber ist es, in solchen Fällen auf das Bad ganz zu verzichten und statt dessen zu duschen.

- ▶ Arm-, Fuß- und Sitzbad
  Hierbei werden nur die genannten Körperteile gebadet.

- ▷ Temperatur beim Arm- und Fußbad: 38–39 °C
- ▷ Temperatur beim Sitzbad: 37 °C
- ▷ Beim Sitzbad bleibt der Oberkörper des Patienten bekleidet
- ▷ Auch hier nur verordnete Badezusätze verwenden.

Angewendet wird das Sitzbad bei Hauterkrankungen und schlecht heilenden Wunden.

Wiederholungsfragen •

① Sie haben im Sommer einen längeren Spaziergang mit älteren Leuten geplant. Woran sollten Sie denken?
② Welchen Zweck verfolgen Inhalationen?
③ Welche Vorteile bietet ein Kaltvernebler gegenüber einem Bronchitiskessel?
④ Sie baden am Vormittag drei ältere Patienten hintereinander im Stationsbad. Selbstverständlich desinfizieren Sie nach jedem Bad die Wanne und bereiten alles für den nächsten Bewohner vor. Was sollen Sie noch berücksichtigen?

Ergotherapie

Unter Ergotherapie versteht man die systematische Nutzung handwerklicher oder künstlerischer Tätigkeiten in der Bewegungstherapie unter Anleitung eines Ergo- oder Beschäftigungstherapeuten. Häufig werden in Bezeichnungen Ergotherapie und Beschäftigungstherapie synonym gebraucht.

Ergotherapie betont mehr den Aspekt der Tätigkeit, der Therapie oder Rehabilitation, während Beschäftigungstherapie den Aspekt der Beschäftigung und der Zeitstrukturierung hervorhebt.

Eine genaue Differenzierung ist für die Praxis der Altenpflege unerheblich, da die Grenzen fließend sind.

Das Buch „Pflege als rehabilitatives Konzept – Grundlagen aktivierend rehabilitativer Pflege“ – ebenfals aus der Reihe „Lehrbuch Altenpflege“ – behandelt das Thema Ergotherapie sehr ausführlich.

Ziele der Ergotherapie

Neben den allgemeinen Zielen der Ergotherapie wie Aktivierung und Rehabilitation, sind in der Altenpflege weitere Ziele von Bedeutung:

- ▷ dem durch das Alter und möglicherweise durch Krankheit von der Hilfe anderer abhängig Gewordenem eine teilweise oder vollständige Selbständigkeit wieder zu ermöglichen;
- ▷ dem durch ein fortschreitendes (progredientes) Leiden von der Unselbständigkeit bedrohten alten Menschen seine Fähigkeiten so lange wie möglich zu erhalten;
- ▷ dem älteren Menschen Anleitung und Hilfestellung zur selbständigen Strukturierung seiner Zeit zu geben oder mit ihm zusammen die verfügbare Zeit zu gestalten und mit Inhalt zu füllen.

Zur Verwirklichung der erstgenannten Ziele ist die Mitarbeit eines ausgebildeten Ergo- oder Beschäftigungstherapeuten sinnvoll und je nach Behinderung des älteren Menschen unumgänglich.

Anleitung und Hilfe zur Strukturierung der Zeit des älteren Menschen kann auch der ausgebildete Altenpfleger geben.

Die individuellen Ziele einer Beschäftigungs- bzw. Ergotherapie müssen auf die Wünsche und Bedürfnisse, aber auch auf die Möglichkeiten des jeweiligen Patienten abgestimmt werden.

Eine Unterforderung ist ebenso zu vermeiden wie eine Überforderung. Erstere führt dazu, daß der Betreffende sich nicht ernst genommen und abgewertet fühlt, letztere zur Resignation, wenn das gesteckte Ziel nicht erreicht werden kann.

Werden irgendwelche Ziele vorgegeben, mit denen sich der ältere Mensch nicht identifizieren kann, wird die Ergo-, bzw. Beschäftigungstherapie kaum erfolgreich durchgeführt werden können.

Maßnahmen der Ergotherapie

Alle in der Altenpflege möglichen Maßnahmen der Ergotherapie aufzuführen, ist an dieser Stelle unmöglich. Der Interessierte wird in der Fachliteratur ausreichend Anregungen erhalten.

Die Maßnahmen der Ergotherapie umfassen drei Hauptgebiete, von denen zwei für die Altenpflege von Bedeutung sind:

- ▷ funktionelles Training
- ▷ Selbsthilfetraining
- ▷ berufsorientiertes Training.

► Das funktionelle Training umfaßt

- ▷ Gelenkmobilisation und Gelenkschutztraining
- ▷ Koordinations- und Sensibilitätstraining
- ▷ Steigerung der Muskelkraft

▷ Wechsel der bevorzugten Hand und angewandte Bewegungsübungen beim Halbseitengelähmten (Hemiplegiker).

Angewandte Mittel sind:

▷ handwerkliche Tätigkeiten wie Weben, Hobeln, Kneten, Flechten, Knüpfen
▷ Individuell angefertigte Arbeits- und Lagerungsschienen unterstützen die Therapie und/oder verhindern Kontrakturen und Fehlstellungen.

▶ Das Selbsthilfetraining soll eine Unabhängigkeit in den Tätigkeiten des täglichen Lebens bewirken und umfaßt die Bereiche:

▷ Essen, Ankleiden, Hygiene
▷ Kommunikation und intellektuelle Leistungen
▷ Instruktion und Anleitung der Angehörigen
▷ Bereitstellen von Hilfsmitteln.

▶ Ein berufsorientiertes Training ist in der Altenpflege von geringerer Bedeutung.

▶ An Maßnahmen der reinen Beschäftigungstherapie, also der Angebote zur Zeitstrukturierung stehen zur Verfügung:
▷ Spiele
▷ kreative Tätigkeiten wie Malen, Zeichnen, Werken
▷ musische Tätigkeiten wie Musizieren, Singen, Theater spielen

Daneben können auch eher passive Tätigkeiten wie Musikhören, Filme und Diavorträge eingesetzt werden.

Auch in der Ergo- und Beschäftigungstherapie muß der ältere Mensch aktiv in die Vorbereitungs- und Planungsphase miteinbezogen werden. Nur wenn der ältere Mensch erlebt, daß seine Wünsche und Bedürfnisse geachtet und einbezogen werden, wird er an den Maßnahmen teilnehmen und Gewinn daraus ziehen.

Jedes „Überstülpen" von Beschäftigungsangeboten wird über kurz oder lang zu einem Nachlassen des Interesses führen und damit das gesteckte Ziel nicht erreichen.

Logopädie

Die Logopädie ist die Behandlung von Stimm- und Sprachstörungen durch eine Fachkraft (Logopäde) mit Übungen und physikomechanischen Maßnahmen.

Indikation zur Logopädie

Die Indikation zur Logopädie stellt sich in der Altenpflege sehr häufig nach Apoplexen und ischämischen Insulten, wenn eine Störung des Sprachzentrums im Gehirn vorliegt.

Sprachübungen

Der Logopäde, der nach ärztlicher Verordnung tätig wird, gibt dem Betroffenen gezielte Anleitung und bestimmte Übungen, die dann regelmäßig durchgeführt werden müssen. Bei den täglich vorzunehmenden Sprachübungen wird die Altenpflegerin den Betroffenen unterstützen. Wenn die Logopädie rechtzeitig einsetzt, kann auch der durch eine zerebrale Schädigung Betroffene wieder gut verständlich sprechen lernen, wenn die Schädigung nicht zu umfangreich und der Patient entsprechend motiviert ist.

Erfolge lassen sich allerding kaum mehr erzielen, wenn der Eintritt der Schädigung mehr als ein Jahr zurückliegt.

Bei manchen Erkrankungen (z. B. Kehlkopfoperationen) läßt sich die fehlende Sprache durch geeignete Geräte ersetzen oder es lassen sich Sprachreste verstärken. Auch in diesem Fall wird der Logopäde die Anleitung übernehmen.

Bestehen beim alten Menschen Sprachstörungen, gleich aus welchem Grund, so muß immer der Facharzt und mit dessen Anordnung ein Logopäde hinzugezogen werden!

Aus Bequemlichkeit oder Unverständnis einem alten Menschen die Möglichkeit, wieder sprechen zu können, vorzuenthalten, ist gefährliche Pflege!

Die Altenpflegerin muß also darauf achten, daß entstehende oder vorhandene Sprachstörungen behandelt oder kompensiert werden.

Gesprächsführung

Unter Gesprächsführung verstehen wir hier, Gespräche mit älteren Menschen unter behandelnden, therapeutischen Gesichtspunkten zu führen.

Eine sinnvolle, strukturierte Gesprächsführung ist mehr als bloßes Reden mit dem Patienten oder Heimbewohner.

Gesprächsführung ist nicht nur Gespräch (verbale Kommunikation), sondern umfaßt alle Bereiche der menschlichen Kommunikation.

Einprägsam ist dabei die Formel *V A K O*

	V		**A**		**K**		**O**
	I		U		I		L
	S		D		N		F
Sehen	U	Hören	I		Ä		A
	E		T		S		K
	L		I	Fühlen	T	Riechen	T
	L		V	Erleben	H	Schmecken	O
					E		R
					T		I
					I		S
					S		C
					C		H
					H		

Abb. 66: Kommunikationsformel VAKO

Gesprächsführung ist also Kommunikation auf allen vier verschiedenen Ebenen. Im Vordergrund wird dabei die auditive Ebene, also das Hören und Sprechen stehen. Sehr wichtig ist aber auch die visuelle Ebene, also das Sehen, unsere Körpersprache, unsere Mimik und Gestik. Sehr wichtige Kommunikationsinhalte tauschen wir auf der dritten Ebene, der kinästhetischen Ebene aus. Damit ist das Fühlen und Erleben gemeint, unsere Gefühle bei einem bestimmten (Gesprächs-)Partner.

Weniger auffällig, aber auch bedeutsam ist die vierte Ebene, die olfaktorische. Damit ist der Geruchs- und Geschmackssinn gemeint. Die Bedeutung dieser Ebene für unsere Kommunikation kann man aus Sätzen wie: „ich kann ihn nicht riechen", „man hat jemand zum fressen gern" erkennen.

Auf diesen vier Ebenen tauschen wir mit unserem (Gesprächs-)Partner Informationen über Sachinhalte und über unsere gemeinsame Beziehung aus.

An diesen Sachverhalt ist bei jeder Gesprächsführung zu denken.

Ein weiterer wichtiger Punkt für jede Gesprächsführung ist, daß jeder Mensch seine eigene Wirklichkeit hat.

Wichtig •

Jeder Mensch hat seine eigene Wirklichkeit. Ich muß nur hinsehen und hinhören, was seine Wirklichkeit ist!

Ein Beispiel kann diesen Sachverhalt verdeutlichen:

Wenn wir einen Stuhl sehen, stimmen wir in der Regel mit anderen darin überein, einen Stuhl vor uns zu haben. Es kann jedoch auch vorkommen, daß jemand den Stuhl als Sessel bezeichnen wird.

Sobald wir aber über andere Qualitäten des Stuhls sprechen (z. B. Schönheit, Qualität, Zweckmäßigkeit), werden wir zu vielfältigen Auffassungen und „Wirklichkeiten“ hinsichtlich des Stuhls kommen.

Ziele der Gesprächsführung

Aus dem bisher Gesagten geht hervor:

Erstes Ziel jeder Gesprächsführung mit dem Heimbewohner wird sein, *seine* Wirklichkeit kennenzulernen.

Merke •

Ziel der Gesprächsführung ist vorrangig, die Wirklichkeit meines (Gesprächs-)Partners kennenzulernen.

Erst wenn ich die Wirklichkeit meines Gegenübers kenne, seine Ansichten und Auffassungen, kann ich mit ihm in echten Kontakt treten, kann ich ihn dort abholen, wo er steht.

Wenn ich mir dann ein Bild von meinem Partner machen kann, wenn ich ihn kennengelernt habe, kann ich weitere Ziele in der Gesprächsführung anstreben.

Ein weiteres Ziel der Gesprächsführung kann dann sein, Veränderungen im Denken, Fühlen und/oder Handeln des (Gesprächs-)Partners zu ermöglichen.
Dieses Ziel ist meist die Grundlage jedes Gesprächs mit anderen. Ich möchte, daß der andere sich so oder so verhält, daß er anders über mich oder sich oder die Situation denkt, oder daß er seine Gefühle ändert. Häufig streben wir dieses Ziel zu schnell an und haben damit keinen Erfolg. Wir sagen dann, der andere sei nicht einsichtig, mit ihm sei nicht zu reden.

Und wir vergessen dabei, daß es wenig aussichtsreich ist, andere zu unserer Wirklichkeit zu überreden oder zu bekehren.

Vielmehr ist es notwendig, dem anderen die Möglichkeit zu geben, über seine Wirklichkeit, über sein Denken, Handeln und Fühlen nachzudenken, damit in Kontakt zu kommen und dadurch zu Einsicht in das, was er denkt, fühlt und wie er handelt zu kommen.

▷ Kennenlernen der Wirklichkeit des Gesprächspartners
▷ durch Gesprächstechnik dem Gegenüber Einsicht in seine Wirklichkeit, in sein Denken, Handeln und Fühlen zu erleichtern und dadurch eine Veränderung in seinem Denken, Handeln und Fühlen zu ermöglichen.

Diese beiden Aspekte sind die Grundziele jeder Gesprächsführung.

Möglichkeiten der Gesprächsführung im Alter

Häufig werden die Möglichkeiten der Gesprächsführung mit dem älteren und alten Menschen zu hoch eingeschätzt. Andererseits finden wir auch die gegenteilige Meinung, daß nämlich der ältere Mensch stur und unflexibel sei, daß mit ihm nicht zu reden sei!

„Erfolg" der Gesprächsführung mit Älteren

Beide Ansichten sind so generell nicht richtig. Hinsichtlich der Möglichkeiten der Gesprächsführung müssen wir uns also vor übertriebenen wie auch vor untertriebenen Erwartungen hüten. Eine realistische Einschätzung liegt zwischen den beiden Extremen.

Eine Möglichkeit der Gesprächsführung mit dem alten Menschen ist vor allem, in Kontakt mit ihm zu kommen, Einsichten in seine Wirklichkeit, in sein Leben und seine Erfahrungen zu bekommen. Auch Informationen über seine Erwartungen und Wünsche an die Betreuung und Pflege durch das Heim oder die ambulante Pflege sind hier wichtig.

Merke •

Aktivierende, situationsgerechte und individuelle Altenpflege ist nur mit einem Höchstmaß an Informationen über die Wünsche und Bedürfnisse des zu Pflegenden möglich.

Die Möglichkeiten einer strukturierten Gesprächsführung liegen in einem gegenseitigen Informationsaustausch. Gesprächsführung darf nicht zu einer „Einbahnstraße“ werden, in der nur einer spricht (Botschaften aussendet) und der andere nur zuhört (empfängt).

In diesem Austausch werden Informationen sowohl über inhaltliche Aspekte (Sachebene) als auch über die Beziehung (Beziehungsebene), in der die Gesprächspartner zueinander stehen, ausgetauscht.

Beziehungsebene

Gerade die Beziehungsebene anzusprechen und darüber offen Informationen auszutauschen, eröffnet der Gesprächsführung mit dem älteren Menschen vielfältige Möglichkeiten.

Während das Gespräch über inhaltliche Themen oder Sachthemen häufig an Grenzen stößt, vor allem wenn sich der ältere Mensch verwirrt verhält, kann durch ein Gespräch über die Beziehung zueinander häufig der Kontakt zum Patienten hergestellt werden.

Die Schwierigkeiten, denen der Altenpfleger und die Altenpflegerin bei der Arbeit mit dem älteren Menschen immer wieder begegnen, beruhen häufig darauf, daß wenig oder gar nicht über die Beziehung zwischen dem Pflegenden und dem zu Pflegenden gesprochen wird.

Struktur der Beziehung

Diese Beziehung ist aber von vornherein problematisch. Während in der Regel (in unserer Kultur) häufig der ältere Mensch gegenüber dem jüngeren die vorrangige Stellung einnimmt, (z. B. in der Erziehung, Schule, Beruf), ist in der institutionalisierten Altenpflege die Beziehung meist entgegengesetzt definiert.

Die Pflegekräfte bestimmen über viele, sogar über fast alle Lebensbereiche des Patienten. Manchmal ist dies auch sinnvoll und notwendig (aber sicher nicht so häufig, wie es derzeit noch geschieht).

Diese Tatsache schafft aber bestimmte Strukturen von Beziehungen zwischen dem älteren und dem jüngeren Menschen – zwischen dem, der Pflege durchführt und dem, an dem Pflege ausgeübt wird.

Hier liegen wesentliche Möglichkeiten der Gesprächsführung. Nämlich, diese besondere Form der Beziehung zueinander anzusprechen, darüber zu reden, dem anderen mitzuteilen, wie man sich in dieser Beziehung fühlt und was ich und der andere tun können, um diese Beziehung so zu gestalten, daß sie für beide befriedigend wird.

Ebenso notwendig und sinnvoll ist es, mit dem älteren Menschen die Beziehungen, die er zu anderen hat, anzusprechen und darüber Informationen auszutauschen. Erst wenn mir die vielfältigen Beziehungen, die der ältere Mensch zu seinen Angehörigen, zu Mitbewohnern und zu den Mitarbeitern hat, deutlich werden, kann ich Pflege so gestalten, daß sie für den Gepflegten sinnvoll und erfolgreich wird.

Ein anderer Gesichtspunkt der strukturierten Gesprächsführung ist, daß ich erst eine tragfähige Beziehung zum anderen herstellen muß, um dann auf der Inhaltsebene Informationen und Anregungen geben zu können, die eine Veränderung des Handelns, Fühlens und Denkens beim anderen bewirken.

Wenn der Beziehungsanteil und die Beziehungsebene übersehen werden, kann ich auch auf der Inhaltsebene nicht erfolgreich sein.

Merke •

Ohne Klärung der Beziehungsebene, ohne tragfähige Beziehung, kann Gesprächsführung mit dem Ziel Veränderungen zu bewirken, nicht erfolgreich sein.

Wenn die Beziehung offen angesprochen wird, wenn man also über die Beziehung, die man zueinander hat, reden kann, dann erst können in der Gesprächsführung Anstöße und Anregungen zur Veränderung des Verhaltens und Erlebens gegeben werden.

Das ist nun die andere wesentliche Möglichkeit der Gesprächsführung mit dem älteren Menschen. In Gesprächen Anregungen zu geben, über Gefühle, über Gedanken und über das Verhalten zu reflektieren, sich seiner Gedanken und Gefühle bewußter zu werden und wenn nötig, Veränderungen vorzunehmen.

Denn erst wenn mir von anderen rückgemeldet wird, wie sie mein Verhalten, meine Gedanken und meinen Ausdruck von Gefühlen erleben, kann ich mir über die Auswirkungen meines Verhaltens klarer werden.

Rückmeldungen

Und auch der ältere Mensch benötigt diese Rückmeldungen (häufig Feedback genannt), um über sich und sein Verhalten Informationen zu bekommen.

Diese Tatsache wird, aus welchen Gründen auch immer, häufig übersehen. Meist läßt man den Patienten oder Klienten eine gewisse Zeit gewähren; man sagt ihm nicht, wo und wie er sich etwa störend verhält. „Weil man so etwas nicht sagt...“ oder weil man Hemmungen hat.

Störungen durch fehlende Rückmeldungen

Nach einiger Zeit haben sich dann genügend Gefühle (z. B. Ärger) bei Mitarbeitern oder Angehörigen aufgestaut. Dann kann es zu offenen Gefühlsausbrüchen, zu Vorhaltungen und Vorwürfen kommen. Oder die eigenen Gefühle werden weiter unterdrückt und es kommt dann jedoch zu einem unterschwelligen Zeigen der Gefühle, indem man z. B. nicht mehr gerne zu dem bestimmten Patienten geht, ihn grob und abweisend behandelt.

Und keiner (weder der Patient noch die Pflegekraft) weiß in der Regel nach einiger Zeit noch, warum sich die Beziehung so entwickelt hat.

Sehr schwierig wird die Situation, wenn dann dem Patienten oder Klienten Anweisungen gegeben werden, sich und sein Verhalten zu ändern, ohne daß ihm mitgeteilt wird, weshalb er dies tun soll.

Dieser Prozeß, der sich natürlich nicht nur in der Beziehung zwischen Patient und Pflegekraft abspielt, führt zu massiven Störungen in den Beziehungen.

Eine strukturierte Gesprächsführung kann dazu beitragen, daß solche Prozesse vermieden oder abgekürzt werden können. Indem die Pflegekraft regelmäßig Informationen an den Patienten rückmeldet und ihrerseits Rückmeldungen vom Patienten entgegennimmt, kann sich ein offenes und vertrautes Klima entwickeln.

Und gerade in der Altenpflege, in der häufig Intimitätsgrenzen überschritten werden müssen (wie etwa in der Grundpflege), ist es notwendig, eine möglichst offene und von gegenseitigem Vertrauen getragene Beziehung zum Patienten und Klienten zu erreichen.

Merke •

Altenpflege ist vorrangig Beziehungspflege

Ist dies nicht der Fall, kann jede Pflege zur Belastung und Qual für beide Seiten werden.

Zu einer offenen und vertrauten Beziehung gehört die Rückmeldung über das Verhalten des anderen, über die Auswirkungen dieses Verhaltens auf mich und andere. Ohne dieses Rückmelden kann keine tiefe und offene Beziehung entstehen!

Eine strukturierte Gesprächsführung kann dazu ein „Werkzeug“, ein „Hilfsmittel“ sein. Sie kann nicht Selbstzweck im Sinne von „Man muß eben mit dem Patienten reden“ sein. Wenn ich nichts zu sagen habe oder wenn ich nichts sagen will, wenn ich mich nicht dem anderen öffnen will, dann ist es auch nicht sinnvoll, mit dem anderen ein Gespräch zu beginnen.

Ein Grundwissen und Grundkönnen in der Gesprächsführung ist ein absolutes *Muß* für jeden, der beruflich mit Menschen arbeitet.

Erfolgreiche und sinnvolle Gesprächsführung muß erlernt, erarbeitet und geübt werden und sie sollte regelmäßig (durch Supervision) weiter ausgebildet und entwickelt werden.

Merke •

Sprache schafft Fakten. Unsere Wirklichkeit schaffen wir uns durch Kommunikation.

Einzelgespräche

Im Einzelgespräch, dem Gespräch „unter vier Augen“, begegne ich dem anderen direkt und ungestört.
Hier kann der Raum sein, Beziehungen zu klären, Einblick in die Wirklichkeit des anderen zu erhalten und ihm Informationen über meine Wirklichkeit, über mein Erleben, mein Denken und Fühlen zu geben.

Ein Einzelgespräch im Sinne der strukturierten Gesprächsführung ist weit mehr, als ein Gespräch über das Wetter, über das Essen und sonstiger, unverbindlicher Themen.

Für ein Einzelgespräch muß Zeit vorhanden sein, ein Raum, in den man sich zurückziehen und ungestört sein kann, und die Bereitschaft, zuzuhören und offen zu sein für das, was der andere mitteilen will.

Das Einzelgespräch kann dem älteren Menschen den Raum und die Möglichkeit geben, sich zu öffnen und mitzuteilen, was ihn bewegt, worüber er sich ängstigt und sorgt, was für sein Wohlbefinden störend ist und was er benötigt, um sein Leben so selbstbestimmt zu führen, wie es ihm möglich ist.

In der Altenpflege wird es notwendig werden, für Einzelgespräche mit Heimbewohnern oder Klienten in der ambulanten Pflege mehr Zeit zur Verfügung zu stellen.

„Erstkontakt"

Bereits der erste Kontakt zu einem Heimbewohner, Patienten oder Klienten ist eine Gelegenheit zu einem ausführlichen Einzelgespräch, eine Gelegenheit, ja eine Notwendigkeit, um mit dem älteren Menschen die Möglichkeiten der Pflege zu besprechen, seine Erwartungen und Befürchtungen und seine Gründe, die Angebote der Sozialstation oder des Heimes in Anspruch zu nehmen.

Auch bei Beginn der ambulanten oder stationären Pflege ist es notwendig, ein weiteres ausführliches Einzelgespräch mit dem Klienten oder Patienten zu führen und ihm als Ansprechpartner zur Verfügung zu stehen.

So lassen sich Ängste und Unsicherheiten sowohl beim älteren Menschen wie auch bei der Pflegekraft von vornherein klären und beide können die Informationen erhalten, die sie für die nächste Zeit benötigen.

Fortlaufend sollte der Patient die Möglichkeit zu ausführlichen Einzelgesprächen haben, wenn er dies wünscht.

In diesen Einzelgesprächen mit den dafür speziell ausgebildeten Mitarbeitern hat der Patient die Möglichkeit, ihn belastende, störende und sonstwie sein Wohlbefinden hindernde Dinge anzusprechen und Veränderungen zu bewirken.

Das Einzelgespräch ohne Störung durch andere ist ein wertvolles Instrument, um die Pflege menschlicher zu gestalten und die Beziehungen zwischen dem älteren Menschen und den Pflegekräften, aber auch zu Angehörigen und Mitbewohnern zu verbessern.

Es verlangt jedoch von den Pflegekräften, sich die Zeit dafür zu nehmen, möglichst eine Ausbildung für die Gesprächsführung zu haben und sich seiner selbst soweit bewußt zu sein, um sich dem anderen, dem Gesprächspartner öffnen zu können und an seinen Gefühlen und Gedanken in offener und vertrauter Weise Anteil zu nehmen.

Gesprächsgruppen

Noch weniger als das Einzelgespräch werden die Möglichkeiten von Gesprächsgruppen genutzt.

Regelmäßige Gesprächsrunden können ein wirksames Mittel sein, um die Vereinsamung des einzelnen zu vermeiden, die Kommunikation untereinander zu verbessern und die Qualität des Zusammenlebens in stationären Einrichtungen steigern.

In Gesprächsgruppen können, je nach Erfahrung des Gesprächsleiters, bis zu 12 Teilnehmer zusammenkommen.

Bei Gesprächsgruppen mit älteren Menschen kann es sinnvoll sein, für die ersten Treffen den Ablauf der Gesprächsgruppe etwas vorzustrukturieren, und thematische Schwerpunkte zu setzen.

Vor allem sollte eine Vereinbarung mit den Teilnehmern erreicht werden, welchen Zweck und Sinn diese Gesprächsgruppe haben soll. Ohne eine solche Vereinbarung, die bei Bedarf verändert werden muß, sind Gesprächsgruppen in der Regel nicht sehr erfolgreich und verlaufen meist im Sande.

Für den älteren Menschen, der solchen Gruppen häufig skeptisch gegenübersteht, ist es eine Hilfe und Motivation, wenn konkrete Themen vorgegeben sind, die ihn und seine unmittelbare Umwelt betreffen. Er muß den Sinn in der Gesprächsgruppe erkennen können.

Merke •

Gesprächsgruppen müssen dem älteren Teilnehmer unmittelbaren Nutzen und Sinn bieten können.

Hat sich mit der Zeit ein fruchtbares und offenes Gruppenklima gebildet, werden die Gesprächsschwerpunkte mehr und mehr aus der Gruppe selbst kommen. Der Gesprächsleiter übernimmt dann die Rolle eines Moderators und schaltet sich nur noch bei Kommunikationsstörungen aktiv ein. Gerade in Gesprächsgruppen für ältere Teilnehmer werden von dem Gesprächsleiter hohe fachliche und menschliche Qualitäten gefordert. Eine gute Ausbildung in verschiedenen Formen der Gesprächsführung ist dabei ebenso notwendig wie eine ständige Weiterentwicklung der eigenen Persönlichkeit.

Es ist nicht sinnvoll, ja es kann sogar für die Beteiligten schädlich sein, Gesprächsgruppen ohne entsprechende Aus- und Weiterbildung leiten zu wollen. In der Regel wird es für Leiter wie Teilnehmer zu einem unbefriedigenden und enttäuschenden Erlebnis.

Sind aber solche Gesprächsgruppen gebildet und werden sie fachgerecht und menschlich geleitet, so können sie zu einer großen Bereicherung des täglichen Lebens in der Einrichtung werden.

Auch in der ambulanten Pflege lassen sich Gesprächsgruppen einrichten, sie tragen dazu bei, der Vereinzelung und Vereinsamung des Klienten wirksam zu begegnen.

Angehörigen-Gruppen

Neben Gesprächsgruppen für ältere Menschen werden seit einiger Zeit auch verstärkt Gesprächskreise für pflegende Angehörige, sogenannte Angehörigen-Gruppen, von verschiedenen Verbänden eingerichtet. Diese Angebote richten sich an Angehörige, die ihre Verwandten (zu Hause) betreuen und pflegen.

In einer solchen Gruppe soll den Angehörigen die Gelegenheit gegeben werden, sich auszutauschen, über ihre Sorgen und Ängste zu sprechen und in einer Gruppe von Menschen mit gleichen Aufgaben und Problemen einen Ausgleich zu finden. Auch hier gilt wieder, daß solche Gruppen nur von Mitarbeitern geleitet werden, die fachlich und menschlich dafür geeignet sind.

Gesprächs-psychologische Richtungen

Die bekannteste und verbreitetste Form der Gesprächsführung ist die *nicht-direktive Gesprächsführung*, die aus der klientenzentrierten Gesprächspsychotherapie entwickelt wurde.

Die klientenzentrierte oder non-direktive Gesprächspsychotherapie wurde von dem amerikanischen Psychologen *Carl Rogers* 1942 begründet. In zahlreichen Untersuchungen wurde ihre Wirksamkeit bestätigt.

Prinzip der nicht-direktiven Gesprächsführung

Eines der Prinzipien dieser Form der Gesprächsführung ist, daß der Gesprächsleiter während des ganzen Gesprächs nicht-direktiv bleibt.

Der Gesprächsleiter gibt keine Ratschläge, Beruhigungen oder moralische Ermahnungen und er erzwingt keine Entscheidung. Es versucht vielmehr, die Gefühle und Einstellungen des Gesprächspartners zu reflektieren und klarzustellen, sie vielleicht mit anderen Worten auszudrücken, um dem Gesprächspartner so zu ermöglichen, sich selbst besser zu verstehen.

Die nicht-direktive Gesprächsführung beruht auf der Voraussetzung, daß ein ausreichend motivierter Mensch eigene Probleme und Schwierigkeiten bewältigen kann, wenn er sich genügend von Selbsttäuschung und Furcht vor der Erkenntnis des Problems befreien kann.

Der Gesprächspartner wird ermutigt, frei über alles zu sprechen, was ihn quält und beunruhigt, und das Problem nach eigenem Gutdünken anzugehen.

Der Gesprächsleiter lobt und tadelt nicht, sondern akzeptiert alles, was gesagt wird.

Er hilft dem Gesprächspartner, sich über seine Reaktionen und Verhaltensweisen klarzuwerden. Besonderer Wert wird auf das Aussprechen (Verbalisieren) von Gefühlen gelegt.

Praxis der nicht-direktiven Gesprächsführung

Drei grundlegende Bedingungen sind für eine erfolgreiche nicht-direktive Gesprächsführung wichtig:

▷ Einfühlendes Verständnis

Der Gesprächsleiter versucht die innere Welt des Partners mit ihren Bedeutungen und Gefühlen wie Verwirrung, Furcht oder Freude, so wie der Partner sie erlebt, wahrzunehmen. Er versucht sie so zu verstehen, als ob er sie selber erleben würde, jedoch ohne Verwirrung, Furcht oder Freude dabei zu empfinden; und er teilt dieses dem Partner in angemessenem sprachlichen Ausdruck mit.

▷ Positive Wertschätzung und emotionale Wärme

Die Wertschätzung einer Person ist nicht an Bedingungen gebunden.

Der Gesprächsleiter akzeptiert das, was der Partner erlebt und äußert mit menschlicher Wärme, ohne das Akzeptieren und die Wärme von Bedingungen abhängig zu machen.

▷ Echtheit und Kongruenz

Der Gesprächsleiter kann in der nicht-direktiven Beziehung in freier Weise er selbst sein; er ist offen für Gefühle und Erfahrungen aller Art, sowohl erfreulicher als auch unerfreulicher Natur, ohne sich verteidigen zu müssen. Entscheidend für die Echtheit ist, daß die Äußerungen, die der Gesprächsleiter macht, mit seinem inneren Erben übereinstimmen.

Kann der Gesprächsleiter diesen Aspekt verwirklichen, so kann der Partner sich wirklich von ihm angenommen und verstanden fühlen.

Die Anwendung der nicht-direktiven Gesprächsführung setzt ein hohes Maß an Ausbildung voraus.

Eine Grundausbildung und ein Grundtraining in dieser Form der Gesprächsführung sollte jede Altenpflegerin und jeder Altenpfleger besitzen.

Transaktionsanalyse

Eine andere und erfolreiche Methode der Gesprächsführung ist es, Ansätze der Transaktionsanalyse zu verwenden.

Die Transaktionsanalyse (TA) wurde Ende der 50er Jahre von dem amerikanischen Psychiater *Eric Berne* begründet. Seither wurde die ursprüngliche Theorie weiterentwickelt und ausgebaut.

Die TA wird vor allem in der Psychotherapie verwendet, sie bietet aber gute Modelle für das Verständnis der Kommunikation und Ansätze zu einer wirkungsvollen Gesprächsführung.

Die TA gliedert sich in vier wichtige Bereiche, mit denen zwischenmenschliches Verhalten und Kommunikation verstanden werden kann:

▷ die Struktur-Analyse, um zu verstehen, was in einem Menschen vorgeht,

- ▷ die Transaktions-Analyse, um zu verstehen, was zwischen zwei Menschen vorgeht,
- ▷ die Spiel-Analyse, um krumme, verdeckte, mit schlechten Gefühlen endende Beziehungen der Menschen untereinander zu verstehen,
- ▷ die Skript-Analyse, um das „Lebensdrehbuch“, den „Lebensfahrplan“, zu verstehen, dem der einzelne folgt.

Familien-Beratung

Ein weiterer Ansatz, ältere Menschen und mit ihnen ihre Familien zu beraten und Veränderungen zu bewirken, ist die Familienberatung. Diese Methode wurde aus der systemischen Familientherapie entwickelt und stellt eine sehr erfolgreiche Möglichkeit dar, mit relativ wenig Aufwand und Zeit, dauerhafte Veränderungen beim älteren Menschen und seiner Familie zu bewirken.

Dabei wird von der Grundannahme ausgegangen, daß Störungen und Probleme sehr oft durch die Art und Weise des Umgangs miteinander, durch die Kommunikation entstehen und verfestigt werden. Es wird weniger nach „Ursachen“ beim einzelnen Menschen gesucht, sondern es werden die Beziehungsmuster der Beteiligten betrachtet und dann spezielle Anweisungen (Interventionen) gegeben. Diese Methode kann sehr gut in der ambulanten Betreuung und Pflege eingesetzt werden, aber auch im Rahmen stationärer Versorgung und Pflege verwendet werden. Eine entsprechende Aus- und Weiterbildung ist natürlich notwendig.

Supervision

An fortschrittlichen Arbeitsplätzen wird nun auch zunehmend den Mitarbeitern die Möglichkeit zur fachlichen und/oder persönlichen Supervision (eine methodisch angelegte Beratung, die ein langfristiges, problemorientiertes Lernen ermöglicht) angeboten. Mit dieser Supervision, zu deren Grundvoraussetzungen die Freiwilligkeit zur Teilnahme gehört, sollen die Teilnehmer das eigene berufliche Handeln reflektieren und Chancen zur Veränderung und Verbesserung der eigenen beruflichen Praxis sowohl auf rationeller (gedanklicher) wie auch auf emotionaler (die Gefühle betreffender) Ebene bekommen. Eine professionelle Supervision hat zum Ziel, ein methodisches Arbeiten im sozialen Bereich zu entwickeln und zu erweitern. Weitere Ziele sind unter anderem:

- Eine Haltung nicht-besitzergreifender Wärme, Empathie, Echtheit und Direktheit zu erwerben;
- größere Bewußtheit und Sicherheit im Umgang mit den eigenen Gefühlen zu bekommen;
- kritisch das eigene Handeln reflektieren zu können;
- die eigene Person im Pflegeprozeß einsetzen zu können;
- sich in den alten Menschen hineindenken zu können;
- Pflege- und Betreuungsprozesse steuern zu können,
- und eine differenzierte Haltung einnehmen zu können.

Für eine Altenpflegerin kann die Teilnahme an einer Supervisionsgruppe oder an einer Einzelsupervision eine wichtige und wertvolle Erweiterung ihrer beruflichen Fähigkeiten bewirken. Allerdings ist darauf zu achten, daß nicht alles, was unter dem Titel „Supervision“ in den Einrichtungen der Altenpflege angeboten wird, auch tatsächlich Supervision ist! Besondere Skepsis ist auch dann angebracht, wenn die (vermeintliche) Supervisorin nicht eine Fachfrau mit entsprechender Weiterbildung ist, sondern ein Mitarbeiter oder gar der Vorgesetzte.

Weder die eine noch die andere Art ist die „richtige“, die „beste“. Ausschlaggebend wird immer sein, daß ich diejenige Methode für mich verwende, mit der ich am besten zurechtkomme und bei der ich mich wohlfühle.

Gesprächsführung als Trick

Techniken der Gesprächsführung sind als reines „Werkzeug“, ja als „Trick“, um bestimmte Dinge zu erreichen, selten wirkungsvoll.

Zur Technik muß in der Kommunikation, in der zwischenmenschlichen Begegnung immer die eigene Person kommen.

Zur Beherrschung von Techniken der Gesprächsführung muß die Weiterentwicklung der eigenen Persönlichkeit kommen.

Wiederholungsfragen ●

① Auf welchen vier Ebenen kann Kommunikation stattfinden?
② Welche allgemeinen Ziele der Gesprächsführung kennen Sie? Welche speziellen Ziele kann Gesprächsführung für Sie haben?
③ Wo sehen Sie die Möglichkeiten einer strukturierten Gesprächsführung mit dem älteren Menschen?
④ Was können Sie tun, um Ihre Gesprächsführung zu verbessern?

Pflege von Sterbenden

Es ist überliefert, daß *Plato* auf seinem Totenbett von einem Freund gebeten wurde, sein Lebenswerk, die „Dialoge“, in einem Satz zusammenzufassen. Plato, aus Träumereien auftauchend, schaute seinen Freund an und sagte: „Übe sterben“.

Ziel der Sterbebegleitung

Einfluß der Kultur

In unserer Kultur ist Sterben immer noch ein weitgehend unbekanntes Ereignis. Wir leben in einer Zeit, die den Tod leugnet und die das Erleben des Sterbens durch ein Festhalten an Mythen verstellt.

Hier brauchen wir einen neuen Beginn, einen neuen Mythos, eine neue Vision von Reife und Alter.

Wir sind nicht Opfer des Sterbens, der Tod macht uns nicht zu Opfern. Wir sind jedoch häufig Opfer von seichten und verdrehten Einstellungen dem Sterben gegenüber, das wir als tragisch begreifen.

Sterben ist uns jedoch vertrauter, als wir glauben. Unser Körper weiß vom Sterben und überläßt sich ihm irgendwann unwiderruflich, unumschränkt und ganz mit all der gelebten Erfahrung. Der Körper weiß, wie er stirbt. Wir werden mit dem Wissen vom Sterben geboren.

Jemand sagte einmal, daß der Mensch einen Schock erlitt, als er entdeckte, daß Sterben nicht ausschließlich auf Unfall oder böse Absicht zurückzuführen war, sondern ein alltägliches Ereignis des Lebens war.

Wir leiden heute nicht weniger an diesem Schock. Wir kennen zwei hervorragende Ereignisse im Leben. Das eine ist Geborenwerden; Sterben ist das andere.

Sterben und Tod

Sterben und Tod bedeuten nicht das gleiche; sie sind unterschiedliche und getrennte Ereignisse.

Diesseits von Parapsychologie und Glauben können wir fast nichts erfahren über den Tod. Über das Sterben jedoch können wir eine Menge lernen, da ein Muster des Sterbens von jeder Person zu Lebzeiten gelebt wird.

Sterbebegleitung kann nur sein, dieses Muster des Lebens auch im Sterben zu respektieren und zu achten.

Sterben ist immer einmalig und individuell. Jemanden beim Sterben zu begleiten, muß ebenfalls immer individuell und einmalig sein.

Wichtig •

Ziel der Sterbebegleitung eines Heimbewohners oder Patienten muß also vorrangig die Achtung vor seiner Würde, vor seinem Leben und dem Muster seines Lebens und seines Sterbens sein.

Respekt vor der Einmaligkeit des Sterbens

Dieses Ziel, die Einmaligkeit des Lebens und nun des Sterbens zu achten und zu respektieren darf keinem anderen Ziel, z. B. einen reibungslosen Arbeitsablauf zu sichern, untergeordnet werden.

Humanität und menschliche Wärme in der Altenpflege und Altenhilfe erreichen wir erst dann, wenn der betreute und gepflegte Mensch sein Sterben in Würde und Achtung leben kann.

Leben und Sterben sind untrennbar miteinander verbunden. Wie könnten wir da Humanität und menschliche Wärme im Leben des betreuten Menschen verwirklichen, wenn das Sterben unmenschlich und kalt „vonstatten" geht?

Sterbebegleitung ist die Begleitung eines Menschen auf einem Weg, den wir nur bis zu einem bestimmten Punkt mitgehen können und wollen. Aber auch wir werden diesen Weg irgendwann weitergehen, bis zu seinem Ziel gehen.

Sterbebegleitung ist daher auch die Chance, mehr über mein Leben und mein Sterben zu erfahren. Sterbebegleitung ist eine wertvolle Chance, mit mir und meinem Sterben, mit meinen Ängsten und meiner Furcht vor dem Sterben und mit meinen Mythen über das Sterben in Kontakt zu kommen.

Als weiteres Ziel der Sterbebegleitung muß dem Sterbenden der Abschluß seines Lebens erleichtert werden. Der Sterbende muß die Möglichkeit haben, unerledigte Dinge aus seinem Leben zu beenden. Dazu können die Beziehungen zu seiner Familie und zu anderen, ihm wichtigen Menschen gehören sowie auch unverarbeitete Gefühle wie Ärger und Haß, Angst und Trauer.

Die Muster seines Lebens, seine Art des Umgangs mit sich selbst, mit anderen und mit seinen Gefühlen muß der Sterbende nach Möglichkeit abschließen können, um in Frieden mit sich, mit anderen und mit seinen Gefühlen sterben zu können.

Sterben ist ein Teil des Lebens und Leben ist ein Teil des Sterbens. Ermöglichen wir es den betreuten und gepflegten Menschen, so zu sterben wie sie gelebt haben!

Möglichkeiten und Formen der Sterbebegleitung

Sterbende kann und soll nur derjenige begleiten, der mit sich und seinem Leben und seinem Sterben in Kontakt ist. Wenn ich mit mir, meinem Leben und meinen Gefühlen und auch meinem Sterben nicht in Kontakt bin, wenn ich mir selbst fremd und unbekannt bin, kann ich niemand anderen auf diesem Weg begleiten.

Voraussetzung zur Sterbebegleitung

Eine Voraussetzung für die Möglichkeit und die Kunst, andere Menschen bei ihrem Sterben zu begleiten, ist also die Fähigkeit und das Können, mein eigenes Leben in Einklang mit mir und meinen Wünschen zu leben.

Die Möglichkeiten und die Formen der Sterbebegleitung sind also abhängig vom Leben und Sterben des betreuten Menschen und in gleicher Weise von den Fähigkeiten und der Kunst desjenigen, der den Sterbenden begleitet.

Es soll nochmals wiederholt werden: Sterben ist ein zutiefst menschliches und einmaliges Ereignis. Und die sinnvollste Form der Sterbebegleitung ist diejenige, die diese Einmaligkeit achtet und ermöglicht. So wie kein Mensch wie ein anderer lebt, so stirbt auch niemand so, wie ein anderer.

Sterben und Kultur

Die Möglichkeiten der Sterbebegleitung sind weiter davon abhängig, in welcher Kultur der betreffende Mensch stirbt. Jedes Heim und jede Familie haben ihre eigene Kultur. Diese Kultur bestimmt und beschreibt, wie sich ihre Mitglieder zu verhalten und auch, wie sie zu sterben haben. Festzustellen ist, daß sowohl unsere gesellschaftliche Kultur als auch die familiäre oder die Heim-Kulturen versuchen, das Sterben auszugrenzen, es nicht zu beachten oder zu verdrängen.

Wenn wir bedenken, daß etwa 75 % aller Menschen in der BRD in Krankenhäusern sterben (müssen), wird deutlich, wie sehr in diesen verschiedenen Kulturen das Sterben als eine Art Krankheit, als etwas unnatürliches und damit auszugrenzendes angesehen wird.

Sterbebegleitung kann nur dort in einer menschlichen und würdevollen Art geschehen, wo auch das Leben menschlich und würdevoll ist.

Von der Kultur, in der der betreute und gepflegte Mensch lebt, hängt also auch weitgehend die Form seines Sterbens und damit auch eng die Form der Begleitung dieses Sterbens ab.

Auch der Altenpfleger und die Altenpflegerin leben und arbeiten in diesen Kulturen. Nur mit großem persönlichen Einsatz und menschlicher Würde lassen sich Formen der Sterbebegleitung finden und praktizieren, wenn diese Formen der üblichen Kultur widersprechen.

Hier kann (und muß) Altenpflege zu einem verändernden Faktor der vorherrschenden Formen des Sterbens und der Begleitung Sterbender werden – auch gegen den Widerstand der Heim- und/oder anderer Kulturen.

Sterben und Weltanschauung

Die Möglichkeiten und Formen der Sterbebegleitung sind nicht zuletzt auch von den geistig-religiösen Werten, von Glauben oder Nicht-Glauben abhängig. Die Begleitung Sterbender muß Raum und Möglichkeiten schaffen, daß die Befriedigung religiöser und geistiger Bedürfnisse des Sterbenden geschehen kann. Auch hier ist die Individualität des Menschen und seine Würde ganz besonders zu achten. Auch wenn wir in einem christlich geprägten Land leben, gibt es noch andere Religionen und Weltanschauungen, die den gleichen Stellenwert und die gleiche Berechtigung haben.

Die Befriedigung geistiger und religiöser Bedürfnisse muß in der Form und Art und Weise geschehen, wie es der Sterbende wünscht. In keinem Fall dürfen die Bedürfnisse und Erwartungen des jeweiligen Umfeldes, z. B. des Heims oder der Familie, die Bedürfnisse und Wünsche des Sterbenden verdecken oder verdrängen.

Auch uns als Pflegende und Begleitende unverständliche oder befremdende Verhaltensweisen und religiöse Rituale müssen geachtet werden.

Die Form der Sterbebegleitung wird also vorrangig von den Wünschen und Bedürfnissen, von den Erwartungen und Nöten des Sterbenden bestimmt werden. Der Rahmen für jede Form der Sterbebegleitung und des Sterbens muß Würde, Humanität und menschliche Wärme sein.

Begleitung

Die Begleitung Sterbender verträgt sich nicht mit Eile, Hetze, Kälte und Abgeschoben werden; sie verträgt sich nicht mit abwertender Sprache, mit aufgeblähter „Professionalität“ und kaltem, technischen Handeln; und sie verträgt sich nicht mit festen Schablonen, die bestimmen wollen, wie Sterben vor sich gehen soll.

Die Begleitung Sterbender verlangt nach Einmaligkeit der Pflege und Betreuung, nach Mit-fühlen, Mit-denken und Mit-handeln. Sie verlangt nach echter Zuwendung zum Sterbenden, nach einem

Mit-gehen auf einem Weg, den jeder von uns einmal gehen wird.

Pflege und Begleitung Sterbender

Die Pflege und Begleitung Sterbender kann niemals nach festen „Rezepten" oder Vorschriften durchgeführt werden. Wie bereits oben beschrieben, ist die Respektierung der Individualität des Sterbenden oberstes Ziel.

Einige Schwerpunkte, die bei der Pflege von Sterbenden zu beachten sind, lassen sich jedoch festhalten.

▷ Hilfe und Unterstützung

Hierzu gehört die sorgfältige und fortlaufende Beobachtung des Sterbenden. Kein Sterbender darf schon allein aus diesem Grund längere Zeit alleine gelassen werden.

Betreuung und Pflege

Aus der Beobachtung ergeben sich dann die notwendigen Pflegemaßnahmen. Eine gründliche und umfassende Grundpflege unter Beachtung und Versorgung aller Grundbedürfnisse des Sterbenden ist notwendig.

Die Betreuung und Pflege sollte, wann immer möglich, von erfahrenen Pflegekräften durchgeführt werden, denn die Sicherheit, die eine erfahrene Pflegekraft ausstrahlt, überträgt sich positiv auf den Sterbenden.

Unsicherheit und Hektik sollten bei der Pflege von Sterbenden immer vermieden werden.

▷ Hilfe und Pflege bei körperlichen Beschwerden

Körperliche Beschwerden, wie Müdigkeit, Mattigkeit, Atemnot, Beschwerden beim Liegen, Beklemmungsgefühle und vor allem Schmerzen können auftreten.

Medikamenteneinsatz

In enger Zusammenarbeit mit dem Arzt werden diese Beschwerden und Schmerzen gelindert und soweit möglich vermieden.

Schmerzmittel können so dosiert und eingesetzt werden, daß sie den Sterbenden weder einschläfern noch betäuben, die Schmerzen aber wirkungsvoll unterdrücken.

Schmerzlinderung und Schmerzfreiheit für den Sterbenden haben Vorrang vor einer (möglicherweise) entstehenden, kurzfristigen Abhängigkeit.

Aber auch die Ablehnung von Medikamenten durch den Sterbenden muß unbedingt respektiert werden.

▷ Möglichkeit zur Bewältigung unerledigter Dinge geben

Benachrichtigung der Angehörigen

Soweit es möglich ist, werden die nächsten Angehörigen und diejenigen Menschen benachrichtigt, von denen es der Sterbende wünscht. Konflikte können entstehen, wenn der Sterbende keinen Kontakt zu Angehörigen wünscht. Hier muß jeder für sich entscheiden, wie er sich verhalten will.

Dem Sterbenden und seinen Angehörigen muß die Möglichkeit geschaffen werden, unerledigte Dinge zu bewältigen. Dazu kann ein Einzelzimmer oder ein anderer Raum beitragen, in dem der Sterbende mit seinen Angehörigen ungestört sein kann.

Diskretion und Wahrung der Intimspähre müssen gegeben sein.

Daneben sollte der Sterbende die Möglichkeit haben, mit Pflegekräften ihn bedrückende und ängstigende Fragen zu besprechen und allgemein zu jeder Zeit einen Gesprächspartner haben, wenn er es wünscht.

Auch hier gilt:
Kein Sterbender darf allein gelassen werden. Er muß jederzeit die Möglichkeit zur Kommunikation und zum Kontakt mit anderen haben.

Geistig-religiöse Bedürfnisse

▷ Raum für geistig-religiöse Bedürfnisse schaffen

Die Nähe des Todes bringt den Menschen in Kontakt mit elementaren Fragen seines Menschseins. Wenn diese Fragen nicht gewaltsam unterdrückt und verdrängt werden, sind Gespräche über den Sinn des Lebens, über Glauben und Hoffnung, über Religion und Weltanschauung wichtige Bedürfnisse des Sterbenden.

Wir können diesem Bedürfnis entgegenkommen, indem wir ein religiöses Klima ermöglichen, in dem der Sterbende äußern kann, was er will und benötigt.

Eine gute Zusammenarbeit mit Seelsorgern der verschiedenen Kirchen und Glaubensgemeinschaften gibt der Pflegekraft Sicherheit und Unterstützung durch aktive Mitarbeit dieser Seelsorger bei der Begleitung Sterbender.

Phasen des Sterbens

Elisabeth Kübler-Ross hat sich in den siebziger Jahren intensiv mit dem Sterben befaßt und dabei im Vorgang des Sterbens verschiedene Abschnitte zusammengefaßt, die sie Sterbephasen nennt. Inzwischen hat man erkannt, daß diese Einteilung in sogenannte Phasen die Gefahr mit sich bringt, den höchst individuellen und einzigartigen Übergang vom Leben zum Tod, zu klassifizieren und damit das Sterben in ein bestimmtes „Schubladen-Denken" zu bringen.

Diese Phasen laufen jedoch nicht chronologisch ab. Das Sterben ist ein äußerst individueller und auch dynamischer Prozeß.

Die einzelnen sogenannten Phasen des Sterbens nach Kübler-Ross können als grobes „Muster" gewisse Anhaltspunkte für den Betreuenden sein, wenn er den Prozeß des Sterbens ungefähr überblicken will. Der Altenpfleger sollte sich dabei jedoch im klaren sein, daß dieses „Muster“ immer nur eine Verallgemeinerung und Vergröberung des individuellen Sterbevorganges darstellt und Sterbebegleitung eine sehr individuelle und immer einzigartige Form der Betreuung und Pflege ist! Auf keinen Fall kann mit diesen Phasen des Sterbens das Sterben „geplant“ oder „gesteuert“ werden.

Nicht wahrhaben wollen und verleugnen:

In diesem Abschnitt des Sterbens will der Sterbende das Herannahen seines Lebensendes nicht wahrhaben. Er geht nicht darauf ein und lehnt die Möglichkeit, sterben zu müssen, ab. Er verleugnet es vor sich und vor anderen.

Auflehnung, Ärger und Zorn:

Der Sterbende lehnt sich gegen sein Schicksal, bald sterben zu müssen, auf. Er zeigt dies durch Ärger und Wut, Zorn und Neid. Der Ärger kann sich gegen sich selbst richten und es besteht die Möglichkeit der Selbsttötung (Suizid). Häufiger richtet sich der Ärger und die Wut gegen andere, vor allem gegen die Menschen, die sich um den Sterbenden herum aufhalten, also Pflegekräfte und Angehörige.

Gerade in dieser Phase darf der Sterbende nicht allein gelassen werden, sondern es muß ihm die Möglichkeit gegeben werden, mit seinen Gefühlen umzugehen, sie auszudrücken, sie zu zeigen und in Gesprächen zu bearbeiten.

Verhandeln mit seinem Schicksal:

Im weiteren Prozeß des Sterbens verhandelt der Sterbende mit seinem Schicksal und/oder mit Gott um einen Aufschub des Sterbens.

Häufig sind unerledigte Schuldgefühle zu finden. Der Sterbende will sich bessern, etwas für andere tun, um als „Lohn“ dafür einen Aufschub zu erreichen.

Der Sterbende sollte hier die Möglichkeit haben, über verdeckte und verdrängte Schuldgefühle zu sprechen und mit ihnen ins reine zu kommen.

Tiefe Trauer und Depression:

Nun erlebt und fühlt der Sterbende tiefe Trauer über vergangene Verluste, z. B. Ehepartner oder Kinder. Vor allem aber die Trauer über den noch bevorstehenden Verlust des eigenen Lebens wird als sehr bedrückend empfunden.

Diese Trauer und die Erkenntnis, nichts mehr gegen das Sterben tun zu können, kann dazu führen, daß sich der Sterbende depressiv fühlt und verhält.

Verarbeiten des Sterbens und Zustimmung zum Sterben:

Schließlich willigt der Sterbende in sein Schicksal ein. Nach der Verarbeitung unerledigter Dinge seines Lebens sieht er seinem nahenden Ende mit mehr oder weniger ruhiger Erwartung entgegen. Er ist müde, meist sehr schwach und schläft und döst in kurzen Intervallen.

Nun ist es notwendig, für den Sterbenden dazusein, ihm das Gefühl der Nähe zu geben, seine Hand zu halten, einfach für ihn da zu sein.

Zu schweigen kann in dieser Phase die sinnvollste Art der Kommunikation mit dem Sterbenden sein.

Nachlassen und Schwinden der Lebenszeichen

Bei der ständigen Beobachtung des Sterbenden fallen nun beim Nahen des Todes vor allem das Nachlassen und Schwinden der Lebenszeichen auf.

- ▷ Die Atmung wird unregelmäßig und schnappend.
- ▷ Der Puls wird schwächer und setzt zeitweise aus.
- ▷ Der Blutdruck sinkt und die Durchblutung der Peripherie nimmt stark ab. Dadurch wird die Haut blaß oder bläulich marmoriert.
- ▷ Das Bewußtsein kann sich trüben und ganz schwinden.
- ▷ Unruhe, Verwirrtheit und Angst können auftreten.
- ▷ Auch die Körpertemperatur kann steigen oder fallen.

Der Tod kann plötzlich oder langsam eintreten. Mit dem letzten Atemzug ist das Leben des Menschen beendet.

Wann der Tod „wirklich" eintritt, kann trotz modernster Apparaturen nicht endgültig bestimmt werden. Die Frage, wann der Übergang vom Sterben zum Tod geschieht, muß offen bleiben und ist auch in der Altenpflege nicht von Bedeutung.

Nach dem Eintritt des Todes

Nun ist die Zeit, daß sich der Pflegende vom Patienten innerlich verabschiedet, daß auch er in Kontakt kommt mit seiner Trauer über den Verlust eines Menschen, den er gekannt und betreut hat.

Entsprechend den gesetzlichen Bestimmungen wird dann sofort der Arzt benachrichtigt. Der Arzt stellt den Tod amtlich fest und bescheinigt ihn. Der Zeitpunkt des Todes wird festgehalten und dem Arzt mitgeteilt.

Benachrichtigung der Angehörigen

Die Angehörigen, sofern sie nicht beim Sterbenden waren, werden ebenfalls nach Absprache sofort oder am nächsten Morgen benachrichtigt.

Den Angehörigen wird der Tod mit Takt und Würde mitgeteilt. Mit der Trauer der Angehörigen sollte eine Pflegefachkraft geschickt umgehen und ihnen zur Seite stehen können.

In der ambulanten Pflege wird man die Angehörigen auch über die weitere Vorgehensweise (Ämter, Bestattungsunternehmen) beraten müssen.

Auch über den Tod hinaus kann in der ambulanten Pflege eine gewisse Betreuung der Angehörigen sinnvoll sein.

Die entsprechenden Stellen in der Einrichtung (z.B. Heimleitung) sind zu benachrichtigen und den Kollegen und Mitarbeitern, aber auch den anderen Heimbewohnern ist der Tod des Patienten mitzuteilen.

Darüber hinaus kann das Sterben eines Patienten oder Heimbewohners ein Anstoß dazu sein, daß die Pflegekraft in Kontakt mit ihrem eigenen Leben und Sterben kommen kann. In Kontakt kommen mit der eigenen Trauer und Betroffenheit und dies zulassen und zeigen hat nichts mit beruflicher Unfähigkeit zu tun, sondern ist im Gegenteil ein Anzeichen menschlicher Reife und Würde.

Pflege während der Nacht

Der Nachtdienst ist ein wesentlicher Bestandteil eines jeden Pflegeprogramms. Schon der zeitliche Anteil von meist 10–11 Stunden zeigt, daß dies ein großer Abschnitt eines Tages ist.

Der Nachtdienst ist eine spezielle Form der Pflege alter Menschen, die neben der Aufgabe der Weiterführung der pflegerischen Versorgung und Betreuung auch besondere Ziele und Aufgaben beinhaltet. Um eine Fortführung der Pflege zu gewährleisten, muß eine Nachtwache sämtliche pflegerischen Maßnahmen beherrschen und diese bei Bedarf selbständig durchführen können.

Ruhe und Erholung

Für die alten Menschen steht in der Nacht das Grundbedürfnis nach Ruhe und Erholung im Vordergrund. Die Nachtwache hat dafür Sorge zu tragen, daß ein Klima der Sicherheit, Geborgenheit und der Beruhigung geschaffen wird. Dies muß natürlich schon vom Tagdienst beim Zubettbringen der Patienten berücksichtigt werden.

Wichtig •

Sicherheit und Ruhe kann nur eine Nachtwache vermitteln, die selber sicher und ruhig, also ausgeglichen ist!

Das bedeutet, daß sich die Altenpflegerin, die die Nachtwache leistet, auch um ihre Ruhe und Erholung in der Vorbereitung zum Dienst kümmern muß!

Beobachtung

Eine weitere besondere Bedeutung im Nachtdienst kommt der Krankenbeobachtung zu. Bei körperlichen oder psychischen Veränderungen am Patienten ist eine genaue Beobachtung vorzunehmen und sachlich niederzuschreiben, um dem Arzt bei der Diagnose hilfreich zu sein. Manchmal sind aus der Beobachtung resultierende Entscheidungen vorab allein und eigenverantwortlich zu treffen (z. B. ob ein Arzt nachts hinzugezogen werden muß).

Wichtig •

Im Zweifelsfall muß im Sinne des Patienten ein Arzt verständigt werden!

Darüber hinaus werden an die Nachtwachen noch kleinere organisatorische Arbeiten vom Tagdienst delegiert wie z. B. Tabletten stellen, Sortieren von Wäsche, Zellstoff legen oder sogar Putzarbeiten.

Möglicher Ablauf eines Nachtdienstes

Vor Antritt des ersten Dienstes in einem Hause sollte sich die Nachtwache selber orientieren, beispielsweise unter folgenden Fragestellungen: Was ist bei Ausfall des Stroms, oder der Heizungsanlage zu unternehmen, was ist bei Störungen der Ruf- oder der Telefonanlage zu tun, wer ist bei Feuer zu verständigen, wo ist nachts etwas Eß- oder Trinkbares für die Bewohner zu finden? Um ihre Tätigkeiten mit den alten Menschen der Pflegeorganisation anpassen zu können, muß sich die Nachtwache zu Beginn jedes Dienstes ausführlich informieren und informieren lassen. Das bedeutet zuerst das Studium der Aufzeichnungen des gesamten Tages, anschließend Besprechung mit dem Spätdienst. Organisatorisch sollte hierfür ausreichend Zeit eingeplant sein, damit Schwierigkeiten, Komplikationen oder Änderungen in Ruhe besprochen werden können.

Wichtig •

Gespräche über Lösungsmöglichkeiten von Problemen miteinander sind am Abend in Ruhe besser zu führen als am Morgen!

Rundgang

Anschließend führt die Nachtwache den ersten Rundgang durch alle Zimmer durch, bevor die meisten alten Menschen schlafen. So wissen alle, wer zur Nacht im Hause ist. Hier findet die erste selbständige Beobachtung auf mögliche Unregelmäßigkeiten bei den Patienten statt, Medikamente können noch ausgeteilt und kleinere Handreichungen noch vorgenommen werden. Während dieser Zeit sollte das Personal vom Tagdienst noch im Hause sein, damit dieser Rundgang in Ruhe durchgeführt werden kann und Rückfragen noch möglich sind. Einige Einrichtungen haben dies schon berücksichtigt.

Wichtig •

Eine freundliche, ruhige Nachtwache ist für viele alte Menschen der halbe Schlaf!

Kontrollgang

Nachdem dann der Tagdienst das Haus verlassen hat, ist ein Kontrollgang durchzuführen, wobei

Türen, Fenster und Lichter überprüft werden. Dann erst beginnt der Teil des Dienstes, in dem hauptsächlich Grundpflege geschieht; er dauert bis in die frühen Morgenstunden. Einigen Bewohnern, die nicht so früh ins Bett wollten, ist zu helfen. Schwerstkranke sind mindestens alle zwei Stunden umzulagern. Je nach Einzelsituation der alten Menschen sind Inkontinente zu versorgen, Getränke zu reichen oder sonstige pflegerische Leistungen zu erbringen. Bei allen Tätigkeiten hat die Nachtwache darauf zu achten, leise zu arbeiten und nicht unnötiges Licht zu machen, um die alten Menschen in ihrer Nachtruhe nicht zu stören. Öfter liegen auch Patienten wach, die sich dann über die Rufanlage bemerkbar machen. Meist reicht dann ein wenig Zuwendung oder ein kurzes Gespräch. Bei einigen alten Menschen, die unter Schlafstörungen leiden, läßt sich ein niedriger Blutdruck messen. In diesen Fällen kann nach Absprache mit dem Arzt mit einer Tasse Tee oder leichtem Kaffee möglicherweise mit Traubenzucker geholfen werden.

Wichtig •

Die Nachtwache sollte wenn überhaupt, mit leichtdosierten, möglichst wenigen Medikamenten arbeiten!

Die Qualität einer Nachtwache bemißt sich nicht an der Quantität der eingesetzten Medikamente!

Waschen der Bewohner

Bei der Pflegeplanung wird der Nachtdienst leider immer noch zum Waschen und Baden der Bewohner mit herangezogen. Dies führt dazu, daß teilweise um 4.00 Uhr morgens, manchmal noch früher gewaschen und gebadet wird. Solche Pflege ist unverantwortlich und muß geändert werden. Bei festem Willen aller Mitarbeiter muß dies organisatorisch möglich sein. Gegen Ende des Nachtdienstes sind die gemachten Aufzeichnungen zu überprüfen und eventuell noch zu ergänzen. Zu Beginn des Frühdienstes ist im Beisein aller Pflegemitarbeiter eine sachliche Übergabe abzuhalten.

Im Vergleich zum Tagdienst werden im Nachtdienst mehr Selbständigkeit, mehr Verantwortung, mehr medizinische Kenntnisse, mehr Entscheidungsfähigkeit verlangt. Nicht zu vergessen ist auch die größere psychische Belastung durch die Umstellung im Schlafrhythmus. Bei Durchsicht der gestellten Anforderungen an eine Nachtwache ist klar, daß nur qualifizierte, erfahrene und persönlich geeignete Pflegekräfte dieser Aufgabe gerecht werden können.

Um störenden Faktoren bei der Zusammenarbeit von Tagdienst und Nachtdienst zu begegnen, hat es sich bewährt, die Nachtwachen zwischendurch auch im Tagdienst mitarbeiten zu lassen. Dies hat außerdem den Vorteil, daß sie die Situation der Bewohner auch von anderer Seite kennen lernen.

Der Altenpfleger in Organisation und Gesellschaft

Altenpflege – ein System vernetzter Strukturen

In den bisherigen Abschnitten haben wir überwiegend den Schwerpunkt in der Beziehung zwischen der Pflegekraft und dem alten Menschen betrachtet.

Diese Zweier-Beziehung zwischen demjenigen, der pflegt und demjenigen, der gepflegt wird, ist sicher auch die bedeutsamste Beziehung in der Altenpflege oder sollte es zumindest sein.

Aber diese Beziehung ist nicht die einzige in der der Altenpfleger und die Altenpflegerin bei der Ausübung des Berufs steht.

Komplexe Systeme

Vielmehr entstehen komplexe Systeme miteinander vernetzter Beziehungen und Strukturen, die nicht voneinander getrennt werden können.

Altenpflege und Dienstleistung und der Altenpfleger/die Altenpflegerin als Ausführende der Dienstleistungen sind, wie auch alle anderen Bereiche des Lebens, als System zu betrachten – mit allen daraus resultierenden Aspekten.

Eine Vielzahl von größeren und kleineren Problemen in der gegenwärtigen Praxis der institutionalisierten Altenpflege entstehen auch deshalb, weil von den Mitarbeitern, den Führungskräften und den Institutionen der Altenpflege der systemische Aspekt nicht genügend oder auch gar nicht beachtet wird.

Systemisches Denken

Was in der Wissenschaft, aber auch mehr und mehr in der Wirtschaft zu einer elementaren Grundlage des Denkens und Handelns geworden ist, nämlich alles was geschieht oder geschehen soll unter dem Aspekt des Systems und des systemischen Denkens zu verstehen, muß auch zu einer Grundlage des Denkens und Handelns in der Altenpflege werden.

Anhand einiger Bereiche der Altenpflege sollen die Aspekte des Systems „Altenpflege“ anschaulich gemacht werden.

System der Familie des Patienten

Ein Teil dieses großen Systems „Altenpflege“ ist das System der Familie des Patienten oder Klienten.

Alles, was in der Familie des Patienten/Klienten geschehen ist oder geschieht, hat unmittelbar oder mittelbar Auswirkungen auf das Denken, Handeln und Fühlen des Patienten/Klienten.

Diese Aspekte, nämlich die Familie des zu Pflegenden, dürfen bei der Pflege nicht übersehen werden. Je nach Intensität der Beziehung zwischen der Familie und dem Patienten/Klienten, werden sich Ereignisse in der Familie mehr oder weniger stark auch auf die Pflege auswirken. Der Patient/Klient lebt nicht in einem luftleeren Raum, sondern er hat seine Beziehungen zu seiner Familie.

Wenn in der Familie des Patienten/Klienten die Pflege und Betreuung in einer stationären Einrichtung als große Katastrophe angesehen wird, so wird sich höchst wahrscheinlich auch der Patient/Klient im Heim unwohl fühlen oder er empfindet sich als Belastung seiner Familie und seiner Angehörigen, weil durch seine Pflegebedürftigkeit diese „Katastrophe“ über seine Familie hereingebrochen ist.

System der Mitarbeiter

Ein anderer Teil des Systems „Altenpflege“ sind die Mitarbeiter mit ihrer speziellen Form der Zusammenarbeit, ihren offenen und verdeckten Organisationsformen und ihren speziellen Zielen.

Die Mitarbeiter bilden ein recht bedeutsames System, von dessen Effektivität weitgehend der Erfolg von Einrichtungen der Altenpflege abhängt. Hierbei ist zu beachten, daß es nicht unbedingt der einzelne Mitarbeiter ist, dessen Leistung oder Nicht-Leistung ausschlaggebend ist, sondern das System aller Mitarbeiter, wie sie organisiert sind, wie der Informationsfluß funktioniert, wie sie zusammenarbeiten und was das Ziel ihrer täglichen Arbeit ist. Problematisch ist dabei auch, wie wenig Wert immer noch auf die Ausbildung und Qualifikation von leitenden Mitarbeitern gelegt wird – Mitarbeiter, die eigentlich dieses komplexe System verstehen, steuern und führen müßten, um erfolgreich zu sein!

System „Heim“ oder „Sozialstation“

Ähnlich verhält es sich mit dem System „Heim“ oder „Sozialstation“.

Auch hier ist nicht so sehr ein einzelner Mitarbeiter oder ein einzelner Bereich von alleiniger Bedeutung, sondern wieder das Funktionieren des Gesamtsystems.

Jeder Teil beeinflußt alle anderen Teile und umgekehrt. Die Organisationsform, die Führungskräfte und ihr Führungsstil, die Art der Zusammenarbeit und vor allem auch die Ziele des Heimes oder der Sozialstation sind dabei bedeutsam.

In „gestörten“ Systemen passiert es häufig, daß die Energien der Führungskräfte und auch der Mitarbeiter immer mehr auf die Erhaltung des Systems in seiner derzeitigen Form gerichtet werden, statt auf die Betreuung und Pflege des Patienten/Klienten.

Je nach Grad der „Störung" kann es zu immer größeren Problemen und Schwierigkeiten, ja zum Zusammenbruch der ganzen Einrichtung kommen. Wenn man den derzeitigen Zustand und die (fehlende) Entwicklung von ambulanten und stationären Einrichtungen der Altenhilfe und Altenpflege betrachtet, muß man leider davon ausgehen, daß ein großer Teil dieser Einrichtungen unter massiven „Störungen" leidet und nur sehr wenige etwas Sinnvolles dagegen unternehmen! Beispiele hierfür finden sich zur Genüge.

System der Institutionen und Wohlfahrtsverbände

Auch im System „Heim" oder „Sozialstation" liegen einige der Ursachen für Störungen darin, daß der Aspekt des Systems unbeachtet bleibt.

Noch gravierender werden die Auswirkungen, die sich ergeben, wenn das systemische Denken und die systemische Betrachtungsweise im Bereich der großen Systeme wie der Institutionen und Wohlfahrtsverbände übergangen werden.

Vieles, was zur Zeit im Bereich der institutionalisierten Altenpflege, im stationären, aber auch im ambulanten Bereich schlecht und unbefriedigend für Heimbewohner, Patienten und Klienten, aber auch für Mitarbeiter läuft und Störungen bewirkt, hängt eng damit zusammen, daß systemische Aspekte bei den mittel- und langfristigen Entscheidungen übersehen wurden und werden.

Ein typisches Beispiel für die unkontrollierten Auswirkungen, die entstehen, wenn systemische Aspekte nicht berücksichtigt werden, ist das Thema Personal.

Problem der Pflegekostensteigerung

Verschiedenste Ursachen führten in den vergangenen Jahren dazu, daß die Pflegekosten in den stationären Einrichtungen stiegen. Das war und ist eigentlich im Gesundheitswesen nichts Besonderes. Mit geradezu verblüffend einfacher Logik wurden nun die Kosten analysiert und man stellte fest, daß die Personalkosten in den Einrichtungen der größte Posten war. Was war (vermeintlich) zu tun?

Die Personalkosten wurden gesenkt, indem weniger Personal beschäftigt wurde (bzw. weniger ausgebildetes Personal).

Soweit man absehen kann ist allerdings nichts geschehen, was die Einrichtungen ihrem Ziel, nämlich die Pflegesätze zu senken oder zumindest zu halten, nähergebracht hätte – die Kosten stiegen (und steigen) weiter.

Aber es gab eine Unmenge anderer Auswirkungen: Durch die Einsparungen wurde das verbliebene Personal permanent überbelastet, weil es die gleichen Leistungen bringen sollte. Die Motivation ließ ständig nach, da keine Besserung in Sicht war.

Die Pflege des Heimbewohners verschlechterte sich. Was zu häufig höheren Pflegekosten als vor der Personaleinsparung angeboten wird, grenzt manchmal schon an gefährliche Pflege.

Der Ruf und das Image der Einrichtungen wurde und wird in der Öffentlichkeit immer schlechter.

Als eine Folge davon, wurden und werden Heimplätze nur noch dann belegt, wenn es gar nicht mehr anders zu machen ist. Die Heimbewohner sind immer mehr Schwer- und Schwerstpflegefälle, deren sachgerechte und menschliche Versorgung und Pflege mehr und besser ausgebildetes Personal verlangen würde. Aber gerade das soll ja eingespart werden.

Dieses Sparziel müßte also fallengelassen werden, was in den wenigsten Fällen passiert ist. Die Pflege wird folglich noch unsachgemäßer und schlechter (was in den meisten Fällen tatsächlich passiert ist).

Der Ruf und das Image der Einrichtungen wurde und wird in der Öffentlichkeit noch schlechter. Ein Teufelskreis ohne erkennbares Ende. Auch die

Entwicklungen, die sich seit 1989 aus den Diskussionen um den „Pflegenotstand“ und dem neuen Tarifvertrag ergeben haben, sind, in komplexer Sicht, nicht unbedingt positiv. Zwar werden die Mitarbeiter besser bezahlt, die höheren Personalkosten werden sich aber nicht direkt in angemessen höhere Pflegesätze umlegen lassen. Es werden also wahrscheinlich noch weniger qualifizierte Mitarbeiter beschäftigt werden (können). Es geht also bedauerlicherweise in der gleichen Art weiter!

Nur einige wenige Einrichtungen dachten bei diesem Problem in komplexeren Dimensionen.

Sie verbesserten die Pflege, weiteten das Angebot aus, gingen vermehrt auf die individuellen Ansprüche der Bewohner ein und versuchten menschliche Pflege zu verwirklichen.

Natürlich stiegen dadurch auch die Pflegesätze, aber für die gestiegenen Kosten konnten sie auch gesteigerte Leistungen bieten.

Und das Angebot dieser Einrichtungen wird auch genutzt. Natürlich haben auch diese Einrichtungen ihre wirtschaftlichen Schwierigkeiten; sie haben aber eine Entwicklung hin zu besserer und menschlicherer Pflege eingeleitet und werden damit auf lange Sicht auch erfolgreich bleiben.

Selbstverständlich ist dies ein vereinfachtes Beispiel. Zu den genannten Faktoren kommen noch weitere hinzu, die bei den beschriebenen Entwicklungen mitgespielt haben und mitspielen.

Es wird aber deutlich, wohin einfaches Ursachen-Wirkung-Denken in großen Systemen führen kann.
Gerade für das System der Institutionen oder der Wohlfahrtsverbände wird es immer dringender

werden, ihr Wirken und Arbeiten vermehrt unter dem Aspekt der komplexen, miteinander verbundenen Systeme zu betrachten und Entscheidungsprozesse umfassender und gründlicher zu durchdenken.

System Staat

Das größte und komplizierteste System, in dem Altenpflege stattfindet, ist der Staat.

Altenpflege erfüllt in unserer Gesellschaft wichtige sozialpolitische Aufgaben und Funktionen.

Würde Altenpflege nicht geschehen, müßte unser Staat anders aussehen, oder umgekehrt: weil unser Staat so aufgebaut ist und so funktioniert, muß Altenpflege so geschehen, wie sie derzeit geschieht. Die Entwicklung der Bevölkerung in den nächsten Jahren und Jahrzehnten wird den Stellenwert der Altenpflege im gesellschaftlichen System ansteigen lassen. Die Entscheidungen, die ausschlaggebend dafür sind, ob diese Entwicklung positiv oder negativ für den älteren Menschen und die Gesellschaft verlaufen, müssen aber bereits heute getroffen werden. Zwar gibt es von den politischen Entscheidungsträgern immer wieder neue Ansätze zu einer Veränderung und Verbesserung der „Altenpolitik"; wirksame, das System entscheidend und dauerhaft beeinflussende Impulse sind aber bis heute nicht zu erkennen.

Wir sehen also, daß Altenpflege weit mehr ist als die Beziehung zwischen Pflegekraft und Patient/Klient. Altenpflege ist ein komplexes System vernetzter Beziehungen und Strukturen und nur wer den Mut und die Offenheit besitzt, sich auf dieses vernetzte System einzulassen, hin-zu-schauen, durch-zu-blicken, wird auf lange Sicht in der Altenpflege erfolgreich sein, – zum Wohl des Patienten/Klienten und zu seiner eigenen beruflichen und persönlichen Weiterentwicklung.

Der Altenpfleger als unmittelbarer Nutzenbringer für den älteren Menschen

Eine positive Weiterentwicklung der Altenpflege wird dann eintreten, wenn sich Mitarbeiter als unmittelbare Nutzenbringer des älteren Menschen verstehen und Einrichtungen der Altenpflege zu sozialen Dienstleistungsunternehmen werden.

Altenpflege muß diejenigen Dienstleistungen anbieten, die der ältere Mensch braucht und die er auch annimmt. Der ältere Mensch als „Kunde" der Altenpflege muß Einfluß auf die Dienstleistungen der Altenpflege bekommen und aktiv an der Gestaltung der jeweiligen Angebote beteiligt sein.

Die Altenpflege muß sich von der immer noch vorherrschenden Einstellung: „Wir wissen was gut für Dich ist" lösen und sollte zu der folgenden Ansicht kommen: „Gemeinsam arbeiten wir dafür, daß Du so leben kannst, wie Du es willst und es Dir möglich ist."

Jeder Bereich der Altenpflege und Altenhilfe, der dem älteren Menschen keinen mittel- oder unmittelbaren Nutzen bringt, ist überflüssig, häufig sogar schädlich.

Was dem älteren Menschen nützt, wird er in erster Linie selbst bestimmen.

Die Beziehungen zwischen denjenigen, die Pflege anbieten und denjenigen, die sich pflegen lassen, müssen gleichwertiger werden.

Die Altenpflegerin und der Altenpfleger müssen zu ganzheitlichen Dienstleistern werden, die dem älteren Menschen unmittelbaren Nutzen bringen, um in Zukunft erfolgreich, menschlich und wirtschaftlich zu arbeiten.

Je früher sich die in der Altenpflege Tätigen mit diesen Aspekten befassen, um so eher können positive Entwicklungen in der Altenpflege eingeleitet und verwirklicht werden.

Literaturverzeichnis

Banzer, Georg: Medikamentenlehre für Krankenpflegeberufe, München 1974, 9. Aufl.

Brückel, K. W.: Grundzüge der Geriatrie, München 1975.

Bücker, Josef: Anatomie/Physiologie, Stuttgart 1977, 19. Aufl.

Cebotarev, Dimitri F.: Handbuch der Gerontologie, Jena 1979.

Dörner, Plog: Irren ist menschlich, Bonn 1984, 2. Aufl.

Deutsches Rotes Kreuz (Hrsg.): Handbuch für den Pflegehilfsdienst, Koblenz 1975.

Deutsches Rotes Kreuz (Hrsg.): Pflegehilfsdienst Ausbildung Leitfaden, Koblenz 1974.

Ehler, Dr. med.: Lehrbuch für den Sanitätsdienst, Augsburg 1973, 4. Aufl.

Goeken: Gruppenarbeit mit älteren Menschen, Freiburg 1987, 4. Aufl.

Haaf, Engelmann, Heyn: Krankenpflegehilfe, Stuttgart 1984, 6. Aufl.

Häfner, H.; Heimann, H.: Gerontopsychiatrie, Stuttgart 1981.

Juchli, Liliane: Krankenpflege, Stuttgart 1983, 4. Aufl.

Keleman, Stanley: Lebe Dein Sterben, Hamburg 1977.

Kübler-Ross, Elisabeth: Interviews mit Sterbenden, Stuttgart 1977, 11. Aufl.

Lehr, Ursula: Altwerden heute, Celle 1979.

Lehr, Ursula: Psychologie des Alterns, Heidelberg 1974, 2. Aufl.

Lowy, Louis: Soziale Arbeit mit älteren Menschen, Freiburg 1981.

Michel, Christan; Novak, Felix: Kleines psychologisches Wörterbuch, Freiburg 1976, 2. Aufl.

Moses, Joanne: Stroking the Child in Withdrawn and disoriented Elders, San Francisco, 1985

Petzold, Hilarion; Bubolz, Elisabeth: Psychotherapie mit alten Menschen, Paderborn 1979.

Radebold, Hartmut; Bechtler, Hildegard; Pina, Ingeborg: Therapeutische Arbeit mit älteren Menschen, Freiburg 1984, 2. Aufl.

Redlich, F. C.; Freedmann, D. X.: Theorie und Praxis der Psychiatrie, Frankfurt 1976.

Rogers, Carl: Therapeut und Klient, München 1981, 2. Aufl.

Rogoll, Rüdiger: Nimm dich, wie du bist, Freiburg 1983, 13. Aufl.

Schiefele, Josefa; Staudt, Ilse: Praxis der Altenpflege, München 1979, 3. Aufl.

Schiff, Jacqui Lee u. a.: Cathexis Reader, New York 1975.

Steiner, Claude: Wie man Lebenspläne ändert, Paderborn 1982.

Strömbach, Renate; Fricke, Peter; Koch, Hans-Bernd: Supervision, Protokolle eines Lernprozesses, Freiburg i. Br., 1975.

Tutsch, Dagobert: *Taschenlexikon der Medizin, München 1981, 3. Aufl.*
Tutsch, Dagobert: *Roche Lexikon Medizin, München 1985.*
Watzlawick, Paul; Beavin, Janet H.; Jackson, Don D.: *Menschliche Kommunikation, Bern 1982, 6. Aufl.*
Weakland, J. H.; Herr, J. J.: *Beratung älterer Menschen und ihrer Familien, Bern – Stuttgart, 1988.*
Zimbardo, Philip G.; Ruch, Floyd L.: *Lehrbuch der Psychologie, Berlin 1987, 3. Aufl.*

Zeitschrift Altenpflege, Hannover, verschiedene Jahrgänge

Stichwortverzeichnis

Wir danken den folgenden Institutionen und Firmen für die freundliche Erteilung der Abdruckgenehmigung:

Beiersdorf AG Abb.: 58, 59, 60, 61, 62
Braun Melsungen AG Abb.: 51, 55, 56, 57
Hartmann, Paul AG Abb.: 52, 65
Hoffmann Druck und Verlag KG Abb.: 41, 42, 43, 44
imu-bildinfo Abb.: 2
Kuratorium Deutsche Altershilfe Abb.: 31
Meyra, W. Meyer GmbH & Co. KG Abb.: 63
Recom Verlag Abb.: 3, 53, 54
Thieme, G. Verlag Abb.: 11, 12, 13, 14, 16, 32, 54, 64

Unser besonderer Dank gilt dem Deutschen Roten Kreuz, Generalsekretariat Bonn Abb.: 18, 19, 21, 22, 23, 24, 25, 26, 27, 28, 29, 30, 33, 34, 36, 37, 38, 39, 40, 45, 46, 47, 48, 49, 50.